U0266763

主编简介

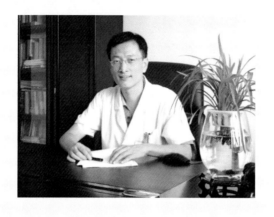

　　郑健，男，福建中医药大学二级教授，主任医师，博士生导师，享受国务院政府特殊津贴专家。全国和福建省老中医药专家学术经验继承工作指导老师，全国首届优秀中医临床人才，福建省级高层次人才，福建省百千万人才，福建省政府文史研究馆馆员，福建省高等学校教学名师，福建省名中医。曾兼任中国人体健康科技促进会儿童中西医结合诊疗专业委员会主任委员、中华中医药学会儿科分会副主任委员、中国中西医结合学会儿科分会副主任委员、福建省中医药学会儿科分会主任委员等职。承担厅级以上科研课题30多项，发表专业学术论文200多篇，主编或参编教材和专著30多部，荣获部（局）省级和厅级科技成果奖20项。

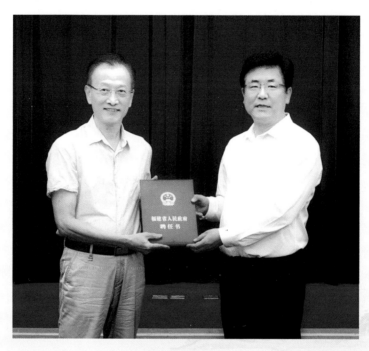

福建省省长赵龙给郑健颁发福建省政府文史研究馆馆员证书

儿童过敏性紫癜中西医诊疗

主　编　郑　健

副主编　艾　斯　黄岩杰

编　委（按姓氏笔画排列）

艾　斯　庄翔莉　吴　博　邱彩霞

郑　健　黄岩杰　程心玲　褚克丹

颜水平

科学出版社

北　京

内 容 简 介

全书内容共分为 12 章,主要分为四个方面内容:第一是介绍儿童过敏性紫癜的基础理论和实验研究;第二是介绍儿童过敏性紫癜的中西医临床诊疗和康复护理;第三是介绍儿童过敏性紫癜的临床指南及评述;第四是介绍儿童过敏性紫癜中西医治疗的临床思路和名医经验分享。本书倡导科学研究与临床诊疗的结合,展示基础研究对临床诊疗的促进作用;注重临床实用性,着重反映中西医结合防治儿童过敏性紫癜的临床进展水平;突出中西医结合的临床诊疗思维,彰显中西医结合治疗的临床特色和疗效;介绍近年来国内名医对儿童过敏性紫癜诊疗的临床经验,传承精华,守正创新,推动中医药的传承、创新、发展。

本书适合相关专业临床医生和学生参考。

图书在版编目(CIP)数据

儿童过敏性紫癜中西医诊疗 / 郑健主编. -- 北京 : 科学出版社, 2025. 3. -- ISBN 978-7-03-081634-4

Ⅰ. R725.5

中国国家版本馆 CIP 数据核字第 2025N1L598 号

责任编辑:郭海燕 王立红 / 责任校对:刘 芳
责任印制:徐晓晨 / 封面设计:陈 敬

科 学 出 版 社 出版
北京东黄城根北街 16 号
邮政编码:100717
http://www.sciencep.com

北京中科印刷有限公司印刷
科学出版社发行 各地新华书店经销

*

2025 年 3 月第 一 版 开本:787×1092 1/16
2025 年 3 月第一次印刷 印张:16 插页:1
字数:389 000

定价:168.00 元
(如有印装质量问题,我社负责调换)

序 一

    过敏性紫癜是儿童的常见病，随着现代人们生活作息、空气质量及气候环境等内外因素的变化，本病的发病率呈上升趋势，病情常反复迁延，少数病例还可出现严重的胃肠道、肾脏及其他器官损伤，严重影响儿童的生长发育和身心健康。近年来，随着现代科学技术的飞速发展，分子生物学、基因组学、蛋白质组学、代谢组学的深入研究和小儿肾脏穿刺活检的广泛应用，为儿童过敏性紫癜的中西医结合研究提供了新理论、新技术、新方法，极大地丰富了儿童过敏性紫癜的基础理论、临床诊疗及科学研究。该书主编郑健教授长期从事儿童过敏性疾病的中西医临床、教学和科研工作，积累了丰富的临床诊疗和科学研究经验。作者突出介绍儿童过敏性紫癜的临床指南评述、中西医结合的临床思路和名医经验分享等内容。该书立足于临床和科研的实用性，较系统、全面地介绍西医学、中医学和中西医结合在儿童过敏性紫癜诊疗方面的新学说、新认识和新方法，运用现代科学技术方法研究儿童过敏性紫癜的基础理论和临床诊疗，展示近年来儿童过敏性紫癜的中西医结合研究成果，充分反映临床与基础的密切结合，体现基础医学发展对儿童过敏性紫癜研究的推动作用；注重临床实用性，突显中医临床思维方法，着重反映中西医结合防治儿童过敏性紫癜的临床进展水平，彰显中西医结合治疗的临床疗效，中西互补，取长补短，突显中西医结合治疗儿童过敏性紫癜的特色和优势，从而为儿童过敏性紫癜的有效防治、保障儿童身体健康提供一部有益、实用并具有临床指导意义的参考书。该书在实用性、理论性、可读性方面具有鲜明的特色，是近年在中西医结合治疗儿童过敏性紫癜领域难得的一本参考书。我有幸先读该书，甚有感触，故特为之作序。

福建中医药大学附属人民医院

国医大师　陈民藩教授

2024 年 12 月 3 日

序 二

　　过敏性紫癜是儿童的常见病之一，是由多种因素导致的广泛性毛细血管壁炎症反应的出血性疾病。主编郑健教授长期从事儿童过敏性疾病的中西医临床、教学和科研工作，积累了丰富的临床诊疗和科学研究经验。该书为儿童过敏性紫癜中西医结合临床诊疗专著，立足于临床和科研的实用性，汇集了目前中西医结合治疗儿童过敏性紫癜的最新进展，从中医、西医和中西医结合临床思维三个维度介绍儿童过敏性紫癜常见病诊疗的新规范、新学说、新认识和新方法，对儿童过敏性紫癜的病因、发病机制、中西医结合诊疗方案进行探索，详细介绍了儿童过敏性紫癜常用的科研方法和临床实验研究概况，运用现代科学技术方法研究儿童过敏性紫癜的基础理论和临床诊疗，较好地反映了当今国内外儿童过敏性紫癜研究中最新进展的基础理论、各种诊断技术和治疗方法，尽力展示近年来儿童过敏性紫癜的中西医结合研究成果，传承中医特色，发挥中西医结合优势，凸显中西医结合治疗儿童过敏性紫癜的特色和优势，从而为儿童过敏性紫癜的有效防治、保障儿童身体健康提供一部有益、实用并具有临床指导意义的参考书。该书内容丰富、新颖、实用，是反映当今儿童过敏性疾病最新进展的基础理论、各种诊断检查技术和治疗方法的参考书。初阅该书，深有感触，谨以此序为贺。

中国中西医结合学会儿科分会主任委员

复旦大学附属儿科医院　俞建教授

2024 年 12 月 3 日

前　言

　　过敏性紫癜是儿童的常见病之一，是由多种因素导致的广泛性毛细血管壁炎症反应的出血性疾病。随着现代人们生活作息、空气质量及气候环境等内外因素的变化，本病的发病率呈上升趋势，年发病率为 10/10 万～30/10 万，病情常反复迁延，少数病例还可出现严重的胃肠道、肾脏及其他器官损伤。肾脏受累发病率在 30%～50%，常见的有血尿和（或）蛋白尿。疾病的远期预后与肾脏的受累程度有关，6%～20% 的过敏性紫癜患儿可发展为慢性肾功能不全，2% 的患儿会发展为终末期肾病。迄今为止，过敏性紫癜的发病原因及发病机制在国内外都尚未阐述清楚，主要认为与感染、食入性变态反应、尘螨或花粉的吸入、疫苗预防接种、外界低温刺激、虫类叮咬等因素有关。近年来相关数据显示，这种疾病的发生与多种因素和变化存在紧密关联，其中比较具有代表性的包括免疫系统紊乱、细胞因子和炎症介质的释放、血液凝血及纤溶机制的变化等。在治疗上尚未找到有效的方法，目前主要采取对症治疗、糖皮质激素、免疫抑制剂等治疗方法，虽能缓解部分病例和降低复发率，但激素和免疫抑制剂严重毒副作用的发生率亦随之上升而且程度加重。长期或反复使用激素，会导致机体出现肥胖、生长抑制、高血压、糖尿病、骨质疏松、白内障等不良反应。免疫抑制剂也可引起严重的不良反应。

　　近年来，随着现代科学技术的飞速发展，分子生物学、基因组学、蛋白质组学、代谢组学的深入研究和小儿肾脏穿刺活检的广泛应用，为儿童过敏性紫癜的中西医结合研究提供了新理论、新技术、新方法，极大地丰富了儿童过敏性紫癜的基础理论、临床诊疗及科学研究。本书立足于临床和科研的实用性，较系统、全面地介绍了西医学、中医学和中西医结合在儿童过敏性紫癜诊疗方面的新学说、新认识和新方法，运用现代科学技术方法研究儿童过敏性紫癜的基础理论和临床诊疗，展示近年来儿童过敏性紫癜的中西医结合研究成果，注重临床实用性，突出中西医结合的临床思维，中西互补，取长补短，凸显中西医结合治疗儿童过敏性紫癜的特色和优势，从而为儿童过敏性紫癜的有效防治、保障儿童身体健康提供一部有益、实用并具有临床指导意义的参考书。

　　本书共分为十二章，主要分为四个方面内容：第一是介绍儿童过敏性紫癜的基础理论和实验研究；第二是介绍儿童过敏性紫癜的中西医临床诊疗和康复护理；第三是介绍儿童过敏性紫癜的临床指南及评述；第四是介绍儿童过敏性紫癜中西医治疗的临床思路和名医经验分享。本书具有以下特点：①倡导科学研究与临床诊疗结合，展示基础研究对临床诊疗的促进作用，特别是现代免疫学、分子病理学、现代细胞生物学和分子生物学对儿童过敏性紫癜的影响，突出新理论、新技术、新方法对临床诊疗水平的促进作用。②注重临床实用性，着重反映中西医结合防治儿童过敏性紫癜的临床进展水平。③突出中西医结合的临床诊疗思维，彰显中西医结合治疗的临床特色和疗效。④介绍近年来国内名医对儿童过敏性紫癜诊疗的临床经验，传承精华，守正创新，推动中医药的传承、创新、发展。

　　本书为儿童过敏性紫癜中西医临床诊疗的专著，立足于临床和科研的实用性，汇集目前中西医结合治疗儿童过敏性紫癜的最新进展，从中医、西医和中西医结合临床思维三个维度介绍儿童过敏性紫癜常见病诊疗的新规范、新学说、新认识和新方法，对儿童过敏性紫癜的病因、发病机制、中西医结合诊疗方案进行探索，详细介绍了儿童过敏性紫癜常用的科研方法和临床实验研究概况，分享名中医治疗儿童过敏性紫癜的诊疗经验和临床思维方法，凸显中西医结合治疗儿童过敏性紫癜的特色和优势。本书作者以中青年临床医师为主体，他们经过长期的临床实践与科研工作的锻炼，积累了较丰富的临床诊疗经验，并广泛收集国内外文献资料，采各家之长融于笔下，精雕细镂，几易其稿。在本书编写过程中，得到国内许多著名儿童专家和儿科前辈的鼓励和指导，在此我们由衷地感谢为此付出辛勤劳动的专家学者。由于过敏性紫癜涉及的领域广阔，专业发展日新月异，限于我们的学识和临床诊疗经验，书中挂一漏万，可能存在不足之处，恳请同道指导斧正。

中国人体健康科技促进会儿童中西医结合诊疗专业委员会主任委员　郑　健

福建中医药大学二级教授、主任医师

2024 年 12 月 3 日

目　　录

第一章 概 论

第一节 血管炎的分类

系统性血管炎一般指以血管壁炎症与坏死为主要病理特征的一组炎性自身免疫病,分为原发性和继发性,可累及全身各级血管及多个器官。不同类型的血管炎其病因、发病机制、受累血管的类型、炎症的类型、受累器官、临床表现、遗传特点及流行病学特点均不相同。通过对血管炎疾病中受累血管、受累组织、血清中可检测到的自身抗体、组织中浸润细胞种类及引起血管炎其他相关病因等方面的深入认识,临床对血管炎的分类也进行了不断更新和完善。

一、血管炎的分类演变

血管炎的分类标准的制订有利于分析病因、明确发病机制、指导诊断及确定治疗方案。随着时代的发展,血管炎的分类也经历了不同阶段的发展,按照时间顺序主要有以下几种分类方法。

(一)Zeek 血管炎分类法

1952 年,Zeek 首先确立了 5 种血管炎的分类方案,包括:①过敏性血管炎;②变应性肉芽肿性血管炎,又称 Churg-Strauss 综合征(Churg-Strauss syndrome,CSS);③风湿性动脉炎;④结节性动脉周围炎;⑤颞动脉炎。之后又根据受累血管类型(小血管、中等血管或大血管)、受累范围(局限性或系统性)或血管炎是否继发于其他疾病等因素进行分类,如1964 年的 Alarcón-Segovia 分类标准、1975 年的 De Shazo 分类标准、1978 年的 Fauci 分类标准、1988 年的 Scott 分类标准等。

(二)美国风湿病学会分类法

为了方便研究者之间进行交流,1990 年美国风湿病学会(ACR)将血管炎分为 7 种主要类型:巨细胞动脉炎(giant cell arteritis,GCA)、大动脉炎(Takayasu arteritis,TA)、韦格纳肉芽肿(Wegener granulomatosis,WG)、CSS、结节性多动脉炎(polyarteritis nodosa,PAN)、过敏性紫癜(Henoch-Schönlein purpura,HSP)和过敏性血管炎(hypersensitivity vasculitis,HSVC)。此分类标准的提出基于多中心临床数据,敏感度为 71%~94%,特异度为 87%~92%。1990 年 ACR 标准公布后,临床医生常用此方法来诊断血管炎。但血管炎患者并非完全符合 ACR 的某种分类标准,或同时具有两种或两种以上血管炎的重叠表现,故此分类方法存在一定局限性。

（三）1994 Chapel Hill 共识

1994 年 Chapel Hill 共识会议（CHCC）提出了新的血管炎分类方法，此方法根据受累血管的类型（大、中、小血管）命名了 10 种主要的血管炎，此分类法的优点是简单、宜于临床工作应用（表 1-1）。本次共识会议主要有以下几点提议：①发病年龄为 TA 与 GCA 的重要鉴别因素，TA 好发于年轻人（年龄＜50 岁），GCA 好发于中老年人（年龄＞50 岁）；②PAN 仅指发生在中动脉的血管炎，故累及小动脉、小静脉、微血管及肾小球毛细血管等的血管炎都不属于这一类别；③WG 特指具有肉芽肿性炎症的一类血管炎，上下呼吸道的非肉芽肿性小血管炎（如肺泡毛细管炎）不属于 WG，属于显微镜下多血管炎（microscopic polyangiitis，MPA）；④不再使用"过敏性血管炎"这一术语，曾被诊断为过敏性血管炎的患者现归类到 MPA 或皮肤白细胞破碎性血管炎的类别中；⑤MPA 主要指累及小血管（如小静脉、小动脉和毛细血管）的坏死性血管炎，伴或不伴中动脉受累，注意与冷球蛋白血症性血管炎、HSP 及其他免疫复合物介导的小血管炎进行鉴别；⑥皮肤白细胞破碎性血管炎特指皮肤性血管炎，与其他器官的血管不相关；⑦诊断川崎病时，须存在皮肤黏膜淋巴结综合征的表现。

表 1-1　1994 年 Chapel Hill 共识会议血管炎分类及命名

分类	命名
大血管炎 （large vessel vasculitis，LVV）	大动脉炎（TA） 巨细胞动脉炎（GCA）
中血管炎 （medium vessel vasculitis，MVV）	结节性多动脉炎（PAN） 川崎病（KD）
小血管炎 （small vessel vasculitis，SVV）	韦格纳肉芽肿 Churg-Strauss 综合征 显微镜下多血管炎 过敏性紫癜 冷球蛋白血症性血管炎 皮肤白细胞破碎性血管炎

（四）欧洲抗风湿病联盟建议

2010 年欧洲抗风湿病联盟（EULAR）对已有的血管炎定义和分类标准提出了 17 项完善建议（表 1-2），涵盖了组织学检查、实验室检查、放射学、疾病分类、定义细则和研究日程 6 个主要方面，强调了活检在诊断及鉴别诊断中的重要地位。

表 1-2　2010 年 EULAR 血管炎定义和分类标准的建议

项目	建议
组织学检查	虽然组织学检查为诊断血管炎的基础性检查，但受累器官的不同将会导致检查结果的巨大差异 颞动脉活体组织检查（TAB）是诊断巨细胞动脉炎（GCA）的重要方法 过敏性紫癜（HSP）活体组织学检查常见 IgA 异常沉积

续表

项目	建议
实验室检查	ANCA 检测在小血管炎的诊断中发挥着重要作用
	结节性多动脉炎（PAN）的实验室检查结果常有 ANCA 缺如
	血管炎的临床特征和生物学标记可能会在将来新制订的分类标准中发挥重要作用
放射学	在诊断大动脉炎（TA）时，CT 和磁共振血管造影（MRA）可取代标准的血管造影术
	超声和高分辨率 MRI 对 GCA 有一定的诊断意义
	腹部血管造影是否可用于诊断成人 PAN 尚未明确
	CT 和 MRI 对于诊断韦格纳肉芽肿（WG）或 Churg-Strauss 综合征（CSS）的耳鼻喉受累有一定意义
	放射学检查是否对中枢神经系统性血管炎有诊断意义尚未明确
疾病分类	用于区分"疾病定义""分类""诊断"标准的命名法尚有一定混淆性，需进一步细分
	不同的血管炎分类须能表明各自的病因病理机制，反之则需要确切的病理特点支持
	在合理的替代命名法提出之后，以人名命名的血管炎应及时更换为新的命名。必要时为避免混淆，人名命名法可予以保留
定义细则	年龄因素可作为某些血管炎鉴别诊断的指标，但不具有决定意义
研究日程	若 CHCC 未涵盖某些罕见的综合征，则新制订的分类标准须包含所有类型的血管炎
	在制订新标准时，应提供现有分类目录的最新版本作为理论基础

注：ANCA，抗中性粒细胞胞质抗体。

（五）2012 CHCC

2012 年 CHCC 进一步完善了对血管炎的认识，更新了血管炎的分类（表 1-3）。相较于 1994 年，2012 年 CHCC 的血管炎分类法涵盖了更丰富的内容、疾病命名，分类更加系统科学，是近年来应用最广泛的血管炎分类方法，也是目前国际公认的最新标准。主要有以下 4 项更改：①增加了变异性血管炎、单器官性血管炎、与系统性疾病相关的血管炎和与可能的病因相关的血管炎四大分类；②根据 ACR、美国肾脏病学会（ASN）和 EULAR 的建议，将某些以人名命名的疾病名称改为根据疾病特点命名，将原来的 WG 改为肉芽肿性多血管炎（granulomatosis with polyangiitis，GPA），用嗜酸性肉芽肿性多血管炎（eosinophilic granulomatosis with polyangiitis，EGPA）替代了原来的 CSS；③根据血管壁异常 IgA 沉积的病理特点，将过敏性紫癜（HSP）更名为 IgA 血管炎（IgA vasculitis，IgAV）；④将小血管炎进一步分为 2 类，即 ANCA 相关性血管炎（ANCA-associated vasculitis，AAV）和免疫复合物性小血管炎。同时，也将小血管炎中的皮肤白细胞破碎性血管炎归类于单器官性血管炎中。

表 1-3　2012 年 CHCC 血管炎分类及命名

分类	命名
大血管炎（LVV）	大动脉炎
	巨细胞动脉炎
中血管炎（MVV）	结节性多动脉炎
	川崎病

续表

分类	命名
小血管炎（SVV）	抗中性粒细胞胞质抗体（ANCA）相关性血管炎
	显微镜下多血管炎（MPA）
	肉芽肿性多血管炎（GPA）/韦格纳肉芽肿（WG）
	嗜酸性肉芽肿性多血管炎（EGPA）/Churg-Strauss 综合征（CSS）
	免疫复合物性小血管炎
	抗肾小球基底膜（anti-GBM）病
	冷球蛋白血症性血管炎（CV）
	IgA 血管炎（IgAV）
	低补体血症性荨麻疹性血管炎（HUV）/抗 C1g 血管炎
变异性血管炎（VVV）	白塞病（BD）
	科根综合征（CS）
单器官性血管炎（SOV）	皮肤白细胞破碎性血管炎
	皮肤动脉炎
	原发性中枢神经系统性血管炎
	孤立性主动脉炎
与系统性疾病相关的血管炎	狼疮性血管炎
	类风湿性血管炎
	结节病性血管炎
与可能的病因相关的血管炎	丙型肝炎病毒相关性冷球蛋白血症性血管炎
	乙型肝炎病毒相关性血管炎
	梅毒相关性主动脉炎
	药物相关性免疫复合物性血管炎
	药物相关性 ANCA 相关性血管炎、肿瘤相关性血管炎
	其他

二、目前常见血管炎的分类

根据病变血管的大小，系统性血管炎大致可分为大血管炎（large vessel vasculitis，LVV）、中血管炎（MVV）和小血管炎（SVV），但是有些疾病累及的血管大小可能会有重叠，另外，有的系统性血管炎累及血管大小可变。在定义血管大小时，"大血管"是指主动脉及其主要分支，"中血管"是指主要的内脏动静脉及其初始分支，"小血管"是指小动脉、毛细血管及小静脉。

（一）大血管炎

大血管炎指主要累及大动脉及其主要分支的血管炎，常伴有非特异性肉芽肿性炎症。可分为大动脉炎（Takayasu arteritis，TA）和巨细胞动脉炎（giant cell arteritis，GCA），前者发病年龄常＜50 岁，后者＞50 岁。根据受累部位不同，TA 可分为 4 种类型：头臂动脉型（主动脉弓综合征）、主动脉型或肾动脉型、广泛型和肺动脉型。常见临床表现有高血压、头痛、发热、呼吸困难、体重下降、呕吐、腹痛及关节痛、间歇性跛行、动脉搏动减弱、四肢血压异常、血管杂音等。儿童 TA 根据受累血管的不同临床表现也不相同，头臂动脉型表现为头部缺血可出现头痛、眩晕、记忆减退，甚至抽搐、偏瘫或昏迷。锁骨下动脉受累可出现单侧或双侧上肢无力、酸麻、发凉，甚至肌肉萎缩，颈动脉、肱动脉、桡动脉搏动减弱或消失，颈部或锁骨上窝可听到 II 级以上收缩期血管杂音。主动脉型或肾动脉型表现为肾性高血压，尤以舒张压升高明显，下肢出现乏力、发凉、酸痛和间歇性跛行，脐上部或侧部可闻及血管杂音。广泛型表现为具有上述两种类型的特征，但病变广泛，部位多发，病情一般较重。肺动脉型表现为心悸、气短、肺动脉瓣区收缩期杂音和肺动脉瓣第二心音亢进等肺动脉高压的临床表现。

TA 的诊断多采用 1990 年 ACR 及 2006 年 EULAR 和欧洲儿科风湿病学会（PReS）制订的标准，即 EULAR/PReS 标准（表 1-4、表 1-5）。

表 1-4　大动脉炎的诊断标准（ACR，1990）

发病年龄	出现大动脉炎相关症状的年龄＜40 岁
四肢跛行	活动四肢（特别是上肢）时肌肉疲乏和不适感加重
肱动脉搏动减弱	一侧或双侧肱动脉搏动减弱
血压差异	双侧上臂收缩压相差＞10mmHg[*]
锁骨下动脉或主动脉的杂音	一侧/双侧锁骨下动脉或腹主动脉听诊有血管杂音
动脉血管异常	除外动脉硬化和纤维肌营养不良所致的主动脉、主动脉主要分支或上下肢近心端大动脉的节段性狭窄或闭塞

注：符合上述 6 条标准中的 3 条或以上就可诊断为大动脉炎。其敏感度为 90.5%，特异度为 97.8%。

表 1-5　EULAR 关于大动脉炎的诊断标准（EULAR，2006）

强制性标准	常规血管造影、CTA 或 MRA 证实的主动脉或其主要分支的血管异常
附加标准	动脉搏动减弱或四肢跛行
	四肢血压关系超出正常标准（＞10mmHg）
	主动脉和（或）其主要分支的血管杂音
	收缩压/舒张压＞第 95 百分位数
	急性时相反应产物（ESR 或 CRP）升高

注：在强制性标准的前提下，满足附加标准 5 条中至少 1 条即可诊断为大动脉炎。ESR，血沉；CRP，C 反应蛋白。

（二）中血管炎

中血管炎（medium vessel vasculitis，MVV）指主要累及中动脉，即主要的内脏动脉及其分支的血管炎，常伴有坏死。儿童常见的 MVV 是川崎病（Kawasaki's disease，KD）。KD 又称皮肤黏膜淋巴结综合征，是多发于 6 个月至 5 岁儿童的中血管炎。

KD 的诊断标准多采用 2002 年日本修订版：①发热＞5 天；②发病初期四肢末端手足硬肿、掌跖红斑；③多形性皮疹；④双侧球结膜充血而无分泌物；⑤唇和口腔发红、唇皲裂、杨梅舌、口腔和咽部黏膜弥漫性充血；⑥颈部淋巴结非化脓性肿大。满足上述的 5 条及以上，且疾病不能被其他已知疾病解释者，可确诊为 KD；不足 5 条，但有 B 超或心血管造影证实

---

[*]　1mmHg = 0.133kPa，后同。

的冠状动脉扩张或冠状动脉瘤可诊断为不完全川崎病。2006 年 EULAR/PReS 标准将发热＞5天作为必备条件，同时将肛周脱皮也作为肢端改变的内容，其余 5 条满足 4 条可确诊。

（三）小血管炎

小血管炎（small vessel vasculitis，SVV）指主要累及像薄壁组织内的小动脉、微动脉、毛细血管及小静脉等小血管的血管炎。儿童常见的为 ANCA 相关性血管炎（AAV，一种寡或无免疫复合物沉积的坏死性血管炎）和 IgA 血管炎（IgAV），前者主要包括显微镜下多血管炎（MPA）、肉芽肿性多血管炎（GPA）和嗜酸性肉芽肿性多血管炎（EGPA），后者是儿童最常见的血管炎（又称过敏性紫癜）。MPA 很少出现肉芽肿性炎症，但常见坏死性肾小球肾炎；GPA 指常发生在上下呼吸道的坏死性肉芽肿性血管炎，坏死性肾小球肾炎很常见；EGPA 指主要累及中小血管的坏死性血管炎，常引起呼吸道的嗜酸性粒细胞浸润和坏死性肉芽肿，并伴有哮喘和嗜酸性粒细胞增多症。

MPA 缺乏统一的诊断标准，当出现以肾脏病变为主的系统性病变时要考虑该病，抗髓过氧化物酶（MPO）-ANCA 阳性可辅助诊断，确诊有赖于肾脏活检，肾脏病理为寡或无免疫复合物沉积的坏死性血管炎病变伴新月体形成。GPA 的诊断多采用 EULAR/PReS 标准，符合以下 6 条中的 3 条即可做出诊断。①尿检异常：显微镜下血尿或红细胞管型；②肾脏活检提示坏死性肾小球肾炎，少或无免疫复合物沉积；③口腔溃疡或化脓性或出血性鼻腔分泌物；④气管或支气管狭窄；⑤不正常的胸部影像学表现：结节，固定的浸润或空洞；⑥蛋白酶 3（PR3）-ANCA 阳性。

EGPA 的诊断多采用 1990 年 ACR 标准。①哮喘：发作时可闻及哮鸣音；②鼻旁窦异常：急、慢性鼻旁窦炎，鼻旁窦压痛，或影像学提示鼻旁窦浑浊；③单神经病变、多发性单神经病变或多神经病变；④X 线表现为非固定的肺部浸润；⑤外周血嗜酸性粒细胞增多，＞10%；⑥血管外嗜酸性细胞浸润。以上 6 条标准中符合 4 条或以上可做出诊断。

2012 年 CHCC 将过敏性紫癜更名为 IgAV，而皮肤型 IgAV 和 IgAN 为 IgAV 的单器官表现。IgAV 的诊断标准现都采用 EULAR/PReS 标准，即可触性皮疹（为必备条件）伴以下 1 条或以上即可确诊：①弥漫性腹痛；②任何部位活检示 IgA 沉积；③急性关节炎/关节痛；④肾脏受损表现［血尿和（或）蛋白尿］。由于部分患儿仅表现为单纯皮疹而无其他症状，因此，2013 年中华医学会儿科学分会免疫学组制订的儿童过敏性紫癜循证诊治指南建议：对于有典型皮疹急性发作的患儿排除相关疾病可以做出临床诊断，但对于皮疹不典型或未见急性期发作性皮疹者，仍需严格按标准诊断，必要时行皮肤等部位活检以明确诊断。

总之，由于血管炎的病因、发病机制、病理改变及临床表现等存在很大异质性，敏感和特异的分类标准将有助于临床诊断的一致性及临床研究的标准化。相信随着对血管炎的病因和发病机制的不断深入研究，其分类标准也将会越来越完善和准确。

第二节　中医学对过敏性紫癜的溯源

一、中医学关于病名的溯源

关于病名，我国古代医籍中并无过敏性紫癜的病名。但中医古籍中所记载的一些病证与此有相似之处，如《诸病源候论·患斑毒病候》中所载"斑毒"，朱丹溪所提出的"伤寒发斑""温毒发斑""内伤发斑""阴证发斑"、《外科正宗》提出的"葡萄疫"、《证治准绳·疡医》提到的"紫癜风"、《婴童百问》列出的"发斑"等；若出血明显时，如肌衄、便血、尿血等，则归属于"血证"中，本病总属于中医学"血证""紫癜""紫癜风""葡萄疫""肌衄""紫斑"等范畴。例如，《医宗金鉴》曰"皮肤出血，曰肌衄"；《冯氏锦囊秘录》曰"毛窍中出血者，名曰肌衄"等。"葡萄疫""斑疹""斑毒"等均因皮疹形色而得名。如《外科正宗》记述"葡萄疫，其患多生小儿，感受四时不正之气，郁于皮肤不散，结成大小青紫斑点，色若葡萄"。《时病论》中指出葡萄疫若发病于小儿又可称为"葡萄瘟"，因属瘟疫之证而得名。关于"斑"类命名，见于东汉《金匮要略》中的"阴阳毒"，此为发斑性疾病的早期记载，后被进一步解释为"阳斑""阴斑"。《医学六要》又对"斑疹"做了详细记述，"成朵如锦纹者为斑，隐隐见红点者为疹"。除此之外，若遍布皮损严重者名为"斑毒"，也可根据皮疹颜色名为"紫斑"等。《血证论·汗血》将汗血重症谓之"血箭"，即皮下溢血，如箭般射出，因血流势猛而命名。《急救广生集》将"遍身色紫暗斑者"谓之"紫癜风"，因发病时起时消，反复发作，与风邪善行数变之特点相吻合而得名。

二、中医学关于病因病机的溯源

（一）风为百病之长

风为百病之长，其性轻扬开泄，风性善行而数变，常兼夹寒、湿、热之邪，久而化热致使血溢络外而发于肌表。如《金匮要略》曰"风伤皮毛，热伤血脉……热之所过，血为之凝滞"，可见风热可引起紫癜的发生；再如《丹溪心法》有"斑属风热挟痰而作，自里而发于外"之说。此外，风亦可兼夹寒、湿致病，《证治准绳·疡医》曰"夫紫癜风者……此皆风湿邪气客于腠理，与气血相搏，致荣卫否涩，风冷在于肌肉之间，故令色紫也"；《圣济总录》曰"此由风邪挟湿……致令色紫"，均指出风、湿客于肌肤以致营卫不和，与血相搏，滞于肌腠，或外夹寒邪，不得宣泄而发为此病。近代傅汝林认为紫癜的初期阶段由"风"单独致病；汪受传教授认为风邪善行而数变，内窜血分，与热相搏，化火动血，渗于肌肤。

（二）热邪生风动血

火热阳邪，其性炎上，易生风动血、耗气伤津。《景岳全书·血证门》云："动者多由于火，火盛则逼血妄行。"《诸病源候论·小儿杂病诸候》云"斑毒之病是热气入胃，而胃主肌肉，其热挟毒，蕴积于胃，毒气熏发于肌肉，状如蚊蚤所啮，赤斑起。周匝遍体。此病或者伤寒，或时气，或温病。皆由热，不时歇，故热入胃，变成毒，乃发斑也"，指出胃热可致发斑。《灵枢·百病始生》云："阳络伤则血外溢，血外溢则衄血；阴络伤则血内溢，血内溢则后血。肠胃之络伤则血溢于肠外。"南宋《小儿卫生总微论方·血溢论》首先提出"血溢"的病名，其云："小儿诸血溢者，由热乘于血气也。血得热则流溢，随气而上。自鼻出者，为衄血。从口出者，多则为吐血，少则为唾血。若流溢渗入大肠而下者，则为便血。渗入小肠而下者，为溺血。"此虽概括了与本病相关的所有出血证候，并指出小儿诸血溢与热邪有关的病因病机。但其仅指一般的血证而言，非专指过敏性紫癜之证候。元代朱丹溪所提出的"伤寒发斑""温毒发斑""内伤发斑""阴证发斑"等证候，对于今之过敏性紫癜的认识很有启发，如《丹溪心法·证属风热》说："伤寒阳证发斑有四，惟温毒发斑至重红赤者为胃热也，紫黑者为胃烂也。"又说："阴证发斑，亦出背胸，又出手足，亦稀少而微红……此无根失守之火，聚于胸中，上独熏肺，传于皮肤而为斑点。"陈实功《外科正宗·葡萄疫》指出"葡萄疫，其患多生小儿，感受四时不正之气，郁于皮肤不散，结成大小青紫斑点，色若葡萄，发在遍体头面……邪毒传胃，牙根出血"。清代《医宗金鉴·外科心法要诀·葡萄疫》则云"此证多因婴儿感受疠疫之气，郁于皮肤，凝结而成，大小青紫斑点，色状如葡萄，发于遍身，惟腿胫居多"，具体指出了葡萄疫青紫斑点"惟腿胫居多"的好发部位，与现代过敏性紫癜的症状极为相似。清代《血证论》的出现，使出血性疾病的诊治更进一步，认为该病多责之心、肺、肝、胃之火，热扰血脉所致，曰"胃火亢甚，亦能汗血""血者，心之液也，皮毛者肺之合也""血者肝之所司也，肝火亢烈，逼血妄行"。《温热经纬》又进一步阐明了病情发展程度，斑色愈深，则热毒愈盛。现代医家相继提出紫癜初起可因血热蕴盛所致，或复感风邪，使血热与风热相结，聚集毒热而发斑。除血热外，也有湿热致病之说，受当代饮食偏嗜的影响，脾胃气虚运化无力，湿从中生，日久化热，血随湿热外泛肌肤，并且湿热之邪常成为病情反复的夙根。

（三）虚为紫癜内因

先天禀赋不足，或病久耗损致虚，素体虚弱是本病发生的内因。可有气虚、血虚、阴虚、阳虚之不同。气为血之帅，若素体脾胃虚弱或病久湿热伤脾，均会导致气虚不摄，血无所依，溢出脉外而发斑，正如《金匮钩玄》中指出"内伤斑者胃气极虚，一身火游行于外所致"；气为血之母，血虚则气无所生，常与气虚并作，生瘀化热而发；若阴血耗伤，虚火上炎，或热邪日久内耗肝肾之阴，阴虚阳亢，虚火内生，均会伤络动血而发斑，如《证治汇补》云"热极沸腾为发斑"；火不生土而运化无力，或思虑饮食伤脾，均致脾阳虚弱，统血无权而外溢，也可因肾阳不足，气化无力，水湿于内生热而发斑。

（四）离经之血即为瘀

凡是蓄积于体内的离经之血，或血液运行不利停留于经络或脏腑中的有形之血，皆可称为瘀血。早在《说文解字》有云"瘀，积血也"，后世有《血证论》言"既是离经之血……亦是瘀血""失血何根，瘀血即其根也，故凡复发者，其中多伏瘀血"，均阐明了瘀血的本质，不仅是病因，亦是病情反复发作的原因。清代王清任《医林改错》中指出"白癜风，血瘀于皮里"，认为该病本质是由于血行不畅、瘀血停滞于肌肤而发为紫癜。过敏性紫癜为血证，血为阴精，潜于内而为阳气之守，但因受风热邪毒扰动卫阳，阴阳守衡之势被打破，火热动血，伤灼络脉，迫血妄行于肌肤而见肌肤紫斑；迫血于上，上犯清窍，即可见鼻衄；迫血于下，下注膀胱或大肠，即可见尿血、便血。血与热相结则易为血瘀，血瘀阻于经络是本病反复多发的重要原因，过敏性紫癜患儿反复出现皮疹、腹痛、关节疼痛，究其根本就在于血瘀，血瘀阻滞气机脉络，气血不畅则出现上述各症，久病则血瘀为重，且血瘀贯穿疾病始终。

"风""热""湿""虚"等因素在疾病发生发展过程中皆可产生瘀，外发于肌肤，形成紫癜，可见"瘀"既是疾病发生的基本要素，也是其病理产物，贯穿于疾病始终，原有瘀血不去，新血不生，瘀血进一步加重，脏腑经络失养，导致皮疹此处未消，他处又起，反复而作，缠绵难愈。如《临证指南医案》所述"百日久恙，血络必伤"。

三、中医学关于治法的溯源

中医古籍论述本病多从热而治，用药多以辛凉为主。同时，也有凉血止血、补益脾肾、活血化瘀等论述。如《丹溪心法》谓："衄血，凉血、行血为主。"《儿科要略》曰："若阳斑者，或由胃热，或由血沸……故病至发斑，大忌用辛温以助其热势，轻者犹可用辛凉，则参照治痧疹之法以治之，亦可通用。至于重者，则概宜寒凉之剂，以平其炎炎之势，或酌通瘀之剂，以泄其壅塞之毒，倘误用温剂，势必红斑变紫，紫斑成黑也。"《血证论》曰："故凡血证，总以去瘀为要。"但治法繁多，现概括如下。

（一）内治法的溯源

1. 从风论治

风者，善行而数变，"无风不作痒"，风邪致病，发病较急，皮肤紫癜，皮疹多形易变，发无定处，并伴有皮肤瘙痒。《丹溪心法》曰："斑属风热挟痰而作……通圣散中消息，当以微汗散之，切不可下。"若风热所侵，治疗时可用汗法将风热之邪经肌腠散之。若风湿或寒所侵，其疹色紫，病程缠绵易反复，《圣济总录》《证治准绳·疡医》中皆记述应用白花蛇散、酸石榴丸以治之。近代医家认为本病初期多因外感风热、邪毒入里所致，以疏风清热、凉血止血为主要治则，多运用银翘散加减。若风湿伤络、热入血分、累及关节时，则在凉血活血的同时，加强祛风渗湿、通络宣痹之力。

2. 从热论治

《景岳全书·血证门》云："动者多由于火，火盛则逼血妄行。"热邪动血者，皮疹色红。《血证论·汗血》中记载常用凉药以清体内之火，"治法宜清心火，火清则阳不乘阴，兼治肺金，肺调则皮毛不泄，凉血地黄汤加桑皮、地骨皮、蝉蜕、百合、蒲黄治之""肝火亢烈，逼血妄行，宜当归龙荟丸从内以攻治之""以胃主肌肉，热蒸肌肉……宜竹叶石膏汤加蒲黄、蝉蜕、丹皮治之，犀角地黄汤亦治之"，其中犀角地黄汤出自《备急千金要方》，而此方在清热之时兼以养阴，凉血之时兼以祛瘀，使热清血止而无留瘀之弊，仍为当代治疗热入血分之验方。若湿热内生者，皮疹多见于下肢，现代医家常采用三焦分治方法，上者芳香化湿，中者健脾祛湿，下者淡渗利湿。

3. 从虚论治

《证治汇补·血症章》中也有关于虚证治疗的记述，"血症有脾虚者，当补脾以统其血；有肾虚者，当壮水以制其阳；有肾中阳虚者，当益火以引其归"。若脾胃气虚致病者，宜健脾益气以摄血，兼血虚者应予补血之品，如现代医家治疗气血亏虚证时选用归脾汤加减，运用补中益气汤合归脾汤加减治疗气不摄血证。若肝肾阴虚致病者，宜滋肝肾之阴以养血，如大补阴丸加减以滋阴泻火。若肾阳虚致病者，常选用金匮肾气丸加减在固血之时以温肾阳。

4. 从瘀论治

从古至今，医者均秉承着瘀血贯穿疾病始末的理论，将瘀血作为本病发生、发展和复发之关键因素。如《血证论》云"故凡血证，总以去瘀为要"，为从瘀论治本病提供了思想基础。因此，在辨证论治的基础上常合用活血化瘀之品，以达到治愈的目的。如因热致瘀而发斑者，多清热祛瘀；因湿致瘀者，多祛湿化瘀；气虚、阴虚致瘀者，多益气养阴化瘀。此外，久病且常规治疗无效者，即使无瘀血之象，仍可用活血祛瘀之品以治之。常用的有牡丹皮、赤芍、丹参、红花、三七、鸡血藤、三棱、莪术等。

5. 其他

对四时不正之邪所致病者，《外科正宗》载"初起宜服羚羊散清热凉血，久则胃脾汤滋益其内，又有牙根腐烂者人中白散"以治之。对"疫疠之气"所致者，《医宗金鉴·葡萄疫》所载初期治疗同用"羚羊角散"，而久虚者宜服胃脾汤而治之。

（二）外治法的溯源

中医外治法的出现要早于内治，历经千载，逐渐走向成熟。中药外涂常见的有散剂、膏剂，如《医宗金鉴·葡萄疫》曰"米疳水漱口，以非疳散日擦四五次即效"；《圣济总录》所载的硫黄膏、灰藋膏等。古代有烧发灰的外治记载，如《秘传证治要诀及类方》曰"血从毛孔而出，名曰肌衄。以男胎发，烧灰之"；《传信适用方》曰"治肌衄乃腿上血出，用胎发烧作灰，填之即止"。中药熏洗、熏蒸疗法，古人又将"熏洗法"称为"淋洗""气熨"，"熏蒸法"起源于西晋，已有千年历史，而两种疗法都是煎熬中药熏蒸、涂洗患处，以达到治愈的目的。灌肠疗法，是将散剂掺入药液或将药液直接灌入肠内，操作简单，避免了服药、针刺的痛苦，尤其对儿童或腹型紫癜效果显著。此外，还有刺络放血、艾灸、耳穴压豆、中药热罨包、溻渍及中药敷脐疗法等。

此外，古籍文献中也多次提到本病的治疗禁忌，本病可解表，但不宜发汗，可解毒，但不宜利下。发汗、利下则恐斑毒内陷。《普济方》曰："盖热必伤血。血热不散……谨勿妄汗。汗之重令开泄疮烂。"《医方集解》曰："凡斑疹，慎不可汗，汗之重令开泄，更增斑烂；亦不可遽下，恐斑毒内挡也。"

综上所述，历代医籍关于本病的论述内容极为丰富，尽管古籍所论非独指过敏性紫癜一病，但其临床表现、病因病机、治则治法等对今天认识和处理过敏性紫癜有着重要的指导价值。

第三节　过敏性紫癜的现代研究概况

过敏性紫癜（Henoch-Schönlein purpura）又称亨-舒综合征，亦称免疫球蛋白（immunoglobulin，Ig）A血管炎，主要是由IgA沉积于血管壁引起的血管炎，常累及细小血管和毛细血管，主要累及器官为皮肤、关节、胃肠道、肾脏，临床表现为非血小板减少的皮肤可触性紫癜，常伴胃肠道症状、关节痛、血尿、蛋白尿、肾功能不全等，其他少见的还可累及心脏、眼睛、肺脏、睾丸及中枢神经系统等。HSP在儿童中的发生率为1/6660～1/4880，30%～50%的患儿发展为紫癜性肾炎（HSPN），约5%的HSPN患儿在20年后发展为终末期肾病（end-stage renal disease，ESRD），威胁儿童的身心健康，给家庭和社会带来沉重的负担，日益受到大家的关注。

一、病名的演变

本病首次在 1801 年由 Heberden 教授进行详细的阐述，随后 Schönlein 教授在 1837 年揭示了紫癜与关节痛的联系，并命其名为"风湿性紫癜"。1874 年其学生 Henoch 教授进一步发现并详细阐述了紫癜与胃肠道症状和关节受累的关系，并在 1899 年报道本病还可累及肾脏，将本病命名为 Henoch-Schönlein 紫癜或过敏性紫癜。2006 年欧洲抗风湿病联盟（European League Against Rheumatism）和儿科风湿病学会（the Pediatric Rheumatology Society，PReS）鉴于其病理特征，即血管壁内存在异常的 IgA 沉积，将其定义为 IgA 血管炎。2008 年安卡拉共识会议（Ankara Consensus Conference）进行了更新；2012 年国际教堂山共识会议（Chapel Hill Consensus Conference，CHCC 2012）正式将其命名修订为 IgA 血管炎，累及肾脏的 IgA 血管炎称为 IgA 血管炎肾炎（IgAVN）。国内沿用最广泛的名称为过敏性紫癜（HSP）和紫癜性肾炎（HSPN）。

二、发病特点

本病一年四季均可发生，但以秋、冬季节发病较多，夏季最为少见。各年龄段均可发病，以 3~12 岁儿童最多见，男性多于女性，年发病率为 0.003%~0.026%；成人发病率低于儿童，为 0.0001%~0.0018%，平均发病年龄为 45~50 岁。发病年龄最小者为 6 月龄，最大为 86 岁。本病一般常为自限性，累及多系统，大部分患儿经过正规治疗后预后良好，但有一部分患儿临床症状反复发作，使得病情向慢性化发展，同时增加肾脏受累的严重程度，部分患者出现严重的肾功能不全，甚至终末期肾病等。所以 HSP 的关键预后因素主要取决于肾脏受累的严重程度。HSP 及其并发症对患者的身心造成较大影响，因此早期诊治对改善患者的症状及预后非常关键。

湖南省儿童医院回顾性分析了 2003 年 1 月~2012 年 12 月收治的 3482 例过敏性紫癜患儿的临床资料。结果：①3482 例患儿中，男性 2203 例（占 63.27%），女性 1279 例（占 36.73%），男：女=1.72：1。②患儿发病年龄为 6 个月~18 岁，均数为（7.27±2.72）岁。近几年婴幼儿发病比例逐年增多。③2003~2012 年发病人数呈逐年上升趋势，2007 年约为 2003 年的 3.92 倍，2012 年约为 2002 年的 14.54 倍。④月份主要集中在 10、11、1、2、3 月份，而 7、8、9 月份相对较少。⑤临床表现：患儿除表现为皮疹外，合并消化道症状者 2312 例，其中消化道大出血 18 例，失血性休克 4 例，死亡 1 例；324 例患儿合并关节症状；1 例合并紫癜性脑炎；1986 例合并紫癜性肾炎。⑥患儿中，744 例紫癜性肾炎行肾活检，病理改变以Ⅱ~Ⅲ级为主，占 99.33%。结论：儿童过敏性紫癜的病例越来越常见，仍以男性患儿多于女性患儿，发病年龄越来越小，最小可出现于婴幼儿期，但仍集中在学龄期儿童，常并发多系统损害，消化道症状及肾脏损害决定病情轻重，肾脏损害最常见，尤其见于伴有消化道症状者，病理损害多集中在Ⅱ~Ⅲ级，并影响预后。

三、发病机制的几种学说

HSP 的发病机制至今尚未完全阐明，对本病发病机制的认识还在不断更新中，主要有以下几种学说。

（一）过敏性学说

HSP 曾被认为是一种过敏性疾病，早期皮肤活组织检查发现，皮疹部位有多形核细胞和包围真皮小血管的急性炎症渗出物，嗜酸性粒细胞可能存在，红细胞数量随皮肤紫癜的严重程度而变化，因此，早期的研究认为，HSP 可能是嗜酸性粒细胞介导的过敏性疾病。嗜酸性粒细胞阳离子蛋白（ECP）是一种细胞毒性颗粒蛋白，是嗜酸性粒细胞活化的标志。有研究发现紫癜性肾炎患者嗜酸性粒细胞计数、血清 ECP 和 IL-5 水平高于未合并肾炎的过敏性紫癜患者，提示 IL-5 和 ECP 可能参与了 IgA 的产生和嗜酸性粒细胞的激活，推测血清 IgA 会激活嗜酸性粒细胞表面的 IgA 受体，从而增加 ECP 水平。1973～1980 年皮肤活检组织发现有 IgA 为主的免疫复合物沉积，将 HSP 从其他的血管炎中分离出来，而合并皮肤和腹部症状又将紫癜性肾炎从 IgA 肾病中区分出来，尽管两者肾组织 IgA 沉积情况类似。

（二）四重打击学说

经典的四重打击学说鉴于 IgA 肾病与紫癜性肾炎肾小球系膜区均有以 IgA 为主的免疫复合物沉积，而这种 IgA 为铰链区异常糖基化的缺乏半乳糖 IgA1，这种半乳糖缺陷（galactose-deficient IgA1，Gd-IgA1）来源尚不清楚，在循环中与位于髓系白细胞表面的 IgA1FcαR I（CD89）结合后脱落，形成 IgA1-sCD89 复合物，在循环中与其相应的抗 Gd-IgA1 抗体结合形成循环免疫复合物（CIC），大分子的 CIC 未能在肝脏清除，随血液流经肾脏，可能通过位于系膜细胞的 IgA1 受体 CD71 和转谷氨酰胺酶 2（TG2）的协同作用，使其沉积在肾小球系膜区，引起补体活化、炎性因子等肾脏一系列病理过程。这一学说尽管能解释 Gd-IgA1 异常导致的肾脏表现，但不能完全解释血管炎的改变。

支持该假说的证据有：首先，多项研究表明 HSP 或紫癜性肾炎患者血清中存在 Gd-IgA1，肾脏受累者高于未受累者，疾病活动者高于非疾病活动者；紫癜性肾炎患者外周血的 B 细胞可分泌 Gd-IgA1；肾组织中发现紫癜性肾炎患者肾小球中有 Gd-IgA1 沉积。其次，紫癜性肾炎患儿血清可检测到针对 Gd-IgA1 的 IgG 型抗体，高于无肾脏受累的 HSP 患者或健康对照组，并且其水平与血尿和蛋白尿活动性呈正相关。再者，CIC 形成包括 Gd-IgA1 与可溶性白细胞表面受体 sCD89 的结合、Gd-IgA1-sCD89-抗体大分子 CIC 的形成。单体 IgA 可以与 FcαR I 结合，诱导抑制炎性反应效应从而起到抗炎作用。相反，复合物型 IgA 与中性粒细胞上的 FcαR I 结合可激活免疫受体酪氨酸活化基序（ITAM）信号。FcαR I 的交联可导致多种促炎症功能，如吞噬作用、活性氧（ROS）的产生、含有乳铁蛋白等有毒分子颗粒的释放、细胞因子和趋化因子的分泌、抗体依赖的细胞毒性（ADCC）和中性粒细胞胞外陷阱（NET）的释放。因此，IgA 与 FcαR I 的相互作用可能在 HSP 发病机制中起作用。而 CIC 的分子大小和抗体种类决定了血管炎是否累及肾脏，免疫复合物的大小决定了其从循环中清除的速度和生物活性。最后，补体活化参与疾病发生。目前认为补体的凝集素途径和旁路途径参与了发病。HSP 和紫癜性肾炎的皮肤和系膜沉积物含有补体成分 C3 和 C5b～C9，罕见 C1q 沉积，C3a 和 C5a 在体外增加内皮细胞 IL-8 的分泌，吸引中性粒细胞。已发现凝集素途径的分子甘露糖结合凝集素（MBL）、甘露糖结合凝集素相关丝氨酸蛋白酶-1（MASP-1）的肾小球沉积，血浆 C4d 水平升高，表明凝集素途径的激活。MASP-2 与经典补体途径中的 C1 分子非常相似，激活后可裂解补体组分 C4 和 C2 为 C4a 和 C4b、C2a 和 C2b。

（三）新多重打击学说

IgA 血管炎（IgA vasculitis，IgAV），又称亨诺-许恩莱因紫癜（HSP），是一种以小血管炎为特征的免疫复合物介导的疾病。其发病机制尚未完全明确，但"四重打击学说"为解释 IgA 血管炎的发病机制提供了一个理论框架。第一重打击：黏膜免疫异常，黏膜免疫系统（如呼吸道、消化道）异常激活，导致 IgA1 的产生增加。表现为感染（如呼吸道感染）常为诱因，引发黏膜免疫反应，产生大量多聚体 IgA1。第二重打击：IgA1 糖基化异常，产生的 IgA1 分子糖基化异常，特别是 O-连接糖链的半乳糖缺失。表现为异常的 IgA1 分子更容易形成免疫复合物，且不易被肝脏清除。第三重打击：免疫复合物沉积，异常的 IgA1 与抗体形成免疫复合物，沉积于小血管壁。表现为免疫复合物激活补体系统，引发炎症反应，导致血管损伤。第四重打击：炎症反应和组织损伤，免疫复合物沉积后，补体激活，炎症细胞浸润，释放炎症介质，导致血管炎和组织损伤。表现为临床表现为皮肤紫癜、关节炎、腹痛、肾炎等症状。

近年来，随着研究的深入，IgA 血管炎的发病机制逐渐被揭示，其中"新多重打击学说"为理解其病理生理过程提供了重要框架。新多重打击学说的核心内容结合了 IgA 肾病（IgAN）的四重打击学说和 IgA 血管炎的血管炎症机制，认为 IgA 血管炎是一种兼具 IgA 肾病和血管炎特征的双重疾病。其核心在于多层次的免疫异常和炎症反应的叠加，最终导致血管损伤和器官受累。第一重打击：黏膜免疫异常与 Gd-IgA1 的产生，黏膜免疫系统（如呼吸道、消化道）在感染或环境因素刺激下异常激活，导致半乳糖缺乏的 IgA1（Gd-IgA1）生成增加。表现为 Gd-IgA1 因糖基化异常，易形成免疫复合物，并逃避肝脏的正常清除机制。第二重打击：免疫复合物形成与沉积，Gd-IgA1 与自身抗体（如 IgG 或 IgA）结合，形成免疫复合物，沉积于小血管壁和肾小球系膜区。表现为免疫复合物激活补体系统，引发炎症反应，导致血管内皮损伤。第三重打击：中性粒细胞与炎症反应，免疫复合物通过 Fcα 受体（CD89）激活中性粒细胞，释放中性粒细胞胞外陷阱（NETs）和炎症介质（如 IL-8、TNF-α），进一步加剧血管炎症。表现为 NETs 的过度积累和清除不足导致组织损伤，形成恶性循环。第四重打击：内皮损伤与器官受累，炎症反应导致内皮细胞损伤，血管通透性增加，进而引发紫癜、关节炎、腹痛和肾脏受累等症状。表现为肾脏受累表现为血尿、蛋白尿，严重者可进展为慢性肾脏病。

（四）其他学说

鉴于以上两种学说不能完全解释本病的发生。Heineke 等提出了最新假设，认为 HSP、紫癜性肾炎和 IgA 肾病的肾脏和全身症状可能有不同的来源，提出紫癜性肾炎是一种双重疾病，同时包括 HSP 和 IgA 肾病的成分，即兼具有 IgA 肾病的 Gd-IgA1 异常和 HSP 的血管炎发生机制。

比较儿童和成人 HSP、紫癜性肾炎发病情况，不难发现，影响其发病的重要因素为年龄。儿童期淋巴组织发育迅速，青春期后逐渐萎缩，小肠 Peyer's 斑块上的 MALT 在儿童中很常见，青春期后会减少，而鼻咽淋巴组织和肠道黏膜免疫的相关部位已被认为可能参与 HSP 和紫癜性肾炎发病。另外，研究者们发现儿童期 HSP 炎症更容易控制和自发缓解，目前猜测与 CD4⁺调节性 T 淋巴细胞（Treg）有关，而 Treg 细胞起源于儿童期高度发育的淋巴器官——胸腺。但是 Treg 在 HSP 发病机制中的具体作用还缺乏强有力的证据，有待进一步研究。

总之，HSP 的相关研究目前还在不断更新中，其发病机制还需要更加严谨的证据支持。迄今为止，HSP 尽管作为一种血管炎的概念已深入人心，但对其发病机制的认识还相当有限。不管是何种学说，目前认为以下机制可能参与了 HSP 的发病过程，包括免疫机制、炎症机制、凝血系统和遗传易感基因等。

（郑　健　艾　斯）

第二章 过敏性紫癜的发病机制

第一节 中医病因病机

过敏性紫癜发生的病因，不外乎外因和内因，外因以风邪兼夹他邪为主，内因责之于素体禀赋不足，外邪所凑引发本病。

一、中医病因

（一）外因以风邪居首，兼夹他邪

诸多医家认为本病多因外邪侵袭所致，以风邪居首，可兼夹热、湿、瘀、毒。外邪多为感受风热或疫毒外侵，而风性善行而数变，内窜血分，与热相搏，化火动血，血不循经，渗于肌肤，发为皮肤紫癜；或平素嗜食肥甘荤腥之物，脾胃运化不足，则湿邪内生，而小儿先天脾胃虚弱，更易致湿邪内阻，酿湿生热，若加之复感风热而三邪相交，灼伤血络而使血溢脉外，发为皮肤紫癜；湿热之邪留注于关节，气血运行不畅，不通则痛，则可见关节部位疼痛；湿热之邪蕴于脾胃，气机壅滞，气滞不通，则引起腹痛；热灼胃肠血络，可表现为呕血、便血；湿热之邪留注于下焦，伤及膀胱血络，可见血尿。湿热留恋，可致病程迁延，紫癜反复而不易消退。离经之血便是瘀，血行不畅、瘀血停滞于肌肤又可发为紫癜。瘀血贯穿于本病始末。风、热、湿等因素在疾病发展过程中皆可产生瘀血，从而外发于肌肤，形成紫癜，可见"瘀"既是疾病发生的重要因素，也是其病理产物，常联合他邪致使病机复杂、病程缠绵。若瘀血不去，可使新血不生，瘀上加瘀，而加重病情，脏腑经络失于濡养，导致紫癜此处未消，彼处又起，反复而作。

因此，本病的发病与外邪侵袭密不可分，究其病因，以风、热、湿、瘀、毒为主，风邪为首，兼夹他邪，化火动血，血不循经，灼伤血络，血溢脉外，渗于肌肤，发为紫癜。

（二）内因以正虚为主，迁延难愈

脏腑娇嫩，形气未充，或先天禀赋不足，元气亏虚，不能顾护肌腠，而致卫外不固，易于感受外邪，外邪侵袭机体而致血不循经，血溢脉外，渗于肌肤，发为紫癜；心、脾等脏腑虚损，可出现心脾两虚、脾阳虚衰、耗气伤阴、气不摄血、血不归经、血溢脉外而发为本病。紫癜反复发作，缠绵难愈，终将累及肝、肾。一方面肾阳受损，相火不能温煦脾土，终致脾阳虚衰，失于统摄，使血不循经；另一方面耗伤阴血，肾阴不足可累及肝阴，内生血热，灼伤血络，迫血妄行，导致紫癜迁延难愈。

因此，正气亏虚、脏腑虚损为本病的关键内因，元气不足，易感受外邪，而致内外夹杂发生本病。

二、中医病机

（1）风热伤络：外感风热邪毒，自口鼻而入，郁蒸于肌肤，与气血相搏，灼伤络脉，血不循经，渗于脉外，溢于肌肤，积于皮下，形成紫癜。风热侵袭肺卫，肺卫失宣则可见发热、咳嗽、咽痛等症。

（2）血热妄行：邪热由表入里，或平素嗜食肥甘厚味，蕴湿生热，热入血分，迫血妄行，血溢脉外，留于皮下，发为紫癜；邪热损伤胃肠血络则见呕血、便血；气血瘀滞肠络，不通则痛，可致腹痛；邪热夹湿下注膀胱，灼伤肾与膀胱血络而见尿血。

（3）湿热痹阻：邪热与内湿相合，郁于肌肤，湿热邪毒留注四肢关节，阻滞经络，关节痹阻，则关节肿痛；湿热邪毒损伤血络，血溢脉外，泛溢肌肤，发为紫癜。

（4）阴虚火旺：素体阴虚，或热邪伤阴，或久病耗伤阴血，肝肾亏虚，阴虚火旺，虚火灼伤络脉，血溢脉外，渗于皮下，发为紫癜，病程迁延，紫癜时发时止。

（5）气不摄血：小儿先天禀赋不足，或疾病反复发作，脏腑虚损，脾气虚弱，气虚则统摄无权，运血无力，瘀血阻滞，血液不循常道，溢于脉外，形成紫癜。其病程久，瘀点、瘀斑色淡。

综上所述，本病多因外感而发病，以阳证、热证、实证居多，其病机可分为血热和血瘀，邪热入血，迫血妄行，血不循经，热盛伤络是其主要病理基础。与心、脾有密切关系，也可涉及肝肾。新病在表，但因风热湿毒之邪为患，易夹诸邪而犯胃肠，或侵肝肾，或着肢节，故其总趋势是表里同病。

三、病机新论

（1）体质禀赋说：认为小儿素体正气不足为本病发生的基础条件，小儿具有"稚阴稚阳"和"易虚易实"的生理病理特点，尤其是禀赋不足，或素有血分伏热、过敏体质患儿容易罹患本病。小儿脏腑娇嫩，气血未充，经脉未盛，神气怯弱，内藏精气不足，卫外功能未固，故邪气容易侵犯小儿。肾为先天之本，脾为后天之本，若脾肾亏虚，生化乏源，气血不足，失于统摄，或阴阳失衡，虚火上炎，均可导致血不归经，紫癜自发。气虚则统摄无权，气不摄血，血溢于脉外；阴虚火炎，血随火动，渗于脉外，均可致紫癜反复发作。

（2）敏湿热瘀说：认为过敏性紫癜发病主要与敏、湿、热、瘀邪气损伤脉络密切相关，敏毒是引起过敏性紫癜的主要诱因和重要病因，并在病程演变中起着主导作用，同时敏毒常与湿、热、瘀血夹杂，相兼为因，客于脉络，而致络损血溢发为紫斑。湿热之邪，可浸淫肌腠，熏灼脉络，壅阻气血，使脉络受损，统血无权，血溢脉外。脉络既是敏毒邪气必侵之所，又是与湿、热、瘀血邪气胶结之地，更是敏毒或其兼夹邪气潜藏为害之处。

（3）饮食不节说：认为饮食不节，或食鱼虾腥腻，或食蕈类、添加剂超标食物，或中于药毒等动风之品，酿成湿热，或饮食不洁，虫聚胃肠，以致毒邪内侵，内迫胃肠，灼伤血络，迫血妄行，而出现紫癜及腹痛便血等症。

（4）环境因素说：室内装潢、农药及石油化工等环境污染，儿童摄入被污染的水源、食物，或经皮肤、气道等各种途径直接接触农药、洗涤剂、化学喷洒剂、塑料制品等，致使毒邪内侵，内迫脏腑气血，灼伤血络，迫血妄行，而出现紫癜。

（5）风湿热毒说：认为过敏性紫癜皮疹初起色红，而后转为暗紫、棕褐而消退，其色几经转变，加之腹痛、关节肿痛部位变化不定，均符合风热之性，并认为患儿接触某些致敏因素而发病，也可视为风邪作祟。湿热为过敏性紫癜另一个重要的病理因素，所谓"无热不斑，无湿不疹"，特别是出现消化道及关节症状时，湿热病机可能成为疾病演变发展的关键所在。小儿生理特点为稚阴稚阳之体，脏腑功能尚未成熟，过敏性紫癜患儿外感风热湿邪，邪气由表内侵；或因小儿乃纯阳之体，体禀素热或郁而化热，从而导致内外之热毒炽盛充斥，伤及经络，迫血妄行，血不循脉络之走向，外溢皮下肌腠，故表现为皮肤紫癜，紫癜已成，血游离于经脉之外故成瘀血，瘀血化除后才可产生新血。故认为"热毒""瘀血"之邪贯穿过敏性紫癜始终，且"热毒"更是皮下出血造成紫癜的病理基础。

（6）瘀热伏毒说：周仲瑛教授以《素问·病机十九条》为立论依据，结合温病学说"卫气营血"和"三焦辨证"理论，首创"瘀热论""伏毒论""复合病机致病"等病因病机学说。针对过敏性紫癜的病因均为感受外邪，邪实正虚，引动风热，并与瘀热、湿热交争，相搏为患。认为瘀热相搏，贯穿疾病始终，无论疾病早中晚期，本病瘀热导致血溢脉外，是基本病机，热入血分，瘀热相搏而发为紫癜。病程日久，邪气伤正，而致肺脾肾俱虚，迁延难愈。病机常因湿热内蕴，胶结不化，瘀热相搏难解，正虚邪实，久病迁延，湿热瘀毒留连三焦，导致脏腑失调，三焦枢机不利。特别是长时间使用激素治疗的患者，湿热瘀毒更为明显。每遇外感风热可引动伏邪，引起疾病加重、复发、难愈。

（7）疫疠之气说：葡萄疫的发病与"不正之邪"有关，正如《外科正宗·葡萄疫》指出"葡萄疫，其患多生小儿，感受四时不正之气，郁于皮肤不散，结成大小青紫斑点，色若葡萄"。本病亦可与"疫疠之气"有关，如《医宗金鉴·外科心法要诀·葡萄疫》云："此证多因婴儿感受疠疫之气，郁于皮肤，凝结而成，大小青紫斑点，色状如葡萄，发于遍身，惟腿胫居多。"

（8）温热伏邪说：认为小儿过敏性紫癜的主要病机多由伏热兼感时邪而发病，外感风湿热毒由肌表而入，与伏邪相搏，内外相引，热毒化火，阻于脉络，迫血妄行，从肌腠外溢，病位在血分，表现以血热出血为主。温邪为过敏性紫癜启动的基本因素，紫癜初期，多为外界温邪，诸如风热之邪，或湿热之邪，或热毒内侵引动体内伏热之邪，肺热扰络，皮肤肌腠受邪，热瘀互结而致，病在卫分；紫癜中期，则卫分之邪不解，顺传入气，火热内蕴，或迫津外泄，热蒸肌肤而致，病在气分；紫癜极期，则邪热内陷，瘀热渐及营血，耗血动血，熏蒸肌肤而致，病在营血分；紫癜后期，热邪久稽，煎灼津液而致虚火内盛，气阴耗伤，阴虚火旺，灼伤脉络则为血证。

（9）肾络癥积说：国医大师丁樱教授认为过敏性紫癜患儿后期余热未清，毒邪未尽，伏于脉络，内外合邪，归巢于肾，潜伏日久，与痰浊血瘀结为有形之物，顽居肾脏，日久凝滞肾络而成微型癥瘕，即所谓"肾络癥积"。过敏性紫癜患儿急性发作后，若免疫复合物或各种炎性因子未能及时有效地清除，沉积于毛细血管网，即为伏邪脉络，若此时再次或反复感受触冒风热温毒之邪，如感冒、感染、过敏等，则旧邪未除，新邪又添，伺机而动，适时而发，温病传变，"始上焦，终下焦"，反复迁延，则可至肾。肾属血分，伏邪扰动，则可损伤肾络，出现血尿；肾藏精，肾脏受损，导致肾气不足，固摄无权，则蛋白精微可泄漏于外，形成蛋白尿。HSPN 的前期主要为伏火扰动，损伤肾络；后期火热之邪内舍于血，"血受热则煎熬成块"，血热煎灼津液成瘀；肾络受损，代谢水液功能失常，聚湿成痰；热邪不解，与湿相搏，则湿热胶着，缠绵黏滞；痰热湿瘀日久凝滞于肾络，形成癥积，即出现新月体改变。

（10）脾虚湿热说：认为 HSP 之为病以正气不足、脾胃虚弱为前提，而湿、热则是本病的致病关键。若正气不足，多种外邪伤及脾胃，致脾胃运化失司，湿浊内生，湿浊蕴久化热，热灼血脉，迫血妄行，血溢脉外，则皮肤紫癜，累及皮肤，归于皮肤型；湿邪凝滞于关节，重着黏滞，留而不去，致经脉不通，则关节肿胀、疼痛，累及关节，归于关节型；湿邪瘀阻于中焦，则中焦气机不畅，不通则痛，胃失和降，气逆而呕吐，脾虚湿盛、肠腑传化失常而泄泻，甚至湿热灼伤胃肠脉络而便血，累及腹部，归于腹型；湿热蓄结下焦，损及肾络，肾之固摄失常，精微从肾而出，则血尿、蛋白尿、管型尿，甚者肾功能不全，累及肾脏，归于肾型。

综上所述，外感风热、异气、饮食不节、环境污染是发病的主要诱因，禀赋不足、血分伏热则是导致过敏性紫癜发病的重要内因，且是迁延不愈的关键所在。瘀血常为病情发展或反复发作的继发因素。

四、病机演变特点

小儿素体正气亏虚是发病的内因，外感风、热、湿、毒是发病的外因。风热邪毒蕴于肌肤，热伤血络，或气阴亏虚，虚火上炎，血脉受损，血溢脉外而致。离经之血经久不去，导致瘀血阻络，往往加重紫癜，使病程迁延难愈。

本病早期（急性期）多为风热伤络，血热妄行，湿热痹阻，属阳证、实证、热证，病机重在血热、血瘀；后期常见阴虚火旺或气不摄血，属阴证、虚证，病机不离气虚、阴虚，亦可表现为虚实夹杂之证。瘀血贯穿本病各阶段，是主要的病理产物。

第二节　现代医学的病因病机病理

过敏性紫癜即亨-舒综合征，又称为 IgA 血管炎，是一种由自身免疫复合物介导的全身性血管炎疾病，其确切病因及发病机制尚不完全清楚，目前认为免疫机制（包括体液免疫和细胞免疫）、炎症机制、凝血系统、遗传易感基因等可能参与本病的发病过程。

一、诱发因素和病因

（一）感染

流行病学调查发现，30％～65％的 HSP 患儿有前驱上呼吸道感染史，感染是 HSP 的重要诱发因素，细菌和病毒感染是引起本病最常见的原因。细菌感染尤以 A 组β溶血性链球菌所致上呼吸道感染最为多见，幽门螺杆菌（Hp）、金黄色葡萄球菌等感染也是 HSP 发病的原因之一；病毒感染最常见为微小病毒 B19、风疹病毒、水痘病毒、腺病毒、流感病毒等。此外，其他病原体包括肺炎支原体、寄生虫感染也是本病发病的原因之一。

Gairdner 于 1948 年就报道了 A 组β溶血性链球菌感染与 HSP 的发病相关。Masuda 等通过对 33 例紫癜性肾炎患儿肾脏活检发现，有 10 例患儿肾小球系膜区存在抗-肾炎相关纤溶酶受体（nephritis-associated plasmin receptor，NAPlr）抗体，抗-NAPlr 抗体能直接与 A 组β溶血性链球菌抗原反应。而在 120 例患有其他种类肾脏疾病的患儿中，仅有 4 例存在抗-NAPlr

抗体，该研究提示 A 组 β 溶血性链球菌感染可能参与紫癜性肾炎发生的免疫级联反应。但是，A 组 β 溶血性链球菌感染患儿与非 A 组 β 溶血性链球菌感染患儿相比，过敏性紫癜发病率无明显差异。因此，A 组 β 溶血性链球菌感染能引起 HSP 的理论仍存在争议。Li-Jing Xiong 等系统性回顾分析了中国 HSP 患儿与 *Hp* 感染之间的关系，发现 49.27%（369/749）的 HSP 患儿感染了 *Hp*，对照组为 23.39%（131/560），且根除 *Hp* 治疗后能降低 HSP 的复发。但是其与 HSP 发病的确切关系，以及其他种族人群是否也存在这一相关性等问题仍需要进一步研究证实。

近几年，越来越多的报道认为肺炎支原体感染也是诱发 HSP 的重要原因。也有报道认为金黄色葡萄球菌、肠炎沙门氏菌、脑膜炎球菌、空肠弯曲菌、结核杆菌等感染都可能与 HSP 发病相关。许多文献都报道了病毒感染产生 IgA 免疫复合物从而导致 HSP 发生。1979 年，Hall 第一次报道了 1 例水痘病毒感染后 HSP，此后，HSP 发病与病毒感染相关的病例报道越来越多，如人细小病毒 B19、人类免疫缺陷病毒、肝炎病毒等病毒感染相继报道。许多文献资料还报道了寄生虫感染和 HSP 发病的相关性。Ergur 等回顾性分析发现 35 例 HSP 患儿中，贾第鞭毛虫感染 14 例，滴虫感染 6 例，溶组织内阿米巴和蛔虫感染分别为 3 例和 2 例。还有文献分别报道了肠阿米巴和脑型疟疾感染与 HSP 相关病例。

（二）食物和药物因素

有个案报道某些药物如克拉霉素、头孢呋辛、米诺环素、环丙沙星、双氯芬酸、丙硫氧嘧啶、肼屈嗪、别嘌醇、苯妥英钠、卡马西平、异维 A 酸、阿糖胞苷、阿达木单抗（adalimumab）、依那西普（etanercept）等的使用也可能触发 HSP 发生。有研究者认为鱼、虾、蟹、蛋、牛奶等可能会诱发 HSP，但目前尚无明确证据证明食物过敏可导致 HSP。

儿童腹型过敏性紫癜多数与受到感染或食物不耐受有关，有研究指出食源性因素是 HSP 发病的重要诱因，特别是海鲜类食品。具有遗传背景的个体在摄入过敏原时可导致胃肠道免疫细胞的异常激活，局部形成免疫炎症区，炎症因子被吸收入血可引发远处脏器或者是血管的损伤，进而出现消化系统或皮肤的症状，临床可表现为腹型紫癜。过敏性紫癜急性期，患儿机体处于高度致敏状态，肠壁水肿，易过敏食物或者原来不过敏的食物，在此阶段也可引发变态反应或刺激消化道黏膜，致使黏膜受损，严重者可能导致便血、呕血，甚至肠套叠、肠穿孔等。以 PDCA 循环法 [将质量管理分为四个阶段，即 plan（计划）、do（执行）、check（检查）和 act（处理）] 为框架对患儿饮食进行干预，可早期发现致敏原，这有利于开展针对性施护，加速患儿康复进程，提升临床治愈率，降低复发率。

Belkaid 等报道 1 例 70 岁转移性黑素瘤患者在接受免疫检查点抑制剂纳武单抗（nivolumab）和伊匹单抗（ipilimumab）后出现了皮肤、消化道及肾脏的 HSP 样反应。还有报道指出，关节病型银屑病患者在接受苏金单抗（secukinumab）后同样出现了 HSP 样改变，出现这一现象可能是因为 TNF-α 被抑制后，与 Th17 细胞数目增多密切相关。Omarini 等报道了 1 例 65 岁伴有肝、肺、骨转移的乳腺癌患者在接受阿贝西利（abemaciclib）治疗后的数月出现关节疼痛、发热、下肢明显的紫癜等改变，这一过程可能是阿贝西利触发了 IgA 介导的针对小血管壁内皮细胞的异常免疫反应所诱发。肿瘤坏死因子拮抗剂阿达木单抗（adalimumab）诱发 HSP 也有相关报道。Condamina 等报道了 1 例克罗恩病患者在接受阿达木单抗治疗后出现了累及全身多脏器的 HSP 样反应。

（三）昆虫叮咬反应

Mazumder 等报道了 1 例女性患者在被火蚁与蚊类叮咬后皮肤出现 HSP 样改变。此外，恙虫、螨虫及蜜蜂等其他昆虫叮咬后也可以出现类似 HSP 样的改变，这可能是与蚊虫叮咬后的免疫反应所引起的免疫复合物在血管的沉积相关。

（四）其他

如疫苗接种、寒冷等因素也是 HSP 发病诱因。Sharif 等研究报道，流感疫苗接种后可能会出现 HSP 样反应，并认为这应该作为疫苗的一类值得警惕的不良反应。

二、发病机制

（一）免疫机制

1. 体液免疫

IgA 在本病发病中起着重要作用。IgA 包含 IgA1 与 IgA2 两种亚型，IgA1 占血清 IgA 的 80%～90%，与 IgA2 不同，IgA1 存在 1 个由 13 个氨基酸构成的铰链区，其中有 5～6 个与氧连接的糖基化位点，该铰链区的糖基化异常是 HSP 的重要发病机制。HSP 患者的血液中都能检出 IgA1，包括 IgA1 的免疫复合物，IgA 类风湿因子升高，IgA2 则很少。有研究者证实血清 Gd-IgA1 水平在 HSP 患儿中明显升高。异常 IgA1 末端的多聚糖，能被自身抗体识别，引起 IgA 聚集，形成大分子免疫复合物。多聚糖化 IgA1 分子被 IgA1 或 IgG 的 anti-glycan 识别，因为分子体积过大，Gd-IgA1 免疫复合物不能被肝脏的唾液酸糖蛋白受体识别，也不能被降解，而在血液循环中不断堆积，这些免疫复合物可沉积在肾小球系膜上，使肾小球系膜细胞开始过度增殖，分泌细胞外基质成分，从而损伤肾小球，这可能是 Gd-IgA1 免疫复合物沉积在系膜的发生机制之一，故 Gd-IgA1 免疫复合物在紫癜性肾炎发病过程中起到关键作用。

2. 细胞免疫

HSP 的发病与 T 细胞亚群功能紊乱有关。$CD4^+$ 和 $CD8^+$ 细胞相互诱导、相互制约，而调节正常的免疫功能。急性期的 HSP 患儿外周血 $CD4^+$ 细胞数量降低，$CD8^+$ 细胞数量增加，$CD4^+/CD8^+$ 降低；Th1 功能低下而 Th2 优势活化，Th1/Th2 失衡，说明 T 细胞亚群失调及 Th1 功能低下为 HSP 的发病因素之一。Th1 可以产生干扰素-γ（IFN-γ）、IFN-β 和 IL-12 等多种炎性因子来抑制机体的免疫功能，同时拮抗 Th 细胞向 Th2 的分化。Th2 类细胞因子 IL-4、IL-5 和 IL-6 等炎性因子可以促进 B 淋巴细胞过度活化，产生大量 IgA 沉积于全身小血管壁而引起 HSP 发病，患儿体内存在 IFN-γ/IL-4 降低的现象。

近年来也有学者认为，辅助性 T 细胞 17/调节性 T 细胞（Th17/Treg）失衡成为 HSP 的重要发病机制。Th17 细胞和 Treg 细胞在分化及功能上相互拮抗，发挥免疫耐受和免疫抑制的功能。生理情况下两者保持动态平衡，在机体免疫防御、免疫稳定维护中发挥着重要作用。有研究认为，Th17 细胞的过度表达和 Treg 细胞水平的下降使患儿免疫功能过度增强，诱导了 B 细胞产生过量的 IgA 抗体沉积于小血管壁而促使 HSP 发病，并可能是导致 HSP 患儿复发的因素之一。

（二）炎症机制

1. 细胞因子

大量研究证实 HSP 患者体内存在细胞因子的分泌异常，如 IL-2、IL-4、IL-6、IL-10、IL-17、IL-18、TNF、IFN-γ 等。HSP 患儿血清 IL-2 水平下降，T 细胞数量也下降。HSP 患儿存在 Th2 活化及其细胞因子水平升高，且 Th2 细胞的转录因子 GATA-3（GATA-binding protein 3）表达水平也升高，并且 GATA-3 mRNA 表达增加导致 Th1/Th2 平衡向 Th2 免疫移动，HSP 患儿的 IL-4、IL-6 水平增高。HSP 患儿急性期 IFN-γ 水平明显降低，使细胞毒性淋巴细胞（CTL）和自然杀伤（NK）细胞活性降低，以及对外来抗原的清除能力下降，从而导致免疫应答异常和免疫损伤。

Toll 样受体（Toll-like receptors，TLR）是涉及跨膜信号转导的一类细胞表面受体，能够直接识别和结合病原体相关分子模式，然后在宿主细胞中引发信号转导。髓样分化因子 88（myeloid differentiation factor 88，MYD88）是 TLR 信号通路中的关键衔接分子和下游信号转导的关键靶分子。有研究者发现，HSP 患儿的血清 IL-4、IL-17、TLR2、TLR4、TLR6 蛋白和 MYD88 mRNA 表达水平均显著升高，且 TLR6 的表达与血清 IL-4、IL-17、MYD88 mRNA 表达呈显著正相关，TLR2、TLR4 与血清 IL-4、IL-6 水平呈正相关，TLR2 和 TLR4 的过表达可导致 HSP 患儿肾脏损害。

Midkine（MK）是一种肝素结合生长因子，可促进炎症细胞组织浸润，诱导促炎细胞因子、细胞外基质成分和金属蛋白酶的表达。HSP 患儿急性期的血清 MK 水平增高，与 IL-4、IL-6、IL-17A 水平呈正相关，且肾脏受累患儿的 MK 水平高于无肾脏受累者，推测 MK 可能通过对促炎细胞因子的调节而参与 HSP 的发病，MK 的水平检测有助于 HSP 的诊断和紫癜性肾炎的预测。基质金属蛋白酶（matrix metalloproteinase，MMP）活性增高引起细胞外基质加速分解，可引起严重的系统性血管炎。HSP 患儿急性期的血清 MMP-2、MMP-9、MMP-10、MMP-13 活性均明显升高。

2. 黏附分子

黏附分子是介导细胞与细胞间或细胞与细胞外基质间相互接触和结合的一类膜表面糖蛋白分子，在炎症发生发展过程中具有重要作用。近年来多种研究结果显示，HSP 患儿 P 选择素（CD62P）、外周血单个核细胞（PBMC）表面表达黏附分子 CD54、CD11a、CD11b、CD18 表达率明显升高，紫癜性肾炎患儿血清中 ANCA 亦出现显著升高。研究发现，在紫癜性肾炎急性期，细胞间黏附分子、血管细胞黏附分子-1 比恢复期明显增加，且与皮肤紫癜、腹痛、关节痛有明显的相关性，因此，有研究者认为黏附分子可作为 HSP 的诊断或危险因素之一。

3. 内皮细胞损伤

内皮细胞损伤与过敏性紫癜发病密切相关。IgA 型抗内皮细胞抗体（IgA-AECA）可以引起过敏性紫癜患者血管内皮细胞损伤。陈柏谕等研究认为 IgA-AECA 与内皮细胞结合后，机体上调细胞间黏附分子-1（intercellular adhesion molecule-1，ICAM-1）和炎性因子水平，增强了全身免疫性炎性反应，介导了 HSP 的发病；研究还发现在伴有肾脏损害的 HSP 患者中 IgA-AECA 表达更为显著。吴琳等检测了处于活动期 HSP 患儿的脐静脉血中 IL-8、TNF-α、NO 水平，结果发现实验组较健康对照组 IL-8、TNF-α、NO 水平显著升高，并且患儿的血清可以诱导体外脐静脉内皮细胞释放炎性因子。推测内皮细胞损伤后产生大量炎性因子，加强机体的免疫应答，诱导 HSP 发病。

（三）凝血机制

HSP 患儿中，血小板的聚集功能增强，使其血液呈高凝状态甚至形成微血栓。在紫癜性肾炎患儿中，因免疫复合物沉积于肾脏导致肾小球内皮细胞受损，内皮细胞下的胶原纤维等结构被暴露，引起多种炎症因子如 IL-1、TNF、凝血酶等刺激肾小球内皮细胞短期释放血管性血友病因子（von Willebrand factor，vWF），与血小板膜糖蛋白 Ⅱ b、Ⅲa（PGI Ⅱ b、Ⅲa）复合物结合并黏附于肾小球内皮细胞破损处的内皮下组织。有研究表明 HSP 患儿急性期 CD41a/CD62P、CD62P、vWF 的水平明显升高，而紫癜性肾炎患儿 CD41a/CD62P、CD62P、vWF 水平则高于肾脏未受累组。推测凝血系统参与紫癜性肾炎发生发展机制可能是：PGI Ⅱ b、Ⅲa 与 vWF 结合，激活血小板，活化的血小板分泌血小板活化因子（PAF），PAF 刺激肾小球系膜细胞收缩，降低了肾小球滤过率；诱导炎性细胞浸润肾小球及释放多种炎症介质；诱导血小板聚集，促进血栓形成；使肾小球基膜通透性增加，产生蛋白尿；介导免疫复合物、补体在肾脏内的沉积。

（四）遗传基因易感性

遗传倾向可能在 HSP 发生发展中起重要作用，不同种族人群的发病率也不同，白色人种的发病率明显高于黑色人种。近年来有关遗传学方面的研究涉及的基因主要有 HLA 基因、家族性地中海基因、血管紧张素转换酶基因（ACE 基因）、甘露糖结合凝集素基因、血管内皮生长因子基因、PAX2 基因、TIM-1 基因、人类白细胞抗原基因、子宫球蛋白基因等。

目前对 HLA 基因家族的研究较多，但在不同种族的人群研究中其结果存在不一致。Ren 等通过对内蒙古地区儿童的研究发现，汉族儿童 HLA-B*35（*3503）和 HLA-B*52 与 HSP 的易感性有关，蒙古族儿童 HLA-A*11（*1101）和 HLA-B*15（*1501）与 HSP 的易感性有关，而且 HLA-B*07 和 HLA-B*40 可能是对蒙古族 HSP 患儿具有保护性的两个基因。LOPEZ-MEJIAS 等在西班牙地区高加索人的研究中发现，HLA-DRB1*01 多态性与 HSP 易感性有关，而 HLA-DRB1*03 多态性有可能对 HSP 患者具有保护性，但 Ritu Aggarwal 等对印度北部 HSP 患儿的研究却发现，HLA-DRB1 基因多态性与 HSP 的易感性和保护性均无关。许多研究也证明家族性地中海热（familial Mediterranean fever，FMF）相关基因 MEFV 的基因突变（M694V，E148Q，P369S，A744S，M689I，V726A 等）可能与 HSP 发病相关。土耳其科学家研究发现细胞毒性 T 淋巴细胞相关蛋白 4（cytotoxic T lymphocyte-associated protein 4，CTLA-4）AG 基因多态性和 HLA-DRB1*13 有可能是 HSP 患儿罹患肾病水平蛋白尿的危险基因。李慧玲等的荟萃分析结果认为，不同种族人群中 ACEI/D 基因多态性中的 DD 基因型可能与儿童 HSP/HSPN 遗传易感性有关，可能是儿童 HSP 及 HSPN 的危险基因型，而 II 基因型能降低儿童 HSP/HSPN 遗传易感性，可能是儿童 HSP 及 HSPN 的保护基因型。另外，有报道认为，内皮型一氧化氮合酶（endothelial nitric oxide synthase，eNOS）CCTTTn 多态性等位基因和 T786CTT 基因型，IL-1RA 和 IL-8 基因多态性，血管内皮生长因子（vascular endothelial growth factor，VEGF）基因多态性，以及 C4B*QO 基因型是罹患 HSPN 的危险基因，而 ICAM-1

的 469K/E 和 241R/G 对 HSP 患者严重的胃肠道和肾脏累及起到保护作用。文献报道黏附分子 *P-selectin* 表达增强及基因多态性可能与 HSP 发病相关，*P-selectin* 基因启动子-2123 多态性可能与儿童 HSP 发病相关。有研究者观察到 TNF-α（+308G/A）基因多态性与儿童 HSP 相关，TNF-α 的 A/A 纯合性可能是 HSP 的遗传诱发因素，启动子中的 308A 等位基因载体与启动子的高活性相关，可以增加体内 TNF-α 的产生。

因此，随着分子生物学等研究手段的成熟和深入，基因的多态性与 HSP 和 HSPN 的易感性关系会逐步明确。

（五）微生态与 HSP

微生态系统在人体正常功能调节，免疫系统成熟，微生态在一些儿童过敏性疾病发生、发展中的表现，潜在机制体防御和物质代谢等过程中起核心作用，其在定植与成熟的过程中受到许多宿主相关因素及环境因素的影响。儿童期作为免疫系统发育、成熟的关键时期，是多种免疫相关疾病的起步时期，此阶段的微生态系统同样处于发展阶段，微生态失调更容易导致一些特定疾病的产生，如过敏性紫癜等。

人体是由自身细胞和微生物组成的超级生物体。在人体肠道、口腔、皮肤、泌尿生殖道和上呼吸道均存在一定数量的菌群，它们以宿主组织和细胞及其代谢产物为环境，在长期进化过程中形成了能独立进行物质、能量及信息（包括基因）相互交流的统一的生物系统，称为微生态系统。肠道菌群是人体中最大的微生态系统，在肠道功能调节、免疫系统成熟、病原体防御和物质代谢等过程中起核心作用，对人体的健康有不可或缺的作用。肠腔内微生态失调会激活宿主免疫反应并通过肠脑轴、肠肺轴、肠血管轴等不同途径影响远处的解剖部位，从而参与包括炎性肠病、类风湿性疾病、肝脏疾病及过敏性疾病在内的免疫相关疾病的形成。

过敏性疾病是由 IgE 介导的 I 型变态反应，属于 II 型炎症，主要由辅助性 T 细胞（helper T cell，Th cell）2 类淋巴细胞驱动，释放包括 IL-4、IL-5 及 IL-13 等在内的多种炎性因子，从而产生一系列临床表现，主要包括过敏性紫癜、过敏性哮喘、过敏性鼻炎、特应性皮炎（atopic dermatitis，AD）等疾病，越来越多的研究发现微生态在其中发挥着至关重要的作用。

三、病理

过敏性紫癜的病理变化为广泛的白细胞碎裂性小血管炎，以毛细血管炎为主，亦可波及小静脉和小动脉。血管壁可见胶原纤维肿胀和坏死，中性粒细胞浸润，周围散在的核碎片。间质水肿，有浆液性渗出，同时可见渗出的红细胞。内皮细胞肿胀，可有血栓形成。病变累及皮肤、肾脏、关节及胃肠道，少数涉及心、肺等脏器。在皮肤和肾脏荧光显微镜下可见 IgA 为主的免疫复合物沉积。过敏性紫癜性肾炎的病理主要改变：轻者可为轻度系膜增生、微小病变、局灶性肾炎，重者为弥漫增殖性肾炎伴新月体形成。肾小球 IgA 性免疫复合物沉积也见于 IgA 肾病，后者无皮疹，缺乏皮肤血管炎的过程。

（艾 斯 郑 健）

第三章 过敏性紫癜的临床表现

过敏性紫癜一般急性起病，多数以皮肤紫癜为首发症状，也可以腹痛、关节炎或者肾脏症状首先出现，起病前 1～3 周常有上呼吸道感染史，可伴低热、食欲减退、乏力等全身症状，多数病例 1～4 周逐渐呈现一组典型的临床综合征。

第一节 过敏性紫癜的肾外表现

典型的皮肤紫癜、胃肠道症状（腹痛、便血和呕吐）和关节症状为过敏性紫癜肾外三大主要症状，其他如神经系统、呼吸循环系统、生殖系统也可受累，甚至发生严重的并发症。

一、皮肤症状

所有的患者都会发生皮疹，典型的皮疹具有诊断意义，反复出现出血性和对称性分布的皮肤紫癜为本病皮疹的特征。皮疹初起时为红色斑点状，压之可以消失，以后逐渐变为紫红色出血性皮疹，触摸稍隆起皮表，继而呈棕褐色，逐渐消退。皮疹形态各异，大小不一，常对称性分布于双下肢，以踝、膝关节周围为多见，也可见于臀部及上肢，面部及躯干少见。重者可融合成片，皮疹中心可有水疱坏死，皮疹消退时可转变为黄棕色。大多数病例皮疹可有 1～2 次至多于 3 次的反复，个别可连续发作达数月甚至数年。后者常并发严重肾炎，预后欠佳。皮肤紫癜一般在 4～6 周后消退，部分病例间隔数周、数月后可复发。少数重症病例紫癜可融合成片，变为棕色，或呈现出血性坏死。有时发病早期可出现手臂、足背、眼周、头皮及会阴部的血管神经性水肿，肿胀处可有压痛。

二、消化道症状

因为肠壁的无菌性毛细血管、小血管炎症、渗出和水肿，刺激肠管，使肠管发生痉挛，有 50%～75% 的患儿伴有胃肠道症状，主要表现为腹痛、呕吐和便血。最常见的是腹痛，一般以阵发性腹痛为主，疼痛剧烈，多呈绞痛，常位于脐周或下腹部，有轻压痛，但较少有反跳痛，可伴有呕吐，多数无腹胀，腹部柔软；其次为胃出血，表现为黑便或隐血阳性，约半数患儿大便潜血阳性，部分病例可见肉眼血便。偶见并发肠套叠、肠梗阻甚至肠穿孔。约半数患者可在感冒后反复出现以上表现。14%～33% 的患儿在典型的皮疹出现前已有腹部症状，易误诊为外科急腹症，或各种原因引起的急性胃肠炎，甚至误诊而致不必要的剖腹探查。

三、关节症状

大约 80% 的患儿伴有关节炎，25% 的患儿是以关节炎为首发症状。常表现为膝、踝、肘、腕等大关节的肿胀、疼痛和活动受限，可单发或多发，常为一过性。关节腔有浆液性积液，但一般无出血。症状多在数日内消失，不留关节畸形。其原因可能是关节内的病理改变和关节周围的软组织肿胀。关节症状的轻重与活动有关，常在卧床休息后减轻。

四、其他症状

（1）神经系统症状：轻者可无任何临床症状，或仅有头晕、轻微头痛，严重者出现抽搐、昏迷，甚至呼吸衰竭、偏瘫等，有报道可出现共济失调、周围神经病等。脑电图检查约半数患者可有异常脑电波，多数以慢波为主，提示 HSP 存在脑血管病变。考虑原因：一为脑血管炎症，脑组织缺血、缺氧，造成一过性脑功能紊乱；二为脑点状出血。

（2）生殖系统症状：睾丸炎发生率为 10%，须与精索扭转鉴别，^{99m}Tc 同位素检查可避免不必要的外科手术。

（3）心脏症状：心前区不适或心律失常，发生率为 40%～50%，多见于疾病早期。表现为窦性心律失常、异位心律失常及 ST-T 段改变，心肌酶学大致正常，提示心脏损害为一过性。

（4）急性胰腺炎：为少见的并发症，发生率为 5%～7%，主要表现为皮疹，剧烈腹痛，腹胀，恶心呕吐，血尿淀粉酶升高，腹部 B 超可发现胰腺弥漫性肿大回声减低，如伴肠穿孔坏死可有腹水。

（5）肠套叠：为 HSP 的少见但较严重的并发症，发生于 1%～5% 的患者。与特发性肠套叠常发生于回结肠不同，它常见于回肠（90%）和空肠（7%），因气钡灌肠常不能到达小肠，且有引起肠穿孔的危险，腹部 B 超为可疑患者的首选检查项目。

（6）肺出血：为儿童 HSP 少见的并发症，但病死率可高达 75%。临床表现为乏力、胸痛、咳嗽咯血、呼吸困难，胸部 X 线片显示间质和肺泡浸润，呈羽毛状或网状结节阴影，可伴有胸腔积液。支气管纤维镜下支气管活检或胸腔镜活检可以确诊。

（7）肝损害：占 5.2%～7.3%。发病隐匿，消化道症状轻微，可有肝大、肝区叩痛，恶心，转氨酶增高，但多数缺乏黄疸、肝区疼痛等表现，可发生于疾病的任何时期。多数预后良好，个别可发展成为肝硬化。注意排除其他疾病，如肝炎、肝豆状核变性等。其他可有淋巴结肿大、脾大，个别报告尚有肌肉内出血、类风湿结节等。

第二节　过敏性紫癜的肾脏表现

HSPN 主要表现为血尿、蛋白尿，亦可出现高血压、水肿、氮质血症，甚至急性肾衰竭。肾脏症状可出现于 HSP 的整个病程，但多发生在紫癜后 2～4 周，个别病例出现于 HSP 后 1 年，故尿常规追踪检查是及时发现肾脏损害的重要手段。因为部分患儿尿异常多呈一过性，镜下血尿的判断标准不同，或仅凭传统的尿常规检查方法，缺乏进一步的肾活检病理检查，各家报道其发生率各异。Meadow 综合各家报告本病肾脏受累率为 20%～100%，该作者对尿检正常的本病患者作肾活检均发现肾小球炎症病变。呈典型肾脏受累的临床表现（血尿、蛋白尿或肾病综合征）者约占 30%。目前，对肾损害较一致的看法是，即使尿常规正常，肾组织学已有改变。个别过敏性紫癜性肾炎患者，尿常规无异常发现，只表现为肾功能减退。虽然血尿和蛋白尿可持续数月甚至数年，但大多数可完全恢复。

一、血尿

血尿为最常见的肾脏受损的表现，因肾小管毛细血管炎性反应而出现，见棕色、茶色或酱油色的肉眼血尿，或者 1 周内 3 次的镜下血尿，为肾小球性血尿（相差显微镜下异形红细胞＞60%），可持续数月甚至数年。

二、蛋白尿

满足以下任一项者即为蛋白尿：①1 周内 3 次尿常规定性提示尿蛋白阳性；②24h 尿蛋白定量＞150mg 或尿蛋白/肌酐（mg/mg）＞0.2；③1 周内 3 次尿微量白蛋白高于正常值。对于以蛋白尿为首发或主要表现的病例常提示肾脏损害较重，应早期及时进行肾活检以明确病理类型，指导临床治疗。

三、肾衰竭

少数病例缠绵不愈，可发展为慢性肾功能不全，进而发展为肾衰竭，出现水钠潴留、电解质紊乱、代谢性酸中毒及全身各系统的中毒症状。

中华医学会儿科分会肾脏病学组于 2009 年发布的《儿童常见肾脏疾病诊治循证指南（2）》《紫癜性肾炎的诊治循证指南（试行）》将 HSPN 临床分为：①孤立性血尿型；②孤立性蛋白尿型；③血尿和蛋白尿型；④急性肾炎型；⑤肾病综合征型；⑥急进性肾炎型；⑦慢性肾炎型。临床上以①、②、③型为多见。

（吴　博　郑　健）

第四章 过敏性紫癜的实验室检查

第一节 血液检查

目前过敏性紫癜尚无特异性诊断试验，以下试验有助于了解病程及其并发症。

一、外周血检查

（一）血常规检查

过敏性紫癜患者外周血的血小板计数正常或者轻度升高。若合并细菌感染，中性粒细胞计数及百分比升高；若为病毒感染时，淋巴细胞计数及百分比升高，部分患者可有嗜酸性粒细胞数目升高。

（二）凝血功能检查

1. 凝血酶原时间

凝血酶原时间（prothrombin time，PT）是在体外模拟体内外源性凝血的全部条件，测定血浆凝固所需的时间。其原理为37℃条件下，在待检血浆中加入足量的组织凝血活酶（含组织因子和磷脂）和适量的钙离子，通过凝血因子Ⅶ而启动外源性凝血途径，使血小板血浆凝固。从加钙离子到血浆开始凝固所需的时间即为PT，是常用的外源性凝血途径和共同凝血途径的筛检指标之一。成人PT的正常时间为11～13s，超过正常对照值3s为异常。PT延长可见于以下几种情况：①先天性Ⅱ、Ⅴ、Ⅶ、Ⅹ因子缺乏症和低纤维蛋白原血症。②获得性凝血因子缺乏，如严重肝病、维生素K缺乏症、原发性纤溶亢进症及弥散性血管内凝血（DIC）等。③血液循环中存在抗凝物质，如口服抗凝剂等。PT缩短多见于以下几种情况：①先天性Ⅴ因子增多症；②高凝状态和血栓性疾病；③药物影响，如长期服用避孕药等。

2. 活化部分凝血活酶时间

活化部分凝血活酶时间（activated partial thromboplastin time，APTT）是在体外模拟体内的内源性凝血的全部条件，测定血浆凝固所需时间，以反映内源性凝血因子、共同途径是否异常及血液中是否存在抗凝物质，是常用的内源性凝血系统的筛检指标之一。其原理是37℃条件下，在待检血浆中加入足量的活化接触因子激活剂（如白陶土）和部分凝血活酶（代替血小板磷脂），再加入适量的钙离子，即可通过激活Ⅻ因子而启动内源性凝血途径，使血小板血浆凝固。从加入钙离子到血浆开始凝固所需的时间即为APTT。APTT的参考范围为25～35s，超过正常对照值10s为异常。APTT延长可见于以下几种情况：①Ⅷ、Ⅸ因子水平降低的血友病A、B，Ⅺ因子缺乏症及部分血管性血友病；②Ⅰ、Ⅱ、Ⅴ、Ⅹ因子严重缺乏，如严重肝脏疾病及维生素 K 缺乏症等；③原发性或继发性纤溶亢进；④口服抗凝剂及应用肝素等；⑤血液循环中存在病理性抗凝物质，如抗Ⅷ、Ⅸ因子抗体及狼疮样抗凝物等。APTT 缩短可见于高凝状态和血栓性疾病，如 DIC 高凝期及深静脉血栓等。

3. 凝血酶时间

凝血酶时间（thrombin time，TT）是反映血浆中纤维蛋白原转变成纤维蛋白的筛检指标之一，其检测原理是 37℃条件下，在待检血浆中加入"标准化"凝血酶后，直接将血浆纤维蛋白原转变成纤维蛋白，使血小板血浆凝固，其凝固时间即为 TT。TT 的正常参考值为 16～18s，超过正常对照值 3s 即为异常。TT 延长主要反映纤维蛋白原减少或功能异常、血液中存在相关的抗凝物质如肝素等及原发性或继发性纤溶亢进等。TT 缩短一般无临床意义。

4. 纤维蛋白原

纤维蛋白原（fibrinogen，Fg）由肝脏合成，是血浆浓度最高的凝血因子。Fg 浓度及功能异常均可导致凝血障碍。因此 Fg 是出血性疾病与血栓性疾病诊治中常用的筛检指标之一。正常成人参考区间是 2～4g/L，Fg 也是一种急性时相反应蛋白，其增高可见于以下几种情况。①感染：毒血症、肺炎及亚急性细菌性心内膜炎等；②无菌性炎症：肾病综合征、风湿热及风湿性关节炎等；③血栓前状态与血栓性疾病：糖尿病及急性心肌梗死等；④恶性肿瘤、外伤、烧伤、妊娠晚期及妊娠高血压综合征等。Fg 减低可见于以下几种情况。①原发性纤维蛋白原减少或结构异常：低或无纤维蛋白原血症及异常纤维蛋白原血症；②继发性纤维蛋白原减少：DIC 晚期、纤溶亢进、重症肝炎和肝硬化等。

5. 纤维蛋白（原）降解产物

Fg、可溶性纤维蛋白、纤维蛋白多聚体和交联纤维蛋白均可被纤溶酶降解，生成纤维蛋白（原）降解产物（fibrin/fibrinogen degradation products，FDP）。血液 FDP 浓度增高是体内纤溶亢进的标志，但不能区别是原发性纤溶亢进或继发性纤溶亢进。正常人血浆 FDP<5mg/L，FDP 浓度增高可见于原发性纤溶亢进或继发性纤溶亢进，如 DIC、肺栓塞、深静脉血栓形成和溶栓治疗等。

6. D-二聚体

D-二聚体（D-dimer，D-D）是交联纤维蛋白的降解产物之一。因为继发性纤溶中纤溶酶的主要作用底物是纤维蛋白，生成特异性 FDP 即为 D-D，所以 D-D 是继发性纤溶的特有代谢产物。健康人血液 D-D 浓度很低（≤250μg/L），而在血栓形成与继发性纤溶时 D-D 浓度显著增高。因此，D-D 是 DIC 实验诊断中特异性较强的指标，并在排除血栓形成中具有重要价值。在 DIC、深静脉血栓、肺栓塞、严重肝脏疾病、慢性肾炎及急性白血病等 D-D 浓度可增高。D-D 是诊断深静脉血栓和肺栓塞的主要筛检指标之一。此外，继发性纤溶亢进（如 DIC）时 D-D 浓度增高，而在原发性纤溶亢进早期 D-D 浓度正常，可作为两者的鉴别指标之一。过敏性紫癜患者的凝血功能检查通常正常，若患者伴有高凝状态，血浆中纤维蛋白原及 D-D 含量可明显增高。

（三）血沉

过敏性紫癜患者急性期血沉可增快。

（四）毛细血管脆性试验

毛细血管脆性试验又称为束臂试验，可测试毛细血管的完整性及脆性，其健全与否主要取决于毛细血管的结构和功能、血小板的质和量及体液因子的作用。其原理是用血压计的袖带保持一定压力，只使部分血液回流，增加毛细血管内血流对血管壁的侧压力，在一定时间后观察毛细血管对内压增高性损伤的耐力，在规定的部位和规定的范围内查看皮下出血点的数量。出血点增多，常见于血小板数量或功能缺陷性疾病如血小板无力症、原发性或继发性血小板减少及过敏性紫癜等。

二、血液生化检查

肾实质损害可导致肾脏生理功能异常，从而出现氮质血症、电解质紊乱、酸碱失衡和肾性贫血等。肾损害时，不仅需要明确病变性质，而且还需要进行肾功能评估，这对判断预后、指导治疗具有重要临床意义。这里主要论述临床常用的肾功能检测项目。

（一）肾脏清除率

一些物质经过肾小球滤过后，既不被肾小管重吸收，也不被其分泌，其清除率即可反映肾小球滤过率（glomerular filtration rate，GFR）。换言之，GFR（ml/min）是指单位时间（min）内从双肾滤过的血浆量（ml）。目前临床常用的检查肾小球滤过功能的指标主要有血肌酐（SCr）、血尿素氮、内生肌酐清除率及胱抑素 C。

1. 血清肌酐及内生肌酐清除率

血中的肌酐（creatinine，Cr）由外源性肌酐和内生性肌酐两类组成。机体每 20g 肌肉每天代谢产生 1mg 肌酐。同一个体每天生成的肌酐量相对恒定。除少量经肾小管阴离子通道排泌外，绝大部分均由肾小球滤过进入原尿，并且不被肾小管重吸收。因此，若能控制外源性肌酐摄取，肌酐可作为较理想的清除率试验内源性物质。肌酐测定包括血清（浆）肌酐浓度和内生肌酐清除率（endogenous creatinine clearance rate，Ccr）。前法为随机采血，后法则是在严格禁食肉类、咖啡、茶等外源性肌酐来源的条件下，并避免剧烈运动，停用利尿药，充分饮水后准确收集 24h 或 4h 尿，混匀计量，其间采血后分别测定血清（浆）和尿肌酐浓度，按下式计算 Ccr。

$$Ccr = \frac{尿肌酐浓度 \times 每分钟尿量（ml/min）}{血肌酐浓度}$$

由于肾小管可部分排泌 Cr，尤其在血 Cr 高浓度时肾小管排泌明显增多，故在严重肾小球滤过功能损害者，Ccr 与 GFR 间会出现分离现象。正常血肌酐参考区间男性高于女性，当GFR 下降到正常值的 50% 时，Ccr 可低至 50ml/min，但血肌酐、尿素测定仍在正常范围，故 Ccr 是较早反映 GFR 的敏感指标。此外，Ccr 还可用于指导治疗，Ccr 低于 40ml/min 时，应限制蛋白摄入；低于 30ml/min 时噻嗪类等中效利尿药治疗往往无效，不应使用；低于10ml/min 时呋塞米（速尿）等高效利尿药疗效明显降低，是进行人工肾透析治疗的指征。

2. 血尿素氮测定

血尿素氮（blood urea nitrogen，BUN）是最早作为评估 GFR 的指标之一，属于内源性标志物。正常情况下，血中的 BUN 主要经过肾小球滤过而从尿中排出，肾小管分泌很少。当肾小球滤过功能减退时，血中浓度升高，故测定血中 BUN 可粗略估计 GFR。但 BUN 经肾小球滤过后，部分可被肾小管重吸收，其清除率较 GFR 低。并且血中 BUN 水平受肾血流量、高蛋白饮食、消化道出血、发热、感染及尿路梗阻等因素影响较大，因此一般不能单独用 BUN 来判断 GFR，正常成人 BUN 值为 3.56～14.28mmol/L。BUN 增高主要见于以下几种情况。①肾前性疾病：如脱水、水肿、腹水、心力衰竭引起的肾供血不足等。②肾脏疾病：如慢性肾小球肾炎、肾动脉硬化症、肾盂肾炎、肾结核和肾肿瘤，尤其是在肾衰竭尿毒症期。尿素氮不能作为肾脏疾病早期功能测定的指标，但对肾衰竭，尤其是尿毒症的诊断有特殊价值。BUN 增高的程度与病情的严重程度成正比。③肾后性疾病：经输尿管、膀胱、尿道的尿流受阻引起 BUN 升高，如尿路结石或前列腺肿大引起的尿路梗阻。④体内蛋白质分解过盛，如上消化道出血、大面积烧伤、甲状腺功能亢进等。

在过敏性紫癜患者中，血肌酐及尿素氮多数正常，极少数表现为急性肾炎和急进性肾炎患者早期可因肾小球滤过率下降、水钠潴留、尿量减少甚至无尿，肾功能可受损，表现为血清肌酐和尿素氮快速升高，表现为氮质血症。

3. 血清胱抑素 C

血清胱抑素 C（cystatin C，cys C）即半胱氨酸蛋白酶抑制蛋白 C，是人体内几乎各种有核细胞均可表达、分泌的一种碱性蛋白，每日分泌量较恒定，分子质量仅为 13kDa，故可自由透过肾小球滤过膜。原尿中 cys C 几乎全部被近端小管上皮细胞摄取、分解，且不再重新返回血液循环，尿中仅排出微量。这些特性与理想的内源性 GFR 指标要求的特性很接近。cys C 含量较稳定，不易受年龄、性别、肌肉量等因素影响，也不受大多数药物及炎症影响。因此，血 cys C 水平是反映肾小球滤过功能的可靠指标。由于 cys C 分泌恒定，在判断肾小球滤过功能上，cys C 的诊断已被证明与菊粉清除率相当，显著优于血尿素氮、Cr 和 Ccr。但 cys C 也会受一些因素影响，如应用大剂量糖皮质激素时 cys C 产生增加；甲状腺功能减退时，血清 cys C 水平下降。正常男性参考值为 0.60～1.18mg/dl，女性为 0.45～1.00mg/dl。

（二）其他血液生化指标

1. 血清白蛋白

白蛋白是血清总蛋白的一部分，由肝脏合成。血清白蛋白水平的改变，也是反映肾脏病蛋白丢失的重要指标，过敏性紫癜患者在合并肾病或蛋白丢失性肠病时血清白蛋白可降低。因此，测定血清白蛋白常用于肾脏患者的诊断和疗效观察。血清白蛋白正常参考范围是 35～55g/L，病理性降低主要见于以下几种情况：①蛋白质丢失，常见于大量出血、严重烧伤和肾脏疾病；②合成障碍，肝脏功能异常；③营养不良或吸收不良；④严重感染、应激状态下，各种急性时相蛋白的合成显著增加，白蛋白的合成比例相应降低，以及白蛋白在血管内外的重新分布等，均可导致血清白蛋白水平降低。

2. C 反应蛋白

C 反应蛋白（C-reactive protein，CRP）是肝脏合成的一种急性时相蛋白，在血浆中含量甚微。当组织损伤或发生炎症时，CRP 在肝脏的合成和分解率增高，血清中的 CRP 含量显著上升。临床上 CRP 测定有助于炎症和感染的监测，是敏感的炎症指标之一。目前，CRP 测定已被广泛应用于多种疾病的诊断和监测。急性炎症和组织损伤时，CRP 的含量可急剧增加，并且与组织损伤的程度呈正相关。细菌感染后血清 CRP 明显升高，而病毒感染后大多正常。自身免疫病如系统性红斑狼疮等疾病，在活动期 CRP 多数升高。正常成人的 CRP 参考值<6.0mg/L，过敏性紫癜患者急性细菌感染时可出现 CRP 水平的增高。

第二节　尿液检查

一、尿标本的收集

（一）尿标本的留取

尿标本均应收集于清洁干燥的容器内，根据不同的送检目的，采用不同的尿标本留取要求和处理方法。尿沉渣镜检宜留取晨起第一次尿液的中段尿，也就是晨尿标本，因尿液在体内经过浓缩且偏酸，可提高阳性检出率；24h 尿标本常用于尿液中各种成分的定量检测，留取过程中可将容器置于 2～8℃冰箱中或加入防腐剂以利于保存。尿标本留取时均应注意：①留尿前尽量避免剧烈运动和大量饮水；②女性应避开月经期，标本留取时避免掺入阴道分泌物；③尿液标本留取后应尽快送检，非冷藏条件下放置时间不能超过 2h（24h 尿标本除外）。

（二）尿标本的保存

尿液标本应在采集后 2h 内检测完毕，如不能及时检验，应将标本置于 2～8℃冰箱内保存。

二、尿液理学检查

临床上尿液检查应首先进行尿液理学检查，过敏性紫癜患者相关尿液理学检查主要包括尿量、颜色及浊度。

（一）尿量

尿量是指 24h 内排出体外的尿液总量，它主要取决于肾脏生成尿液的能力和肾脏的浓缩稀释功能。生理情况下水的摄入量和排出量是保持动态平衡的。过敏性紫癜患者出现肾脏损伤时可见少尿或无尿。少尿指 24h 尿量少于 400ml，儿童少于 0.8ml/kg。无尿指 24h 尿量少于 100ml。病理性少尿常见于肾前性少尿（因肾缺血、血容量减低、血液浓缩或应激状态等导致的肾血流量不足，肾小球滤过率降低所致）、肾性少尿（因肾实质病变导致肾小球滤过率降低所致）或者肾后性少尿（见于各种原因所致的尿路梗阻）。

（二）颜色

由于尿中存在色素，一般呈淡黄色至深褐色，受饮食、运动和出汗等因素影响。尿液浓缩后颜色加深，过多饮水后尿色变淡。在某些病理情况下或者服用某种药物，尿色会发生改变，在临床上具有重要意义，如血红蛋白尿呈酱油色，过敏性紫癜性肾炎患者伴随肉眼血尿时尿液可呈红色或茶色。

（三）浊度

正常尿液清晰透明，由于含有少量上皮细胞等物质，放置后可出现微量絮状沉淀。尿液浑浊度与某些盐类结晶、尿液酸碱度及温度改变有关。如含有尿酸盐结晶，沉淀后尿液可变浑浊；尿液中黏蛋白析出呈云絮状；乳糜尿呈白色不透明状；过敏性紫癜患者伴随尿路感染时尿液浑浊；血尿标本呈红色不透明状。

三、尿液化学分析及有形成分显微镜检查

尿液有形成分是指通过尿液排出体外并能在显微镜下检查到的成分，如细胞、管型、病原体和结晶等。通过尿液有形成分的检查可以了解泌尿系统的变化，对泌尿系统疾病的诊断、鉴别诊断及预后判断有重要意义。过敏性紫癜患者伴有肾脏损伤时可出现蛋白尿和血尿等，因此需要对患者尿液进行化学分析并在显微镜下进行有形成分镜检，目前标准化尿液显微镜检查法是尿液有形成分检查的"金标准"。临床多采用尿沉渣成分显微镜检查，即对尿标本进行离心后保留一定体积的尿沉渣（一般为 200μl）进行显微镜镜检。

（一）蛋白质

蛋白质是尿液化学成分检查中最重要的项目之一。正常情况下，由于肾小球滤过膜的孔径屏障和电荷屏障作用，血浆中的中高分子质量蛋白如白蛋白、球蛋白不能通过滤过膜；分子质量小的蛋白质如β2 微球蛋白、视黄醇结合蛋白和溶菌酶等可以自由通过滤过膜，但其滤过量低，95%又在近端小管被完全重吸收，因此终尿中的蛋白质含量很少，仅为 30～130mg/24h，当尿液中的蛋白质超过 150mg/24h 时，蛋白定性试验呈阳性，称为蛋白尿。出现蛋白尿往往提示肾小球滤过膜受损或肾小管重吸收能力降低。尿液中蛋白质的检测方法主要包括定性试验和定量试验，定性试验是蛋白尿的过筛试验，主要包括试带法（利用 pH 指示剂的蛋白误差原理）和磺基水杨酸法。定量试验包括 24h 尿蛋白定量及尿液中各种大、中、小分子质量蛋白的浓度检测。

1. 生理性蛋白尿

生理性蛋白尿常指因机体内、外环境因素的变化所产生的蛋白尿，主要包括功能性蛋白尿（泌尿系统无器质性病变，尿液中暂时出现少量蛋白质）、体位性蛋白尿（指在直立体位时出现尿蛋白而卧位时消失，且无血尿、高血压、水肿等现象）及偶然性蛋白尿（尿液中混入血液、脓液、生殖系统分泌物或月经血等）。

2. 病理性蛋白尿

病理性蛋白尿主要包括肾小球性蛋白尿、肾小管性蛋白尿、混合性蛋白尿及溢出性蛋白尿等。

（1）肾小球性蛋白尿：指肾小球滤过膜因炎症、免疫及代谢等因素损伤后，血浆大、中分子蛋白如白蛋白和免疫球蛋白滤出超过近端小管重吸收能力而形成的蛋白尿，可作为检测肾小球损伤的标志物。

（2）肾小管性蛋白尿：指肾小管受到感染、中毒损伤或继发于肾小球疾病时，重吸收能力降低而出现的以分子质量较小的蛋白为主的蛋白尿，主要包括α1 微球蛋白、β2 微球蛋白、

视黄醇结合蛋白及胱抑素 C 等，可作为检测肾小管损伤的标志物。

（3）混合性蛋白尿：指病变同时累及肾小球和肾小管而产生的蛋白尿，可有大、中、小分子蛋白滤出至原尿。

（4）溢出性蛋白尿：指肾小球滤过功能和肾小管重吸收功能均正常，血浆中分子质量较小的蛋白异常增多所形成的蛋白尿，如游离血红蛋白和肌红蛋白等。

（二）血尿

过敏性紫癜患者血尿检测主要包括定性试验和定量试验。

1. 定性试验

定性试验主要利用试带法，正常人尿隐血呈阴性，当尿液中有红细胞、血红蛋白或肌红蛋白时，尿隐血试验呈现阳性反应，多见于以下情况。①血尿：多见于肾脏和泌尿系统的一些疾病（如肾小球肾炎、肾盂肾炎、肾囊肿、泌尿系统结石和肿瘤等）、肾外疾病、外伤、剧烈运动和应用一些药物（如环磷酰胺）后；②血红蛋白尿：常见于血管内溶血（如输血反应和溶血性贫血）、严重烧伤、剧烈运动和感染，另外，尿中红细胞破坏后也可释放血红蛋白；③肌红蛋白尿：常见于肌肉损伤（如严重挤压伤、外科手术、缺血）、肌肉消耗性疾病、皮肌炎、过度运动等。

2. 定量试验

定量试验可将血尿分为镜下血尿与肉眼血尿，尿红细胞＞3 个/HP，称为镜下血尿；一般每升尿液中含血 1ml 即可出现肉眼血尿。血尿主要可分为三种类型，即均一性红细胞血尿、非均一性红细胞血尿及混合性血尿。进行尿红细胞形态染色分析有助于鉴别肾小球性血尿和非肾小球性血尿，判断血尿的来源。

（1）均一性红细胞血尿：多为非肾小球性血尿，大部分红细胞（＞70%）为正常红细胞或单一形态红细胞。红细胞外形正常，呈双凹圆盘形，偶见棘形红细胞（图 4-1）。主要见于肾小球以下部位和泌尿道毛细血管破裂引起的出血，红细胞未受肾小球基底膜挤压故而形态正常。

（2）非均一性红细胞血尿：多为肾小球性血尿，尿液中畸形红细胞（＞70%）的类型在 2 种以上，可见棘形红细胞、皱缩红细胞、环状红细胞（图 4-2）、穿孔红细胞（图 4-3）及环状芽孢红细胞（图 4-4）等。引起非均一性红细胞血尿的因素有：①肾小球基底膜病理性改变对红细胞的挤压损伤；②各段肾小管内不断变化的 pH、渗透压及代谢产物对红细胞的作用。

（3）混合性血尿：指尿液中出现均一性和非均一性两种红细胞，依据某类红细胞超过 50%，

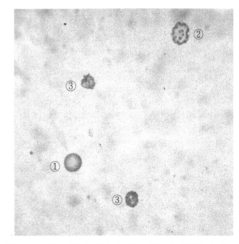

图 4-1　尿沉渣中的红细胞（①示正常红细胞，②示皱缩红细胞，③示棘形红细胞）*

第四章彩图

---

* 图 4-1 至图 4-11 彩图版请扫二维码。

又可分为均一性和非均一性红细胞为主型血尿。

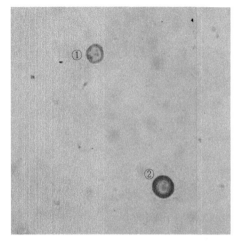

图 4-2 尿沉渣中的红细胞（①示正常红细胞，②示环状红细胞）

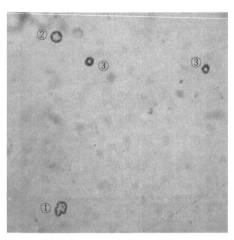

图 4-3 尿沉渣中的红细胞（①示皱缩红细胞，②示环状红细胞，③示穿孔红细胞）

（三）白细胞

尿液中白细胞检测主要包括定性试验和定量试验，定性试验是利用试带法检测白细胞酯酶，测试结果可反映尿液中有无溶解或完整的白细胞。正常人尿中可有少量白细胞，但尿白细胞酯酶阴性。如果酯酶试验阳性，高度提示有泌尿系统感染，某些肾脏病如狼疮性肾炎、急性间质性肾炎和过敏性紫癜患者伴有尿路感染等。如果尿白细胞酯酶阳性，必须进一步行显微镜镜检进行定量检测，以确认有无白细胞存在。

正常人离心尿沉渣中白细胞数为 0～5 个/HP，多数为中性粒细胞。若尿液镜下白细胞数＞5 个/HP，则称为镜下脓尿。常见镜下白细胞形态如图 4-5 所示，中性粒细胞大量增多常见于泌尿系统炎症如肾盂肾炎、膀胱炎、前列腺炎及尿道炎等；淋巴细胞和单核细胞增多常见于肾移植后排斥反应、新月体性肾小球肾炎，淋巴细胞增多还可见于病毒感染；嗜酸性粒细胞增多见于间质性肾炎及变态反应性泌尿系统炎症。

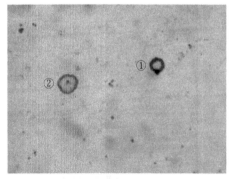

图 4-4 尿沉渣中的红细胞（①示环状芽孢红细胞，②示环状红细胞）

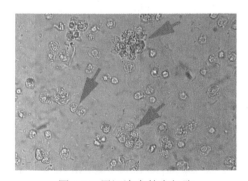

图 4-5 尿沉渣中的白细胞

（四）亚硝酸盐

正常饮食中含有硝酸盐，并以硝酸盐形式而非亚硝酸盐形式从尿液排泄。过敏性紫癜患者伴有尿路感染时，致病菌大多数含有硝酸还原酶，可以将硝酸盐还原为亚硝酸盐。影响亚硝酸盐形成的因素有病原菌必须能够利用硝酸盐；尿液在膀胱潴留 4h 或以上；饮食中含有充分的硝酸盐。因此尿中亚硝酸盐测定常用于尿路感染的快速筛选试验。

（五）上皮细胞

尿沉渣中可检出肾小管上皮细胞、移行上皮细胞和鳞状上皮细胞（图 4-6）。正常成人无肾小管上皮细胞，偶见移行上皮细胞，男性偶见鳞状上皮细胞，女性可见鳞状上皮细胞 0～5 个/HP。少量的上皮细胞是细胞新老更替的生理现象，如果上皮细胞明显增多或者形态出现异常，提示上皮细胞来源的部位发生病变或肿瘤。如肾缺血或肾小管毒性损伤（氨基糖苷类药物、重金属、免疫抑制剂、毒蕈等），尿中可出现大量肾小管上皮细胞。严重者甚至出现肾小管上皮细胞管型或细胞团。

（六）管型

管型最基本的成分是糖蛋白（T-H 蛋白），由肾小管上皮细胞以恒定速率分泌并起免疫保护作用。当尿液发生潴留、尿液偏酸时，T-H 蛋白变性凝固，此时会包裹尿中其他成分，形成柱形物即管型。几乎尿中所有成分均可整合入管型。当管型脱离肾小管上皮细胞后，经尿路进入膀胱。促进管型形成的因素有尿液 pH、尿中溶质成分、尿滞留及尿蛋白质增加。可根据管型基质成分、管型内容物、管型内细胞成分及色素不同分型。根据其成分不同管型可分为以下几种。

1. 透明管型

透明管型呈规则的圆柱体，通常两边平行，两端钝圆（图 4-7），健康成人尿液中偶见。透明管型明显增多常见于肾实质病变，如急慢性肾小球肾炎、肾病综合征及急性肾盂肾炎等。

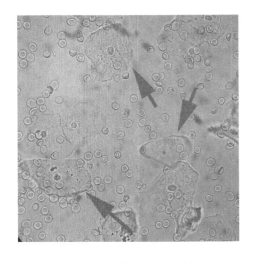

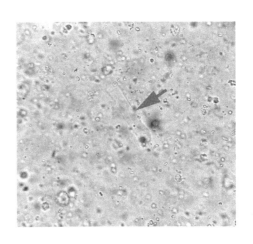

图 4-6　尿沉渣中的鳞状上皮细胞　　　　　　图 4-7　尿沉渣中的透明管型

2. 颗粒管型

颗粒管型指管型中的颗粒含量占管型面积的 1/3 以上，颗粒来自崩解变性的细胞残渣、血浆蛋白及其他物质。颗粒管型外形常较透明管型短而宽大，可有不规则的断端，呈无色、淡黄褐色或棕黑色（图 4-8）。健康成人尿液中一般无颗粒管型，颗粒管型的增多常提示肾脏有实质性病变，如急慢性肾小球肾炎、肾病综合征及慢性肾盂肾炎等。

3. 细胞管型

细胞管型指管型基质中含有细胞且其含量占管型面积的 1/3 以上，根据细胞种类不同，可将细胞管型分为红细胞管型和白细胞管型。

（1）红细胞管型：管型基质中嵌入形态完整的红细胞（图 4-9），多由于肾小球或肾小管出血所致，可见于急性肾小球肾炎、慢性肾炎急性发作、肾出血、狼疮性肾炎及 IgA 肾病等。

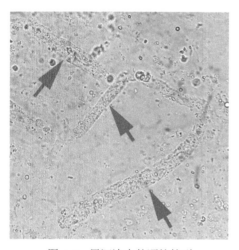

图 4-8　尿沉渣中的颗粒管型

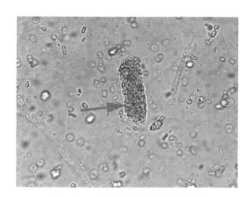

图 4-9　尿沉渣中的红细胞管型

（2）白细胞管型：管型基质中充满白细胞，且多为退化变性或坏死白细胞（图 4-10）。尿液中出现白细胞管型常提示肾实质有感染性病变，如急性肾盂肾炎、肾脓肿、间质性肾炎

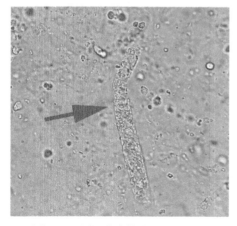

图 4-10　尿沉渣中的白细胞管型

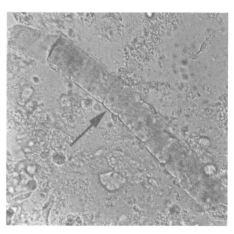

图 4-11　尿沉渣中的蜡样管型

及急性肾小球肾炎等。

4.蜡样管型

蜡样管型外形似透明管型，为浅灰色或淡黄色，折光性强、质地厚、较短而粗，一般略有弯曲，末端常不整齐（图 4-11）。健康人尿液中无蜡样管型，蜡样管型提示肾小管有严重病变，预后差，可见于慢性肾小球肾炎晚期、尿毒症及肾病综合征等。

第三节　免疫功能检查

过敏性紫癜是一种由循环 IgA 免疫复合物介导的系统性小血管炎，在受累组织及肾小球沉积的 IgA 主要为 IgA1，IgA1 沉积于小血管壁从而导致血管通透性增高、血液成分渗出，进而引起皮肤、黏膜和内脏器官等多部位病变。正常的 IgA1 铰链区由 18 个氨基酸组成，其中 5 个为丝氨酸或苏氨酸的糖基化位点，与 N-乙酰氨基半乳糖（N-acetylgalacto-samine，GalNAC）通过 O 连接发生糖基化，半乳糖或唾液酸残基再与 GalNAC 及半乳糖相连。过敏性紫癜患者 IgA1 铰链区唾液酸、半乳糖缺乏或含量减少，IgA1 糖基化异常及 IgA1 分子清除障碍在过敏性紫癜的肾脏损害中也起着关键作用，紫癜性肾炎患儿血清 Gd-IgA1 水平增高，大分子的 IgA1-IgG 循环免疫复合物沉积于肾脏可能是导致紫癜性肾炎的重要发病机制。过敏性紫癜的发病与 IgA 介导的体液免疫异常有关，也涉及细胞免疫异常，同时有多种细胞因子及炎症介质的参与。

一、体液免疫功能检查

B 淋巴细胞多克隆活化为过敏性紫癜的特征，患者 T 淋巴细胞和单核细胞 CD40 配体（CD40L）的过度表达，促进 B 淋巴细胞分泌大量的 IgA 和 IgE。患者血清中 IgA 水平升高，急性期外周血分泌 IgA 的 B 淋巴细胞数、IgA 免疫复合物等升高，血清中 TNF-α、IL-6 等前炎症因子表达亦升高。IgA、补体 C3 和纤维蛋白沉积于肾小球系膜、皮肤和肠道毛细血管，提示本病为 IgA 相关免疫复合物增生性疾病。

（一）B 细胞的功能

B 细胞是免疫系统中产生抗体的细胞，其活化后可转化为浆细胞，分泌抗体进而执行免疫功能。利用抗 B 细胞特异性表面标志的抗体，辅助流式细胞仪可检测 B 细胞的数量，判断机体体液免疫功能。B 细胞表面有 CD10、CD19、CD20、CD21、CD22 等分化抗原，不同的发育阶段所表达的抗原也不同。其中 CD19 和 CD20 是最常用的 B 细胞表面标志。CD19 是一种早期的、谱系特异的泛 B 细胞表面抗原，从最早期 B 细胞前体细胞阶段起即有表达，并持续存在，直至 B 细胞终末阶段，在分化为浆细胞时丢失。CD19 存在于 90% 外周血、脾脏、淋巴结和扁桃体中的 B 细胞和近 5% 的骨髓细胞。CD20 仅在前 B 细胞、未成熟 B 细胞、成熟 B 细胞、活化 B 细胞中表达，而在浆细胞、淋巴多能干细胞及其他组织均无表达。CD20 与 CD19 有相同的特异性，但敏感性不高，CD20 的表达往往伴随 CD19 阳性。

此外，根据 CD5 的表达与否可将 B 细胞分为 B1 和 B2 两个亚群，B1 为 CD5$^+$细胞，B2 为 CD5$^-$细胞。B1 细胞主要产生低亲和力抗体，对防止肠道细菌感染具有重要作用。B1 细胞也能产生多种针对自身抗原的抗体，与自身免疫病有关。B2 细胞即通常所称的 B 细胞，是参与体液免疫应答的主要细胞。B2 细胞可产生高亲和力抗体，行使体液免疫功能，同时还具有抗原递呈和免疫调控的功能。

（二）B 细胞功能的检测

1. 血清免疫球蛋白测定

免疫球蛋白（Ig）是一组具有抗体活性的蛋白质，主要存在于机体血液、组织液和外分泌液中，血清中 Ig 的含量是检查机体体液免疫功能的一项重要指标。如果 B 细胞功能减低，体内 Ig 的含量将会下降；反之，若血清中一种或多种 Ig 或轻、重链异常增高，表明 B 细胞产生 Ig 的功能异常增高。人类的 Ig 分为五类，即 IgG、IgA、IgM、IgD 及 IgE，其中 IgD 和 IgE 含量很低，因此常规所测定的 Ig 主要为 IgG、IgA 和 IgM。血清中免疫球蛋白异常，主要可分为 3 类。

（1）Ig 水平普遍增加：主要见于感染、肿瘤、自身免疫病、慢性活动性肝炎、肝硬化及淋巴瘤等。自身免疫病中，如系统性红斑狼疮，以 IgG、IgA、IgM 升高多见，类风湿关节炎以 IgG、IgM 升高多见。

（2）单一成分 Ig 水平增加：主要见于以下几种情况。①多发性骨髓瘤，表现为仅某一种 Ig 异常增高，而其他 Ig 明显降低或正常。其中以 IgG 型多发性骨髓瘤最为常见，血清中 IgG 含量可高达 70g/L，IgA 型次之，IgD 型较少见，IgE 型最为罕见。②巨球蛋白血症，是产生 IgM 的浆细胞恶性增生所致，血清中 IgM 可高达 20g/L 以上。③过敏性紫癜，为黏膜炎症和皮肤病变，部分患者血清 IgA 水平增加。

（3）Ig 水平降低：可分为原发性或继发性，前者属于遗传性，如瑞士丙种球蛋白缺乏症、选择性 IgA、IgM 缺乏症等；继发性见于网状淋巴系统的恶性疾病、慢性淋巴细胞性白血病、肾病综合征、大面积烧伤、长期大剂量使用免疫抑制剂或放射线照射。

2. 自身抗体检测

正常情况下，机体有完整的自身免疫耐受机制，正常的免疫反应有保护性防御作用，即对自身组织、成分不发生反应。一旦机体外部或内部因素发生改变时，免疫耐受性受到影响，导致免疫系统对自身组织产生明显的免疫应答反应，产生自身抗体。正常人体血液中可以出现低滴度的自身抗体，但不至于发生疾病。若自身抗体的滴度超过某一水平，就可能对机体产生损伤，诱发自身免疫病，如系统性红斑狼疮、类风湿关节炎、抗磷脂综合征和多发性硬化等。自身免疫病的自身抗体，包括抗核抗体、抗双链 DNA（dsDNA）抗体、抗磷脂抗体、ANCA、抗内皮细胞抗体、类风湿因子和抗甲状腺球蛋白抗体等。自身抗体检测可以帮助进行临床诊断、病情活动判断和疗效观察等。部分过敏性紫癜患者类风湿因子 IgA 和抗中性粒细胞抗体 IgA 可以升高。

二、细胞免疫功能检测

过敏性紫癜患者也存在细胞免疫功能紊乱，主要表现为调节性 T 细胞（Treg）和辅助性 T 细胞（T_H）免疫失衡。一方面，过敏性紫癜急性期 T 细胞亚群（CD4$^+$、CD25$^+$、Treg、T_H3）数量均明显降低，具有免疫抑制效应的细胞因子 [如 IL-10、转化生长因子-β（TGF-β）] 产生减少或者反应不足，从而诱发异常免疫反应。另一方面，存在 T_H 亚群的失衡，表现为 T_H1 亚群功能降低，T_H2 亚群功能亢进。T_H1/T_H2 平衡状态决定着免疫应答反应的类型，抗原递呈细胞的功能状态则是影响 T_H1/T_H2 平衡的关键因素。研究显示，过敏性紫癜患者树突细胞产生 IL-12 明显减少，而 IL-12 可诱导 T_H0 向 T_H1 分化，抑制 T_H0 向 T_H2 分化。同时 T_H1 分泌的 IFN-γ 可刺激树突细胞产生 IL-12，而过敏性紫癜时，T_H1 产生 IFN-γ 不足，从而进一步减少树突细胞 IL-12 产生，形成恶性循环。IL-4 和 IL-10 则促进 T_H0 细胞向 T_H2 分化，并且促进 T_H2 活化。过敏性紫癜患儿血液 IL-4 和 IL-10 水平均明显升高，可能与 T_H2 细胞活性增强有关。近年研究发现，过敏性紫癜患儿急性期分泌 TGF-β1 的 T_H3 细胞亚群功能增强，以抑制过度活化的 T_H2，纠正 T_H1/T_H2 失衡，但 T_H3 的调节机制不足以纠正 T_H2 的优势状态。上述 T 细胞亚群的功能紊乱，促使 B 细胞的活化、增殖和分泌过多免疫球蛋白，参与过敏性紫癜的发病过程。

（1）总 T 细胞和 T 细胞亚群检测：人成熟 T 细胞按表型和功能不同分为 $CD4^+T$ 细胞和 $CD8^+T$ 细胞两大亚群。临床一般应用 CD3、CD4 和 CD8 抗体检测 T 细胞总数（$CD3^+$）及 $CD4^+$（$CD3^+CD4^+$）和 $CD8^+$（$CD3^+CD8^+$）T 细胞亚群的百分数和绝对计数。通常采用流式细胞仪法检测。在一些自身免疫病患者中，$CD8^+T$ 细胞可异常增多。另外，活动期的系统性红斑狼疮患者 $CD8^+T$ 细胞数量常会下降。也有研究表明，系统性红斑狼疮患者 $CD4^+T$ 细胞减少，而 $CD8^+T$ 细胞数量不变或升高。

$CD4^+/CD8^+$ 已用于评估自身免疫或免疫缺陷患者的免疫状态。$CD4^+/CD8^+$ 正常参考值为 1.56±0.58。比值增高见于类风湿关节炎、1 型糖尿病等。此外，$CD4^+T$ 细胞按产生细胞因子和功能不同分为 T_H1 细胞和 T_H2 细胞。T_H1 细胞分泌 IL-2、IFN-γ、IL-3、TNF-α、粒细胞巨噬细胞集落刺激因子（GM-CSF），参与细胞免疫和迟发型超敏反应。T_H2 细胞分泌 IL-3、IL-4、IL-5、IL-6、IL-10、IL-13，辅助 B 细胞分化为抗体分泌细胞，参与体液免疫。$CD8^+T$ 细胞还可细分为细胞毒性 T 淋巴细胞（cytotoxic T lymphocyte，Tc 细胞）和抑制性 T 淋巴细胞（suppressor T lymphocyte，Ts 细胞）。Tc 细胞表现为 $CD3^+CD8^+CD28^+$，发挥特异性的细胞毒作用。Ts 细胞表现为 $CD3^+CD8^+CD28^-$，对免疫应答有重要的负性调控功能，Ts 细胞功能异常与自身免疫病和 I 型超敏反应有关。

（2）调节性 T 细胞：Treg 细胞同时具有免疫低反应性和免疫抑制功能的特征，它们在维持外周免疫耐受、预防自身免疫病及阻断移植排斥反应的过程中起着重要作用。Treg 细胞在多种自身免疫病如系统性红斑狼疮、多发性硬化、类风湿关节炎等发病过程中起着抑制自身反应性 T 细胞活化和增殖的作用。Treg 细胞对效应 T 细胞的抑制作用可以通过细胞接触机制和细胞因子分泌（IL-10、TGF-β 等）方式来实现。Treg 细胞的功能紊乱是引起自身免疫紊乱的因素之一。

三、补体检测

补体（complement，C）是一组存在于血清及组织液中具有酶样活性、不耐热、易降解的球蛋白，是抗体发挥溶解细胞作用的必要补充条件，因此称为补体。补体系统广泛参与机体的抗感染防御反应，介导细胞溶解，调理吞噬、免疫黏附，参与炎症反应引起机体免疫损伤等。补体由 C1～C9；MBL、丝氨酸蛋白酶；B 因子（factor B）、D 因子（factor D）；补体调控蛋白如备解素、C1 抑制物、I 因子、H 因子、促衰变因子、膜辅助因子等组成。临床常做总补体活性（CH_{50}）和单一补体成分 C3、C4、C1q 等的检测，帮助判断机体的免疫状况。

大量缺乏唾液酸的 IgA1 在肾小球沉积中可活化补体旁路途径和触发炎性介质的释放，如 IL-1、IL-6、血小板源性生长因子、TNF 和补体膜攻击复合物（C5b-9）等，从而介导组织损伤，而正常的 IgA 不活化补体。

（一）总补体活性测定

总补体活性即 CH_{50}（complement hemolysis 50%）试验，将血清做系列稀释后与已致敏的绵羊红细胞在一定温度下共同温育，结果以能达到 50% 或 100% 溶血的血清稀释倍数表示。CH_{50} 试验测定的是经典途径总补体溶血活性，是补体 9 种成分的综合水平。CH_{50} 增高见于急性炎症、组织损伤、恶性肿瘤等；降低见于急性肾小球肾炎、系统性红斑狼疮、类风湿关节炎和强直性脊柱炎。

（二）单个补体活性测定

单个补体成分可用免疫沉淀反应，如单向免疫扩散法、免疫荧光散射法、酶联免疫吸附法（ELISA）或蛋白印迹法来测定。补体 C3 和 C4 作为血清补体成分之一，具有重要的生物学功能。尤其 C3 是含量最多、最重要的一个组分，它是补体两条主要激活途径的中心环节。补体 C3 的检测对某些急、慢性肾小球肾炎具有重要的诊断价值，其减少主要见于急性肾小球肾炎、狼疮性肾炎、膜增生性肾小球肾炎。C4 水平减低主要见于系统性红斑狼疮。C3、C4 水平减低还见于反复感染、重症感染、自身免疫性溶血性贫血、类风湿关节炎、肝炎及肝硬化等。因此，血清补体 C3、C4 水平的监测可作为临床许多相关疾病的重要辅助诊断指标。

四、特异性血清标志物检测——ANCA

ANCA 是以中性粒细胞和单核细胞细胞质成分为靶抗原的自身抗体，是部分原发性系统性小血管炎的特异性血清学诊断指标。ANCA 的检测方法有多种，临床一般选用间接免疫荧光法进行筛查，ELISA 法用于特异性抗原的确认试验。

（一）间接免疫荧光法

基本原理是将人中性粒细胞涂片作为抗原基质，加入稀释的待测血清，如果样本是阳性，特异性 IgG、IgA 和 IgM 与相应的抗原结合，最后加入荧光素标记的抗人 IgG，通过荧光显微镜观察特异性荧光模式，从而对患者血清 ANCA 进行定性或定量检测。中性粒细胞经乙醇固定后，胞质内荧光分布有两种类型：均匀分布在整个中性粒细胞胞质中的颗粒状荧光，细胞核无荧光，称为胞质型 ANCA（cANCA），其主要的靶抗原为中性粒细胞嗜苯胺蓝颗粒中的蛋白酶 3（proteinase 3），少部分靶抗原为杀菌/通透性增强蛋白（bactericidal/permeability increasing protein，BPI）；沿细胞核周围呈线条状分布者，称为核周型 ANCA（pANCA），可由多种不同特异性的抗体引起，目前发现的靶抗原有 MPO、中性粒细胞弹力蛋白酶（neutrophil elastase）、乳铁蛋白（lactoferrin）、溶菌酶（lysozyme）、杀菌/通透性增强蛋白和组织蛋白酶 G（cathepsin G）等。间接免疫荧光法的优势在于能够同时检测针对这些抗原的抗体，还可以发现未知的其他抗体。最近，有研究报道了第三种荧光染色类型，即非典型ANCA（atypical ANCA，aANCA），此型荧光染色兼有 cANCA 和 pANCA 两种特性，其荧光染色胞质呈均匀的细小颗粒状，弥漫分布于胞质，有时合并核周重染。

值得注意的是，当患者血中存在抗核抗体（ANA）时，ANA 与粒细胞细胞核反应，导致 pANCA 与 ANA 很难区分，从而出现 pANCA 假阳性。因此，pANCA 的确认和定量尚需进一步做抗原特异性 ANCA 检测。此外，不同的 ANCA 及其不同的抗原系统往往与临床上不同的疾病或临床综合征相关，而间接免疫荧光法只能区分 cANCA 和 pANCA，不能准确区分哪种靶抗原。因此，需要针对特异性抗原的检测方法。

（二）ELISA 法

基本原理是首先用高纯度的抗原直接包被酶标板，然后加入患者血清，最后用酶标抗体检测结合的抗体。此方法可直接检出针对某种抗原的抗体，而且可以对抗体进行定量（以 RU/ml 表示）。该方法的优点在于比间接免疫荧光法更加客观和特异。目前，商品化的检测试剂盒主要有单纯针对 MPO 和 PR3 的试剂盒，也有同时检测针对多种靶抗原（ANCA 谱）的试剂盒。当免疫荧光为阳性，MPO 和 PR3 为阴性时，建议做 ANCA 谱检测，以免漏诊。ANCA 谱 ELISA 试剂盒可以同时检测 PR3、MPO、中性粒细胞弹力蛋白酶、乳铁蛋白、杀菌/通透性增强蛋白和组织蛋白酶 G 等靶抗原的 ANCA。针对这些靶抗原的 ANCA 检测对于明确诊断和鉴别诊断是必要的。

第四节 过敏原检查

过敏性紫癜为临床上常见的毛细血管变态反应性疾病，其主要病理基础为小血管炎。目前，过敏性紫癜的发病原因和发病机制尚未完全明确，多数认为可能是细菌感染、病毒感染、某些食物或药物作用、虫咬、致敏性吸入物质等有关抗原与抗体形成免疫复合物，沉积于真皮上层毛细血管，激活补体而引起血管炎。在过敏性紫癜患儿积极治疗的同时，还需要进行血清过敏原检测，找出过敏原和诱发因素，从而有利于积极预防本病。

过敏原检测也是我国临床诊断多种过敏性皮肤疾病的常用方法，其中以血清过敏原检测开展应用最为广泛，主要是因为该种方法可用于检测其他可疑过敏物质中的过敏原，如食物和吸入物中的过敏原，具体检测过程为将食物或吸入物制作成皮试液进行皮肤点刺，作用时间结束后采集血清进行过敏原检测，目前国内外研究学者一致认为血清过敏原检测最敏感的指标为血清特异性 IgE。多数儿童过敏性紫癜患者均存在明显的血清中特异性 IgE 抗体升高现象，这就能够客观、直接地说明患者的机体致敏状态。

血清过敏原检测一般采取 ELISA 检测过敏原，该检测法快速、准确，可对患者血清或血浆中的特异性 IgE 等抗体进行定性和定量检测。总 IgG 是反映过敏的重要标志之一，通过总 IgG 检测可以有效判定机体是否处于过敏状态。其中体外实验（in vitro test，IVT）用于检测与 IgE 介导有关的速发型过敏反应，IgG 用于检测与食物有关的迟发型过敏反应，即食物不耐受。食物不耐受主要表现为患者进食过敏性食物 24~120h 后才出现相关症状，患者因此而容易被误诊。关于过敏性紫癜与食物不耐受相关的研究有很多，但是其具体机制尚未明确和统一。有学者认为，食物进入消化道后，由于缺乏相应的酶而未能被正常消化或无法被完全消化，而以多肽或其他分子形式进入肠道，以至于被机体当成外来物质识别，最终导致免疫反应，生成食物特异性IgG抗体，并与食物颗粒形成免疫复合物而沉积于体内，损伤组织，引发过敏性疾病。引起过敏性疾病的过敏原多数是鱼虾、牛奶、鸡蛋、花生、大豆、西红柿、芒果、牛肉等日常食物，造成病因的隐蔽性，最终影响疾病的诊断和治疗。因此，对于过敏性紫癜患者来说，快速、准确找到食物性和吸入性过敏原至关重要。

ImmunoCAP系统是目前全自动体外过敏原特异性IgE检测系统，其检测原理是荧光酶联免疫分析法。检测人血清或血浆中过敏原特异性IgE的体外实验方法，是用羊抗人IgE抗体包被的ImmunoCAP，捕获血清中存在的人体受食物和空气中变应原攻击后所产生的特异性IgE抗体，再以荧光标记的发展液与之结合，荧光强度的大小与待检特异性IgE的含量呈正相关。以WHO标定的IgE标准品含量的对数为横坐标，以荧光强度为纵坐标，绘制半对数曲线，由该曲线可以确定不同的荧光强度所对应的特异性IgE含量。Phadia ImmunoCAP检测过敏原的方法已被认为是国际过敏原检测的公认标准。

第五节 皮肤活检

过敏性紫癜的典型皮肤表现是可触及的紫癜，主要（但不仅限于）出现在臀部和下肢。在皮肤活检中发现与IgA沉积相关的白细胞碎裂性血管炎有助于准确诊断过敏性紫癜。然而，对于主要累及下肢和臀部的典型病变，不需要皮肤活检。目前研究一致同意，如果出现非典型皮疹（如广泛病变或弥漫性病变），应进行皮肤活检，包括IgA特异性染色，以排除其他诊断，但皮肤活检未见IgA染色并不能排除过敏性紫癜的诊断。此外，进行皮肤活检对于排除其他形式的血管炎也很重要，如ANCA相关的血管炎，特别是在最初可能表现出与过敏性紫癜相符特征的年龄较大的儿童中。

第六节 影像学检查

影像学检查在弥漫性肾实质疾病中主要用于估计肾脏的大小、判断其形态、辅助诊断及鉴别诊断。主要包括超声检查、X线和CT检查及内镜检查。

一、超声检查

超声检查是肾实质疾病的首选检查，主要用于评估肾脏大小、皮质厚度及皮质回声情况。如果皮质回声较肝脏回声弱，定义为皮质回声正常。肾脏皮质回声同肝脏相同时，定义为皮质回声Ⅰ度增强；强于肝脏回声但较肾窦回声减弱，定义为Ⅱ度增强；当肾脏回声显著高于肝脏回声并接近肾窦脂肪回声时，定义为Ⅲ度增强。肾皮质回声增强同肾小球硬化、肾小管萎缩等慢性肾脏病变均有密切联系，但无特异性，仍需肾活检以明确诊断。在慢性肾脏病的随访观察中，超声提供了无创性监测肾脏大小和皮质回声强度的手段。

超声检查在过敏性紫癜消化道损伤的早期诊断和鉴别诊断中起着重要作用。高频超声检查过敏性紫癜急性期肠道损害显示病变肠壁水肿增厚，回声均匀减低，肠腔向心性或偏心性狭窄，其黏膜层及浆膜层呈晕环状低回声表现。彩色多普勒超声在皮肤紫癜出现前可显示受累的肠管节段性扩张、肠壁增厚、黏膜粗糙、肠腔狭窄及增厚肠壁血流丰富，也可显示肠系膜淋巴结大及肠间隙积液。过敏性紫癜排除肠套叠的检查首选腹部超声。有作者观察到超声联合胃镜可提高儿童过敏性紫癜诊断的准确度，超声以无创、便捷、可重复检查等优势可作为常规首选检查方法用于诊断及疗效评估。

二、X 线及 CT 检查

过敏性紫癜合并胃肠道受累时，腹部 X 线可表现为肠黏膜折叠增厚、指纹征、肠袢间增宽，小肠胀气伴有多数液气平面，同时结肠和直肠内无气体；CT 表现为多发节段性肠管损害，受累肠壁水肿增厚、肠管狭窄、受累肠管周围常可见少量腹水。当 CT 示多节段的跳跃性肠壁增厚、肠系膜水肿、血管充血及非特异性淋巴结肿大，应考虑过敏性紫癜的诊断。在诊断过敏性紫癜并发症，如肠套叠、肠穿孔、肠梗阻时，CT 表现更具有特征性，尤其在肠系膜血管炎的诊断中，可见明显肠壁、血管壁水肿及增厚圈。注意对怀疑有肠套叠的过敏性紫癜患者，行钡剂或空气灌肠对诊断和治疗意义不大，而且有可能会加重炎症，甚至导致肠穿孔，CT 检查多在腹部 X 线及 B 超检查有疑问时适用。有作者观察到过敏性紫癜腹型患者腹部 CT 检查中，12 例出现肠壁增厚、水肿、强化，肠管扩张、积液等征象，增强扫描肠壁呈 "双环" 征表现，其中 2 例累及十二指肠、1 例累及胃、11 例累及空回肠、1 例累及乙状结肠及直肠。证明螺旋 CT，尤其是螺旋 CT 增强检查，对过敏性紫癜腹型的诊断及鉴别诊断有较高的价值。

三、内镜检查

消化道内镜能直接观察过敏性紫癜患儿的胃肠道改变，严重腹痛或胃肠道大出血时可考虑内镜检查。内镜下胃肠黏膜呈紫癜样改变、糜烂和溃疡。典型者为紫癜样斑点、孤立性出血性红斑、微隆起，病灶间可见相对正常黏膜。病变多呈节段性改变，主要累及胃、十二指肠、小肠和结肠，但往往以小肠为重，很少累及食管。侵犯部位以十二指肠黏膜改变最为突出，十二指肠降段不规则溃疡可能是过敏性紫癜在胃肠道的典型表现。有作者观察到腹型过敏性紫癜的内镜下病变主要表现为黏膜弥漫性充血、水肿及出血点，黏膜下出血及血肿，多发性形状不规则溃疡，沿皱襞环行分布、结节样改变。内镜活检病理主要表现为消化道黏膜及黏膜下层见大量中性粒细胞和淋巴细胞浸润，黏膜固有层见红细胞渗出，并可见溃疡形成。可见腹型过敏性紫癜患者的紫癜样皮疹晚于消化道症状出现较为多见，为早期诊断带来困难。

第七节　肾脏穿刺活检

肾脏穿刺活检是肾脏疾病检查中一项重要的辅助诊断，对明确肾小球疾病的病因、病变程度、病理分型具有指导意义。紫癜性肾炎的诊断与治疗需要临床与病理综合考虑，适时进行肾活检十分必要。肾活检可确诊紫癜性肾炎，并明确紫癜性肾炎病变程度和病理分型。

一、适应证和禁忌证

（一）适应证

有关紫癜性肾炎肾活检指征，目前国内外虽无统一规定，但基本的共识为下列情形之一时应做肾活检。

（1）有肾病水平蛋白尿，或表现符合肾病综合征。

（2）伴有肾功能减退，或表现符合急进性肾炎。

（3）24h 尿蛋白定量＞30mg/kg，或年长儿＞1g/d。

（4）临床表现持续性肉眼血尿（＞2 周）者。

（二）禁忌证

（1）绝对禁忌证：不合作、无法屏气 30s 以上者；肾周脓肿、肾动脉瘤、孤立肾、肾肿瘤；凝血机制严重障碍；充血性心力衰竭，全身衰竭。

（2）相对禁忌证：肾积水，尿路梗阻，多囊肾，肾结核，肾脓肿，肾囊肿，肾盂肾炎，泌尿系统先天性畸形，尿毒症，高血压，过度肥胖，合作不佳。

二、穿刺的步骤

（一）穿刺前的准备

充分、细致的术前准备对保证穿刺成功、减少并发症至关重要。具体准备事项如下。

（1）告知患儿或其家属肾穿刺的目的、意义和过程，并指导患儿进行适当的呼吸和屏气。

（2）术前两天酌情使用止血剂。

（3）紧张、焦虑者加服小剂量安定、镇静药物。

（4）中段尿培养确定有无菌尿，及时控制感染。

（5）测定血红蛋白、出凝血时间、凝血酶原时间及血小板计数。

（6）肾功能检查：尿素氮、肌酐、内生肌酐清除率。

（7）血压宜控制在 150/mmHg 以下。

（8）静脉肾盂造影了解肾脏的位置、形态及大小。

（9）肾脏超声确定肾脏穿刺的位置、深度，肾脏的活动度。

（二）穿刺的方式

经皮肾穿刺活检在肾穿刺点以特殊的穿刺针直接经皮摄取肾组织，是目前最常用的穿刺方法。穿刺成功的关键，除受病例的选择、患者合作的情况及操作的熟练程度等因素影响外，还与穿刺针的类型、穿刺点的正确定位密切有关。目前常用的穿刺枪为巴德自动活检枪。

（三）穿刺点的定位

目前多同时应用肾超声帮助定位穿刺点。穿刺一般先选择右肾下极避开肾门处。肾脏位置虽因人而异，但其下极阴影多不超过第一或第二腰椎椎体中部水平。肾脏下极的穿刺点一般在第 12 肋与腰方肌和背直肌外缘，相当于第一腰椎棘突水平，距脊椎中线旁开 6.5～7.5cm，在第 12 肋下 1.5～2.5cm 处。由超声测得的肾脏深度一般较浅，为 2.5～3.5cm，但实际穿刺时，需进针 4.5～6.5cm，这样取得的标本较为满意。

（四）穿刺的步骤

（1）患者俯卧于硬板床上，腹部垫一 8～10cm 厚的沙袋，使肾脏向背侧固定。
（2）穿刺多取右肾，因左肾附近有大血管及脾脏。
（3）确定穿刺点后用记号笔在皮肤表面标出，常规消毒、局麻后，用刀片刺破穿刺点皮肤。
（4）活检针进针时，当针尖到达肾包膜外约 1cm，暂停进针，嘱患者屏气后再稍进针达肾脏表面后发枪、拔枪，以免呼吸时肾脏移动导致肾脏划伤。
（5）推出针芯后即可见所取的肾标本。
　　对于紫癜性肾炎，肾活检的目的更多是评价病变严重程度，肾小球越多，分级越准确，才能更好地指导临床治疗和预后判断。肾活检常规穿刺两条肾组织，长度以 1～1.5cm 为宜，在保证安全的前提下尽可能获取足够的肾小球，一般至少应该有 10 个肾小球。大量研究表明，肾活检出血并发症的发生与获取肾组织长度密切相关，而与进针次数无关。
　　穿刺组织的分切：①处理穿刺肾组织动作应轻柔，避免牵拉和用钳夹肾组织；②用锋利的刀片快速切割肾组织，避免来回牵拉；③用含固定液（光镜或电镜）和生理盐水的专业镊子把分割好的组织块轻柔地移入固定瓶内。穿刺所获第一条组织，从针尾端（即肾皮质端）切下 1～2mm 肾组织放在生理盐水纱布中包裹送免疫荧光检查，其余送光镜检查；穿刺所获第二条组织，同理从针尾端切下 1～2mm 肾组织送电镜检查，其余送光镜检查。

（五）穿刺后的处理

（1）肾区先以纱布紧压，再用腹带紧扎，以利压迫止血。
（2）原位静卧 30min 后推车送入病房。
（3）绝对卧床至少 24h。
（4）密切观察脉搏、血压、尿常规的改变，穿刺当日宜每 15～30min 测量一次血压、脉搏。
（5）加用抗生素 2～3 天。
（6）血尿加重者延长卧床时间，最好连续三次检查稳定后方许起床。
（7）肉眼血尿者更需保持绝对安静，严密监护出血情况。肉眼血尿消失后，在 4 周内应限制活动。

三、穿刺后的并发症

1. 血尿

镜下血尿几乎每例都有，也可见肉眼血尿，主要由肾小管撕裂或小血管损伤引起。血尿一般多能自限，常在 2h 内终止，最长 3 天内终止。若肉眼血尿持续不止，需考虑损伤较大血管或有动脉瘤、动-静脉瘘管形成的可能，应做动脉造影予以确诊。出血严重者可产生肾及腹膜后血肿，甚至导致患者休克、死亡。血尿严重者需维持患者足够的排尿量，以防止血凝块引起泌尿道的梗阻。

2. 腰痛

术后常有同侧腰痛及不适，通常于 1 周内消失。0.5%～10%的病例因凝血块阻塞肾盂或输尿管可引起肾绞痛。

3. 肾周围出血

穿刺造成的肾组织损伤一般轻微。偶因穿刺不当，肾囊撕裂引起严重出血。临床上，肾周围血肿的发生率约为 1.4%。血肿通常在穿刺后立即发生，但也可迟至 10～65 天后形成。此外，血肿本身又易招致细菌感染，引起肾周脓肿。故对术中操作不顺利或配合不佳者，应强调术后绝对卧床，避免过早活动。

4. 感染

肾穿刺后感染偶尔发生，系无菌操作不严，或原先的肾脏感染在穿刺后急剧扩散所致，但也可由全身感染引起。国内报告其发生率为 2%～2.6%。从严掌握穿刺指征，有效地控制感染，严格无菌操作等均可避免感染的发生。

（黄岩杰）

第五章 过敏性紫癜的诊断

第一节 过敏性紫癜的临床诊断及分型

一、诊断标准

（一）过敏性紫癜的诊断标准

过敏性紫癜的诊断可参照《2019 欧洲共识建议：免疫球蛋白 A 血管炎的诊断和治疗》或《2008EULAR/PRINTO/PReS 过敏性紫癜、儿童结节性多动脉炎、儿童韦格纳肉芽肿、儿童多发性大动脉炎标准（第二部分）：分类标准》（表 5-1）。

表 5-1　过敏性紫癜的诊断标准

诊断标准	含义
皮肤紫癜	可触性紫癜，或明显的瘀点，以下肢多见，无血小板减少
腹痛	急性弥漫性腹痛，可出现肠套叠或胃肠道出血
组织学检查	以 IgA 免疫复合物沉积为主的白细胞碎裂性血管炎，或 IgA 沉积为主的增殖性肾小球肾炎
关节炎/关节痛	关节炎：急性关节肿胀或疼痛，活动受限
	关节痛：急性关节疼痛，无关节肿胀或活动受限
肾脏受累	蛋白尿：尿蛋白>0.3g/24h，或晨尿样本白蛋白/肌酐>30mg/mg
	血尿、红细胞管型：红细胞≥5 个/HP，或尿潜血≥++，或尿沉渣见红细胞管型

注：第 1 条为必要条件，伴见第 2~5 条任意一条及以上即可做出诊断。

（二）紫癜性肾炎的诊断标准

紫癜性肾炎的诊断参照中华医学会儿科学分会肾脏病学组制订的《紫癜性肾炎诊治循证指南（2016）》（表 5-2）。

表 5-2　紫癜性肾炎的诊断标准

病程		诊断标准
过敏性紫癜病程 6 个月内	血尿	肉眼血尿
		1 周内 3 次镜下血尿：红细胞≥3 个/HP
	蛋白尿	1 周内 3 次尿常规定性示尿蛋白阳性
		24h 尿蛋白定量>150mg 或尿蛋白/肌酐（mg/mg）>0.2
		1 周内 3 次尿微量白蛋白高于正常值

病程	诊断标准
过敏性紫癜急性病程6个月后，紫癜复发且首次出现血尿和（或）蛋白尿（极少部分）	肾活检：IgA系膜区沉积为主的系膜增生性肾小球肾炎

二、临床分型

（一）过敏性紫癜临床分型

（1）皮肤型过敏性紫癜（单纯型过敏性紫癜）。

（2）腹型过敏性紫癜。

（3）关节型过敏性紫癜。

（4）混合型过敏性紫癜。

（5）肾型过敏性紫癜（紫癜性肾炎）。

（二）紫癜性肾炎临床分型

紫癜性肾炎的临床分型参照中华医学会儿科学分会肾脏病学组制订的《紫癜性肾炎诊治循证指南（2016）》。

（1）孤立性血尿型：仅有血尿。

（2）孤立性蛋白尿型：仅有蛋白尿。

（3）血尿和蛋白尿型：血尿和蛋白尿同时存在。

（4）急性肾炎型：以血尿为主，伴不同程度蛋白尿，可有水肿、高血压或肾功能不全。

（5）肾病综合征型：符合肾病综合征的特征，大量蛋白尿+低白蛋白血症（必要条件），高胆固醇血症、不同程度的水肿。

（6）急进性肾炎型：起病急，有尿改变（血尿、蛋白尿、管型尿）、高血压、水肿，并常有持续性少尿或无尿，进行性肾功能减退。

（7）慢性肾炎型：病程长，或隐匿起病，有不同程度的肾功能不全或肾性高血压。

第二节　紫癜性肾炎的病理诊断

紫癜性肾炎的本质为免疫相关的肾小球肾炎，肾组织病理改变多样，免疫病理以IgA在肾小球系膜区沉积为主要特征，属于继发性IgA肾病。

一、紫癜性肾炎光镜下组织病理特点

紫癜性肾炎不同患者之间或同一患者的不同病程阶段，肾脏组织学改变不相一致，可从形态基本正常到系膜增生、毛细血管内增生、纤维素性血栓、纤维素样坏死、新月体、膜增生和节段硬化等病变（图5-1）。绝大部分病例肾穿刺组织病理表现为不同程度的系膜增生，病程早期常伴有毛细血管内增生、纤维素性血栓、纤维素样坏死和细胞性新月体，随病程迁延可发展为膜增生性病变、纤维细胞性、纤维性新月体、节段硬化、球囊粘连和肾小球硬化废弃。

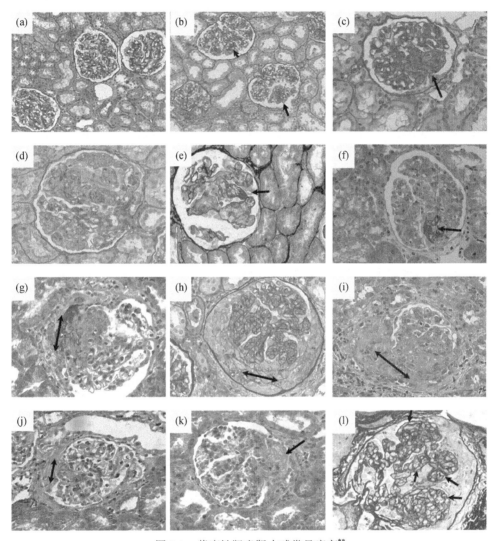

图 5-1　紫癜性肾炎肾小球常见病变**

a.肾小球未见明显病变；b.肾小球弥漫轻-中度系膜增生（箭头示系膜增生）；c.肾小球节段毛细血管内增生伴相邻壁层上皮细胞肥大、增生（箭头示）；d.肾小球性毛细血管内增生伴较多炎细胞浸润。e.肾小球祥腔内纤维素性血栓形成（箭头示）；f.肾小球节段纤维素样坏死伴相邻上皮细胞肥大、增生（箭头示）；g.肾小球早期细胞性新月体形成，新月体内可见大量纤维素（双箭头区域）；h.肾小球细胞性新月体内出现少量纤维成分（双箭头区域）；i.肾小球纤维细胞性新月体形成（双箭头区域）；j.肾小球纤维性新月体形成（双箭头区域）；k.肾小球节段硬化、球囊粘连（箭头示）；l.肾小球系膜基质增多，毛细血管基底膜分层、双轨形成呈膜增生性肾小球肾炎病变（箭头示）（a 和 b：PAS 染色，×200；c, d 和 h：PAS 染色，×400；e 和 l：PASM-Masson 染色，×400；f, g, i, j 和 k：Masson 染色，×400）

** 图 5-1 至图 5-4 彩图版请扫二维码。

第五章彩图

目前国内常用的紫癜性肾炎病理分级《紫癜性肾炎诊治循证指南》是 2000 年中华医学会儿科学分会肾脏病学组在《1974 年国际儿童肾病研究会病理分级标准》基础上制订的。紫癜性肾炎肾小球病理分级：Ⅰ级，肾小球轻微异常。Ⅱ级，单纯系膜增生，分为：①局灶节段性；②弥漫性。Ⅲ级，系膜增生，伴有＜50％肾小球新月体形成和（或）节段性病变（硬化、粘连、血栓、坏死），其系膜增生分为：①局灶节段性；②弥漫性。Ⅳ级，病变同Ⅲ级，50％～75％的肾小球伴有上述病变，分为：①局灶节段性；②弥漫性。Ⅴ级，病变同Ⅲ级，＞75％的肾小球伴有上述病变，分为：①局灶节段性；②弥漫性。Ⅵ级，膜增生性肾小球肾炎。肾活检数据统计分析显示，Ⅲ级是最常见的紫癜性肾炎病理分级，占 44.6％～74.9％。紫癜性肾炎Ⅵ级少见，占全部紫癜性肾炎肾活检病例的 1.1％～8.6％，临床表现多为肾病综合征伴血尿。

紫癜性肾炎病理分级系统侧重于肾小球系膜增生的程度和新月体的比例，遗憾的是该分级系统和分型中未提及肾小球毛细血管内增生性病变，也忽略了肾小管间质和血管病变，对长期治疗，尤其是预后的评估方面存在缺憾。杨晓青等的研究显示，肾小球毛细血管内增生是紫癜性肾炎肾病水平蛋白尿的独立病理因素；尿白蛋白水平与肾小球毛细血管内增生病变百分比呈正相关；肾小球毛细血管内增生局部 nephrin 表达下降是紫癜性肾炎肾病水平蛋白尿产生的潜在分子机制。

肾小管间质病变轻重一般与肾小球病变相平行。肾小球Ⅱ级病变时，肾小管间质病变轻，偶见小灶性小管间质急性或慢性病变，HSPN Ⅲ级多数病例可见灶性小管间质急性损伤，多分布在新月体形成、球囊断裂的肾小球周围。部分临床表现为肉眼血尿的患儿，肾小管腔内可见较多红细胞管型堵塞肾小管腔，导致肾小管上皮细胞扁平和一过性肾功能下降。近年来对紫癜性肾炎的研究显示，肾小管间质损伤与紫癜性肾炎的疗效及转归密切相关。中华医学会儿科学分会肾脏病学组制订的《紫癜性肾炎诊治循证指南（2016）》中将肾小管间质病变进行病理分级，用于指导临床治疗和预后评估。

肾小管间质分级标注：（-）级，间质基本正常；（＋）级，轻度小管变形扩张；（＋＋）级，间质纤维化、小管萎缩＜20％，散在炎性细胞浸润；（＋＋＋）级，间质纤维化、小管萎缩占 20％～50％，散在和（或）弥漫性炎性细胞浸润；（＋＋＋＋）级，间质纤维化、小管萎缩＞50％，散在和（或）弥漫性炎性细胞浸润。图 5-2 显示紫癜性肾炎部分肾小管间质病变特征。

紫癜性肾炎与 IgA 肾病的临床及病理极为相似。2009 年制订、2016 年修订的 IgA 肾病牛津分型包括五项病理形态学特征：系膜细胞增生（M）、毛细血管内增殖（E）、肾小球节段硬化（S）、肾小管萎缩或肾间质纤维化（T）和肾小球新月体（C），组成 MEST-C 评分。牛津分型是否可用于紫癜性肾炎，尚缺乏可靠的验证研究，2021 年改善全球肾脏病预后组织（KDIGO）制订的《2021 KDIGO 临床实践指南：肾小球疾病的管理》不推荐 IgA 肾病牛津分型用于紫癜性肾炎。

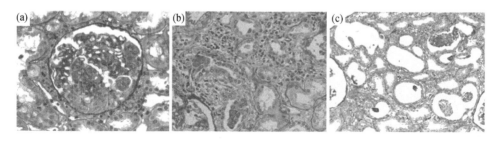

(a)　(b)　(c)

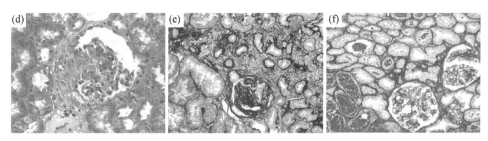

图 5-2　紫癜性肾炎肾小管损伤特征

a. 肾小球细胞性新月体病变相邻肾间质水肿、炎细胞浸润；b. 肾小管炎细胞浸润、基底膜部分断裂消失，肾间质水肿、炎细胞浸润；c. 肾小管上皮细胞扁平、管腔相对扩张，肾间质水肿、炎细胞浸润；d. 肾小球纤维细胞性新月体病变相邻肾间质纤维增生；e. 硬化废弃肾小球相邻肾小管萎缩、间质纤维增生；f. 肾小管内较多红细胞管型堵塞管腔（a 和 b：PAS 染色，×400；c：PAS 染色，×200；d：Masson 染色，×400；e 和 f：PASM-Masson 染色，×200）

二、紫癜性肾炎的免疫病理特点

紫癜性肾炎免疫荧光以肾小球弥漫颗粒状 IgA 伴 C3 沉积为特征。IgA 主要沉积于系膜区（图 5-3a），毛细血管内增生病变明显的病例也可沿肾小球毛细血管襻沉积（图 5-3b）。近年来研究显示，紫癜性肾炎肾小球内沉积的 IgA 同 IgA 肾病一致，均为半乳糖缺陷的 IgA1（图 5-3c）。大多数病例同时伴 C3 弱阳性颗粒状沉积（图 5-3d），但补体经典活化途径的成分 C4 和 C1q 沉积少见，且强度较弱。多数病例可见肾小球内纤维蛋白弱阳性沉积，强阳性节段性沉积提示纤维素性血栓（图 5-3e）或纤维素样坏死病变（图 5-3f），与光镜形态学所见的病变一致。沉积的免疫球蛋白除 IgA 外，少数可伴有 IgG 和 IgM 沉积。

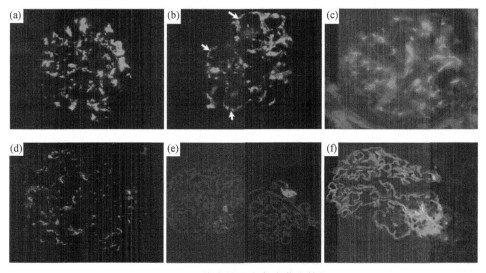

图 5-3　紫癜性肾炎免疫荧光特征

a. 肾小球系膜区 IgA 颗粒、团块状沉积；b. 肾小球系膜区和节段毛细血管壁（箭头示）IgA 颗粒、团块状沉积；c. 肾小球系膜区 IgA1 颗粒、团块状沉积；d. 肾小球系膜区 IgA 颗粒状沉积；e. 肾小球节段襻腔内纤维素性血栓形成；f. 肾小球节段纤维素样坏死（a，b 和 d：冷冻切片免疫荧光，×400；c：石蜡切片免疫荧光，×400；e 和 f：石蜡切片双重免疫荧光染色，红色荧光为Ⅳ型胶原 α5 链标记肾小球基底膜，绿色荧光为纤维蛋白原，×400）

三、紫癜性肾炎的电镜下超微病理特点

肾脏主要病理改变为系膜增生伴系膜区团块状电子致密物沉积（图5-4a）。伴有肾小球毛细血管内增生病变者多数可见肾小球节段内皮下电子致密物沉积（图5-4b），基底膜变薄和足细胞足突融合（图5-4c）。少数膜增生性病变肾小球新形成的基底膜下可见电子致密物沉积（图5-4d）。偶见孤立基底膜内（图5-4e）和上皮下电子致密物沉积（图5-4f）。

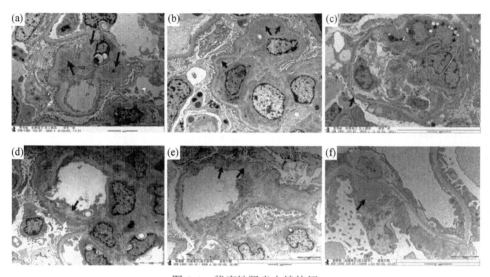

图 5-4 紫癜性肾炎电镜特征

a. 肾小球系膜区团块状电子致密物沉积（箭头示）；b. 肾小球节段毛细血管内增生伴内皮下团块状电子致密物沉积（箭头示），足细胞足突融合；c. 肾小球节段毛细血管内增生，基底膜变薄（箭头示），足细胞足突融合；d. 肾小球节段系膜插入、双轨形成（黑色箭头示）、基底膜内团块状电子致密物沉积（白色箭头示）；e. 肾小球系膜区和基底膜内团块状电子致密物沉积（箭头示）；
f. 肾小球节段上皮下团块状电子致密物沉积（箭头示）

第三节 鉴 别 诊 断

一、过敏性紫癜的鉴别诊断

（1）免疫性血小板减少症：两者的鉴别参照中华医学会儿科学分会血液学组《中国儿童原发性免疫性血小板减少症诊断与治疗改编指南（2021版）》，或全国中医药行业高等教育"十三五"规划教材《中医儿科学》（表5-3）。

表 5-3 过敏性紫癜与免疫性血小板减少症鉴别要点

鉴别要点	过敏性紫癜	免疫性血小板减少症
皮损特点	高出皮肤的鲜红色至深红色丘疹、红斑或荨麻疹，大小不一，多呈对称性，分批出现，压之不褪色	皮肤黏膜见瘀点、瘀斑
	多见于下肢伸侧及臀部、关节周围，部分患儿可出现于颜面、上肢、阴部等部位	瘀点多为针头样大小，一般不高出皮面，多不对称
	发病早期可能伴见血管神经性水肿	可遍及全身，但以四肢及头面部多见

续表

鉴别要点	过敏性紫癜	免疫性血小板减少症
伴随症状	累及胃肠道者出现腹痛、呕吐、黑便等消化道症状 累及关节者出现游走性大关节肿痛 累及肾脏者出现血尿、蛋白尿等	鼻衄、齿衄、尿血、便血等，严重时并发颅内出血
实验室检查	血小板计数正常或偏高，出血时间、凝血时间、血块收缩时间均正常 肾脏受累者尿常规检查可有血尿、蛋白尿	血小板计数明显减少：至少 2 次血常规检查示血小板计数减少（<100×10⁹/L），外周血涂片血细胞形态无明显异常 骨髓检查：巨核细胞增多或正常伴成熟障碍 出血时间延长，血块收缩不良，束臂试验阳性

（2）幼年特发性关节炎：两者的鉴别参照"十二五"国家重点图书出版规划项目《诸福棠实用儿科学》，或国家卫生健康委员会"十三五"规划教材《儿科学》。皮疹同时伴有关节痛者，应与幼年特发性关节炎鉴别。过敏性紫癜易累及膝关节、踝关节，关节痛常为一过性，一般不遗留关节畸形；幼年特发性关节炎常侵犯指（趾）小关节，关节炎无游走性特点，反复发作后可遗留关节畸形，血常规常见轻-中度贫血，外周血白细胞总数和中性粒细胞增高，X 线骨关节摄片可见关节面骨破坏、关节间隙变窄、邻近骨骼骨质疏松等表现。

（3）外科急腹症：两者的鉴别参照"十二五"国家重点图书出版规划项目《诸福棠实用儿科学》。皮疹同时伴有腹痛者，应与阑尾炎、肠套叠、消化道出血等急腹症鉴别。过敏性紫癜引起的腹痛位置不固定，压痛轻，无腹肌紧张及反跳痛，严重时可引起肠套叠、消化道出血。应行彩超、腹部平片、胃肠镜等相关检查进行鉴别诊断。

（4）系统性红斑狼疮：两者的鉴别参照"十二五"国家重点图书出版规划项目《诸福棠实用儿科学》，或《2019 EULAR/ACR 标准：系统性红斑狼疮的分类标准》。过敏性紫癜与系统性红斑狼疮均有皮疹、关节炎等临床表现。系统性红斑狼疮的皮损特点为蝶形红斑，除此以外可见发热、非瘢痕性脱发、口腔溃疡、日光过敏、烦躁、头痛等症，亦可引起心包炎、胸腔积液、肝脾肿大，实验室检查可见不同程度的贫血、血沉增快，白细胞计数减少，补体下降，抗核抗体阳性、抗双链 DNA 抗体阳性等。

二、紫癜性肾炎的鉴别诊断

（1）IgA 肾病：两者的鉴别参照中华医学会儿科学分会肾脏病学组《原发性 IgA 肾病诊治循证指南（2016）》。紫癜性肾炎与 IgA 肾病均可见血尿。紫癜性肾炎可伴见皮肤紫癜、腹痛、关节痛等肾外表现。IgA 肾病在上呼吸道或肠道等感染期即可见发作性肉眼血尿或镜下血尿（肾小球性血尿），伴或不伴蛋白尿，诊断依赖肾活检。

（2）左肾静脉压迫综合征（胡桃夹现象）：可引起无症状的发作性血尿，尿红细胞形态提示非肾性血尿，部分患者可伴蛋白尿；剧烈运动或直立体位时可加重，无肾小球肾炎的临床表现。彩超检查发现扩张部血管直径达狭窄部的 3 倍以上即可明确诊断。

（黄岩杰）

第六章 过敏性紫癜的治疗

第一节 一般治疗

一、前期处理

急性期或出血量多时，要卧床休息，限制患儿活动，消除其恐惧紧张心理。要注意寻找引起本病的各种原因，去除过敏原，清除慢性感染灶，积极治疗上呼吸道感染。

二、对症处理

（1）饮食控制：目前尚无明确证据证明食物过敏是导致 HSP 的病因，故仅在 HSP 胃肠道损害时需注意控制饮食，以免加重胃肠道症状。HPS 腹痛患儿若进食可能会加剧症状，但是大部分轻症患儿可以进食少量少渣易消化食物。呕血严重及便血者，应暂禁食，给予止血、补液等治疗。严重腹痛或呕吐者可能需要营养要素饮食或肠外营养支持。

（2）抗感染治疗：有明确的感染或病灶时应选用敏感的抗生素，但应尽量避免盲目地预防性应用抗生素。

（3）抗过敏：可选用抗组胺药物如盐酸西替利嗪、氯雷他定、依巴斯汀等。近年来有人提出用 H2 受体阻滞剂西咪替丁可竞争性地阻滞组胺，激活 H2 受体。用法：20mg/（kg·d）分 2 次加入 5%～10%葡萄糖溶液中静脉滴注，连续 1～2 周，继以 15～20mg/（kg·d）分 3 次口服数周。另外，还可用葡萄糖酸钙和维生素 C 口服或静脉滴注治疗。

（4）关节症状：治疗关节痛患儿通常应用非甾体抗炎药能很快止痛。口服泼尼松 ［1m/（kg·d），2 周后减量］可降低 HSP 关节炎患儿关节疼痛程度及缩短疼痛持续时间。

（5）胃肠道症状治疗：糖皮质激素治疗可较快缓解急性 HPS 的胃肠道症状，缩短腹痛持续时间。激素也应用于其他胃肠道症状，如低蛋白性水肿、胃肠蛋白丢失等。腹痛明显时需要严密监测患儿出血情况，必要时需行内镜检查。严重胃肠道血管炎，有应用丙种球蛋白、甲泼尼龙静脉滴注及血浆置换或联合治疗有效的报道。大部分 HPS 患者存在 XIII 因子减少与腹痛和胃肠道出血有关。XIII 因子替代治疗对于治疗腹痛和胃肠道出血可能有效。

三、肾脏损害的治疗

根据中华医学会儿科学分会肾脏病学组发布的《紫癜性肾炎诊治循证指南 2016》制订治疗措施如下。

（1）孤立性血尿或病理 I 级：仅对过敏性紫癜进行相应治疗，应密切监测患儿病情变化，建议至少随访 3～5 年。

（2）孤立性蛋白尿、血尿和蛋白尿或病理Ⅱa级：建议使用血管紧张素转换酶抑制剂（ACEI）和（或）血管紧张素受体拮抗剂（ARB）类药物，有降蛋白尿的作用。国内也有用雷公藤多苷进行治疗，雷公藤多苷 1mg/（kg·d），分 3 次口服，每日剂量不超过 60mg，疗程 3 个月，但应注意其胃肠道反应、肝功能损伤、骨髓抑制及可能的性腺损伤的副作用。

（3）非肾病水平蛋白尿或病理Ⅱb、Ⅲa级：用雷公藤多苷 1mg/（kg·d），分 3 次口服，每日最大量不超过 60mg，疗程 3～6 个月。也可激素联合免疫抑制剂治疗，如激素联合环磷酰胺治疗、激素联合环孢素 A 治疗等。

（4）肾病水平蛋白尿、肾病综合征或病理Ⅲb、Ⅴ级：该类患儿临床症状及病理损伤均较重，现多采用激素联合免疫抑制剂治疗，其中疗效最为肯定的是糖皮质激素联合环磷酰胺治疗。若临床症状较重、病理呈弥漫性病变或伴有新月体形成者，首选糖皮质激素联合环磷酰胺冲击治疗，当环磷酰胺治疗效果欠佳或患儿不能耐受环磷酰胺时，可更换其他免疫抑制剂。

（5）急进性肾炎或病理Ⅳ、Ⅴ级：这类患儿临床症状严重、病情进展较快，现多采用三至四联疗法，常用方案为甲泼尼龙冲击治疗 1～2 个疗程后，口服泼尼松+环磷酰胺（或其他免疫抑制剂）+肝素+双嘧达莫。亦有甲泼尼龙联合尿激酶冲击治疗+口服泼尼松+环磷酰胺+华法林+双嘧达莫治疗。

第二节 中医药治疗

一、治疗原则

紫癜的治疗不外祛因和消斑两方面，可标本同治，症因兼顾。实证以清热凉血为主，随证配伍祛风通络、缓急和中；虚证以滋阴降火、益气摄血为主。初期以清热凉血为主，久则治以滋阴清热。恢复期常用扶正祛邪，以防复发。临证须注意证型之间的相互转化或同时并见，治疗时要分清主次，统筹兼顾。紫癜为离经之血，皆属瘀血，故活血化瘀法贯穿始终。初起热毒较盛，治应清热解毒凉血；久则耗伤阴津，虚热内生，故恢复期常用滋阴清热、益气健脾等法以进一步清除余邪，调和气血；若合并瘀血之证，则佐以活血化瘀。风热伤络证治以疏风清热，凉血安络；血热妄行证治以清热解毒，凉血止血；胃肠积热证治以泻火解毒，清胃化斑；湿热痹阻证治以清热利湿，化瘀通络；阴虚火旺证治以滋阴降火，凉血止血；气不摄血证治以健脾益气，和营摄血；气滞血瘀证治以理气活血，化瘀消斑。

二、辨证思路与方法

过敏性紫癜的辨证，重在分清疾病表里虚实缓急。早期起病急骤，病程短，紫癜颜色鲜明者多属实，以血热为主，多为风热伤络，血热妄行，常兼见湿热痹阻或热伤胃络。起病缓慢，病情反复，病程迁延，紫癜颜色较淡者多属虚证，以阴虚火旺为主，也有气阴两虚或气不摄血者。瘀血阻滞则常兼见于病程的各个阶段，瘀血是重要病理因素，贯穿疾病始终，也常是加重病情的因素之一。

（一）按病因辨证

目前临床对本病的治疗仍以传统的病因辨证分型为主，临床常见证型如下。

（1）风热伤络证：临床表现为发热，微恶风寒，咳嗽，咽红，全身不适，食欲不振，紫癜好发于下半身，尤以下肢和臀部为多，常呈对称性，颜色较鲜红，呈丘疹或红斑，大小形态不一，可融合成片，或有痒感，面部微肿，或可见关节痛、腹痛、便血、尿血等症，舌红，苔薄腻，脉浮数。本证以风热表证伴有紫癜为特征。

（2）血热妄行证：起病急骤，出血较重，除皮肤瘀斑成片，斑色深紫，常伴有壮热，面赤，烦躁，口渴，咽干，喜冷饮，大便干燥，小便短赤，舌红绛，苔黄燥，脉弦数或滑。本证的特点是起病急骤，热毒炽盛，正盛邪实。

（3）胃肠积热证：临床表现以下肢皮肤满布瘀斑紫斑，腹部阵痛，口臭纳呆腹胀，或齿龈出血，大便溏，色暗红或褐紫或便下蛔虫，舌红，苔黄，脉滑。本证的特点是除皮肤紫癜外，腹部阵痛尤为突出，大便可见出血。

（4）湿热痹阻证：皮肤紫癜多见于关节周围，伴关节疼痛、肿胀灼热，四肢沉重，偶见腹痛、尿血，舌红，苔黄腻，脉滑数或弦数。本证的特点是除皮肤紫癜外，兼见关节肿胀、灼热疼痛。

（5）阴虚火旺证：起病较缓，皮肤紫癜时发时止，瘀斑色暗红。或紫癜已消失，伴见低热盗汗，手足心热，心烦不宁，口燥咽干，潮热盗汗，头晕耳鸣，尿血。舌红少津，脉细数。本证多见于病程较长，或见血尿和（或）蛋白尿持续不消失者，以病程长，肾阴受损为特点。

（6）气不摄血证：紫癜色淡红或反复发作，形体消瘦，面色不华，体倦乏力，食欲不振，自汗，小便短少，便溏，或伴腹痛，甚或全身或下肢浮肿，舌淡，苔薄白，脉细弱或沉弱。本证的特点是起病缓慢，病程较长，紫癜色淡，反复出现，伴气血不足之象。

（7）气滞血瘀证：临床表现为出血反复不止，面色晦暗，皮肤紫癜色紫，或有血肿，腹痛剧烈，便血，或有关节肿痛。舌质紫暗，有瘀点，舌下脉络粗长显露，脉沉涩。本证主要特点为皮肤紫癜消退较慢，斑色紫暗，见舌紫瘀点，脉细涩等症。大多与其他证型并见，也可单独出现。

（二）按病程辨证

因本病易反复发作，且当出现肾脏损害时，病程较长，可达数月至 1 年以上。因此有学者将本病辨证按病程分为急性期和迁延期。

（1）急性期：急性期多为实热证，病位主要在肺卫。症见皮肤紫癜、发热、咽干咽痛，或伴有腹痛、关节痛，舌红苔薄黄，脉浮或浮滑。以风热伤络、血热妄行为主要证型，常兼见湿热痹阻或热伤胃络证。

（2）迁延期：病程日久则进入迁延期，以肝肾阴虚、脾肾气阴两虚为主要病机，常兼瘀血、外邪，病位主要在肝、脾、肾。表现为皮肤紫癜消退后，仅留有肾脏损伤，临床以持续或反复紫癜和（或）血尿、蛋白尿为表现。

（三）按证候辨证

过敏性紫癜临床表现多种多样，有学者认为采用临床证候结合病因辨证更加贴合临床，便于操作。

（1）单纯皮肤型：以单纯皮肤紫癜为主要临床表现。皮肤紫癜以四肢尤以下肢伸侧、关节附近为多，其次为臀部，为对称性分布，分批出现，大小不等，新旧不一，高出皮面，多为斑丘疹样紫癜，也常有渗出性红斑、荨麻疹、血疱，其表面可有坏死及溃疡、血管神经性水肿，多次发作后留下色素沉着。辨证以风热伤络、血热妄行证为主。

（2）关节型：紫癜出现前或后有关节疼痛或肿胀，多见于膝、踝、肘、手指等关节，可呈游走性，或有积液，愈后不留畸形。辨证以湿热痹阻证为主。

（3）胃肠型：在紫癜出现前或后有腹痛，呈发作性绞痛，可伴恶心、呕吐、便血。但无腹肌紧张及反跳痛，呈症状与体征相分离现象。可因肠管不规则蠕动而诱发肠套叠。辨证以热伤胃络证为主。

（4）肾脏损害型：在紫癜出现后或前发生，多见肉眼或镜下血尿、蛋白尿、管型尿，常有浮肿、血压升高等症状。可在腹痛和关节痛等症状消失后发生，其中以起病 2～8 周后发生者最多，极少部分在 3～5 个月才出现。紫癜性肾炎可分为 6 种类型：①孤立性血尿或孤立性蛋白尿型；②血尿和蛋白尿型；③急性肾炎型；④肾病综合征型；⑤急进性肾炎型；⑥慢性肾炎型。证候多样，初起多为热伤肾络，继而以阴虚火旺、气阴两虚为主。

（5）混合型：具备上述 2 种或 2 种以上特点。

三、辨证施治

（一）分证论治

（1）风热伤络证：本证多见于疾病初起，临床以紫癜颜色鲜红，或有瘙痒，常伴风热表证为特征。治宜疏风清热，凉血安络，方选银翘散加减。常用药：薄荷、防风、牛蒡子、连翘、栀子、黄芩、升麻、玄参、当归、赤芍、紫草。皮肤瘙痒者，加地肤子、浮萍、赤小豆、蝉蜕以祛风止痒；尿血者，加藕节炭、白茅根、大小蓟、旱莲草以凉血止血；关节肿痛者，加秦艽、牛膝、制乳香、制没药以活血通络。

（2）血热妄行证：本证起病急骤，临床以皮肤紫癜密集成片，心烦口渴，舌质红绛为特征。治宜清热解毒，凉血止血，方选清瘟败毒散合犀角地黄汤加减。常用药：连翘、玄参、桔梗、竹叶、石膏、知母、黄连、黄芩、栀子、水牛角、牡丹皮、生地黄、赤芍、甘草。皮肤紫癜量多者，加藕节炭、地榆炭、茜草炭、三七粉（冲服）以活血止血；鼻衄量多不止者，加白茅根、茜草炭、侧柏叶以凉血止血；齿衄者加藕节炭以散瘀止血；尿血者，加小蓟、仙鹤草以收敛止血；便血者，加地榆炭以凉血止血；便秘者，加大黄以泻火通便；烦躁不宁，目赤者，加青黛、菊花以清热除烦。热犯营血，邪陷心包，症见神昏谵语者，加服安宫牛黄丸或紫雪散清热开窍。

（3）胃肠积热证：本证以皮肤紫癜，腹部阵痛，口臭纳呆腹胀，舌红，苔黄，脉滑为特征。治宜泻火解毒，清胃化斑，方选葛根黄芩黄连汤合小承气汤加味。常用药：葛根、黄芩、黄连、大黄、枳实、玄明粉。胃热盛者加生石膏、知母以清泻胃热；热毒盛者加大青叶、焦栀子以清热解毒。缓解腹痛，加炒白芍、炒延胡索、丹参以止痛；减少出血，可加牡丹皮、地榆炭以清热止血。

（4）湿热痹阻证：本证常见于关节症状突出者，临床以关节周围皮肤紫癜较多，关节肿胀灼痛明显，舌质红，苔黄腻等为特征。治宜清热利湿，化瘀通络，方选四妙丸加减。常用药：苍术、白术、黄柏、牛膝、薏苡仁、木瓜、紫草。关节肿痛，活动受限者加赤芍、桑枝、鸡血藤、忍冬藤以通络止痛；小便出血者加小蓟、石韦以清热止血；若湿重肿甚，小便黄赤者，加用导赤散以清心利尿。

（5）阴虚火旺证：本证病程较长，临床以紫癜时发时止，五心烦热，潮热盗汗，舌红少苔为特征。治宜滋阴降火，凉血止血，方选知柏地黄丸加减。常用药：熟地黄、山茱萸、山药、牡丹皮、知母、黄柏。虚火内炽、发热明显者加青蒿、地骨皮、鳖甲以养阴清热；尿血明显者，加焦栀子、白茅根、仙鹤草以凉血止血。

（6）气不摄血证：本证以起病缓慢，病程较长，紫癜色淡，反复出现，伴气血不足之象为特征。治宜健脾益气，和营摄血，方选归脾汤加减。常用药：党参、黄芪、白术、红枣、当归、茯神、酸枣仁、龙眼肉、远志、木香。若气虚甚者，黄芪应重用。伴腹痛者，加乌梅、白芍以酸敛止痛；若兼有风邪表证者，可酌加荆芥、防风、牛蒡子以疏风解毒，但用量不宜大，以防化燥伤阴。

（7）气滞血瘀证：本证病程迁延。临床以紫癜反复发作，斑疹紫暗，神疲倦怠，面色少华为特征。治宜理气活血，化瘀消斑，方选血府逐瘀汤加减。常用药：桃仁、红花、当归、川芎、赤芍、熟地黄、柴胡、白芍、枳壳、桔梗、牛膝、甘草。伴关节肿痛者，加鸡血藤、威灵仙、牛膝等以通络止痛；紫癜久不消退，斑色暗者可加用香附、郁金以加强行气活血之功。

（二）辨证新论

目前临床研究过敏性紫癜的辨证仍以八纲辨证为主，以上辨证分型已达成共识。近年来，关于过敏性紫癜的三焦辨证、卫气营血辨证、分期辨证、主症与次症分型论治等对过敏性紫癜的治疗具有参考意义。

（1）三焦辨证：如原晓风等认为过敏性紫癜的治疗可以从三焦辨证着手，使紫癜的辨证避免临证分型的复杂化，同时将脏腑辨证法融入其中，治疗上采用三期分治：发病初期，病位在上焦，治以疏风开肺，解毒通络，选用疏风解毒汤加减；极期，病位在中焦，治以解毒除湿通络，选用除湿通络汤加减；恢复期，病位在下焦，治以益气养阴，化瘀通络，采用益肾化瘀汤加减。

（2）卫气营血辨证：过敏性紫癜（腹型）、过敏性紫癜性肾炎（肾型）及过敏性紫癜（关节型）当从营血分进行辨证。过敏性紫癜病位深在营血，感受温邪，陷入营血分之后耗伤营阴与血液，从而出现液伤津亏的病理改变。牛阳等认为营分热邪是血瘀病理改变的首要因素；裴学义认为本病多为温病后期，湿热毒邪未尽，蕴郁血分，伤及经络，迫血妄行所致，属湿热血证。治疗上以清热祛湿凉血为主，以青黛、紫草、紫花地丁、赤芍、牡丹皮、生薏苡仁、败酱草为基本方剂，随症加减。

（3）分期辨证：孙轶秋报道认为本病早期多为风热证、血热妄行证，用消风散合犀角地黄汤或银翘败毒散合犀角地黄汤加减；中期多为血热妄行证、瘀热伤络证，治以凉血止血、解毒化瘀，方用犀角地黄汤加减；晚期以气阴两虚证居多，治宜滋肾清利、养阴活血、益气养血，方用知柏地黄丸合二至丸加减。刘品莉报道治疗过敏性紫癜采用辨证分期论治：初期以清热解毒、凉血止血为主；后期以补气健脾、活血化瘀为主。

（4）主症与次症分型论治：丁樱国医大师认为紫癜性肾炎是临床疑难病，临证中要抓住紫癜性肾炎热、虚、瘀的主要病因病机，创立了主症与次症的辨证分型治疗体系。该体系中风热夹瘀证、血热夹瘀证突出热邪为患，区分邪热在表、在里；阴虚夹瘀证、气阴两虚夹瘀证体现后期多虚，但应区别气虚、阴虚。所有证型均兼夹血瘀，彰显血瘀在本病的重要性。治疗上以清热凉血、活血化瘀为基本治法，以生地黄、牡丹皮、赤芍、旱莲草、小蓟、茜草、丹参组成基本方剂。若见风热之症，则加用荆芥、防风、地肤子等祛风止痒之品；血热之象明显，多加用紫草、水牛角等凉血之品。重视滋阴清热，慎用益气之品，活血化瘀贯穿整个病程。在急性期除非有明显的呕血或大便出血时应短期以止血为主，在多数情况下应以活血为主、止血为辅，常用当归、丹参、藕节、大蓟、小蓟、白茅根等；病至后期，应以养血止血为主，兼顾活血，喜用丹参、白及、茜草、三七、琥珀粉等。

四、中成药应用

（1）雷公藤多苷片：用于过敏性紫癜反复不愈及紫癜性肾炎。0.5～1mg/（kg·d）。单纯皮肤紫癜疗程2～3个月；紫癜性肾炎疗程3～6个月。

（2）肾炎康复片：用于紫癜性肾炎气阴两虚证。

（3）维血宁冲剂：用于阴虚火旺证。1～3岁一次5g，4～6岁一次10g，7～9岁一次15g，10～14岁一次20g，每日3次冲服。

（4）白及粉：用于过敏性紫癜消化道出血。6岁以下一次5g，7～9岁一次10g，10～14岁一次15g，每日2次口服。

（5）荷叶丸：用于血热妄行证。6岁以下一次3g，7～10岁一次6g，11～14岁一次9g，每日2～3次，空腹温开水送服。

五、单验方治疗

（一）专方治疗

1. 小儿过敏性紫癜

近10年来，随着对本病病因病机认识的不断深入，很多临床医家从中医辨证论治出发，结合自身经验，在化裁古方的基础上自拟方药，取得一定效果。如艾瑶华采用活血化瘀法，予桃红四物汤加减（桃仁、红花、赤芍、川芎、生地黄、牡丹皮、蒲黄、五灵脂、延胡索、甘草各10g，茜草根15g，三七末5g）治疗过敏性紫癜患者35例，结果痊愈19例、好转11例、未愈5例，总有效率为85.71%。张士卿教授采用犀角地黄汤（水牛角、牡丹皮、芍药、地黄等）治疗本病多配伍防风、乌梅敛阴祛风以脱敏。裴胜自拟清热解毒凉血化瘀汤加减（鲜茅根、鲜芦根、青黛、紫草、牡丹皮、赤芍、大蓟、小蓟、藕节、金银花炭）治疗本病患者58例，随症化裁：邪热在表、灼伤血络，加石膏、连翘、薄荷；毒邪伤里、瘀血阻络，伴肢体关节肿痛屈伸不利者，加防己、牛膝、桑寄生；伴腹痛阵作者，加白芍、甘草、乌药；伴便血者，加仙鹤草、侧柏叶、三七粉；邪郁下焦者，加赤小豆、莲须、山药、豆豉、芡实；

久病不愈者，合归脾汤加减。结果治愈 42 例，显效 13 例，无效 3 例，总有效率为 94.8%。张磊自拟祛风活血方（连翘、白茅根、荆芥、蝉蜕、徐长卿、赤芍、丹参、益母草、乌梅、生地黄等）治疗本病患者 20 例。腹痛者加白芍，关节疼痛者加牛膝，尿血者加小蓟、茜草。结果治愈 16 例，好转 3 例，无效 1 例，总有效率为 95%。

2. 小儿紫癜性肾炎

治疗过敏性紫癜性肾炎的专方多以凉血活血化瘀药为主组方，具有方便、实用、疗效确切等优点。例如，金钟大等应用凉血化瘀通络法组方的丹芍颗粒剂（水牛角、生地黄、赤芍、丹参、鸡血藤、小蓟、蝉蜕、甘草等）治疗紫癜性肾炎患儿 32 例，并设雷公藤多苷片加丹参片为对照组，其结果显示疗效显著优于对照组。李云慧运用凉血补肾法组方的凉血滋肾饮（荆芥、防风、金银花、连翘、生地黄、牡丹皮、小蓟、鲜柏叶、三七粉、茜草、鲜茅根、石斛、旱莲草）治疗紫癜性肾炎患者 30 例，总有效率为 90%。张金明等应用化瘀止血法组方的化瘀止血汤［桃仁、红花、生地黄、当归、炒赤芍、炒白芍、川芎、泽兰、益母草、茜草炭、三七粉（另冲）］治疗小儿紫癜性肾炎，总有效率为 97%。董宝山等采用益气滋肾凉血法组成益血胶囊（由生大黄、生地黄、黄芪、何首乌、阿胶、三七、甘草等制成散剂，装入胶囊）治疗小儿紫癜性肾炎，有效率为 95.7%。丁樱教授应用滋阴凉血化瘀法组成血尿停颗粒联合雷公藤多苷片治疗小儿紫癜性肾炎患者 30 例。其中孤立性血尿 8 例，孤立性蛋白尿 1 例，血尿和蛋白尿 21 例；其中 13 例进行了肾穿刺活检，1 例为病理Ⅰ级，10 例为病理Ⅱ级，2 例为病理Ⅲ级。结果显示血尿停颗粒联合雷公藤多苷片可明显改善紫癜性肾炎症状，使血尿、蛋白尿达到临床控制水平。张岩等采用补虚解毒化瘀法组成补虚解毒化瘀汤（生黄芪、党参、生地黄、赤芍、当归、黄芩、白花蛇舌草、大蓟、小蓟、丹参、茜草根）治疗小儿紫癜性肾炎患者 36 例，设 28 例常规西药对照组，总有效率分别为 97.2%、89.3%，两组相比差异显著。

（二）专药研究

（1）徐长卿：辛温，归肝、胃经。功能祛风止痒止痛、活血解毒。本品长于祛风止痒，善治湿疹、风疹、顽癣等皮肤瘙痒之症，可单味煎汤内服，亦可煎汤外洗。常用剂量 3～10g。朱树宽采用徐长卿治疗过敏性紫癜，认为此药具有镇痛、镇静、抗过敏和解除肠管痉挛作用，尤其适用于腹型和关节型过敏性紫癜。

（2）丹参：苦微寒，归心、肝经。功能祛瘀止痛、活血通经。本品专入血分，清而兼补，活血祛瘀，作用广泛，善治瘀血阻滞各种病证。现代药理学研究表明丹参有抗过敏、抗血栓形成、降低血黏度、调节免疫及清除氧自由基等作用。常用剂量 9～15g。

（3）三七：甘微苦温，入肝、胃经。功能祛瘀止血，活血止痛。本品功善散瘀止血，具有活血通络、止血散瘀之功。现代药理学研究发现，三七能扩张血管、具有抑制血小板聚集、抗凝、改善微循环、增强毛细血管通透性、调节免疫等功能。常研末吞服，每次 5～15g。

（4）水牛角：咸寒，入心、肝、胃经。功能清热、凉血、解毒。本品为犀角替代品，专入血分，善清心肝胃三经之火而有凉血解毒之功，为治血热毒盛之要药。适用于热盛而迫血妄行的皮下血斑等多种出血。但紫癜虚证则不应使用。常用水牛角片入煎剂，剂量 9～15g，或研末冲服每次 1.5～3g。

（5）紫草：甘寒，入心、肝经。功能凉血活血、解毒透疹。本品为清热凉血之要药，对血热妄行所致皮肤紫癜尤为适用。常用剂量 3～9g。紫草中的紫草素等能抑制毛细血管通透性，亦能抑制局部水肿，对炎症急性渗出期的血管通透性增加、渗出和水肿及增殖期炎症均有拮抗作用。章惠陵在辨证上重用紫草（15～30g）治疗过敏性紫癜性肾炎患者 30 例，并设对照组 20 例（即汤药同前，但不用紫草）行疗效比较。结果治疗组效果显著（$P<0.05$）。

（6）雷公藤：又称黄藤、黄藤木、断肠草，为卫予科植物的干燥根或根的木质部，味苦、辛，性寒。有大毒。归肝、肾经。具有清热解毒、祛风通络、舒筋活血、除湿消肿止痛的作用。

六、其他治疗

（1）穴位注射：复方丹参注射液穴位注射。选穴：双侧足三里、三阴交、脾俞、肾俞、曲池。有活血化瘀、消除紫斑的作用。

（2）针灸疗法：取合谷、三阴交、曲池、血海等为基本穴。血热妄行者加行间、大敦；阴虚火旺者加太溪、复溜，均用泻法；气虚失摄者加足三里、气海，用补法。另外腹痛呕吐者加内关、中脘、天枢；关节疼痛者局部加取阿是穴。

（3）熏洗疗法：紫草、仙鹤草、伸筋草各 30g，荆芥、防风、苦参等各 15g。将上述药物装入纱布袋，置入 3000ml 容器中，加水煮沸后，温火煎 30min，煮沸 10min 后煎取 1500～2000ml 药液，先用药热气熏蒸患儿双腿部 5～10min，继用毛巾浸汁热敷局部，待药液温度降到 40℃左右时，嘱患儿将双足置药液中泡洗患处 15～20min，用无菌纱布擦干。每日 1～2次，每次 20～30min，7 天为 1 个疗程。

第三节　西　药　治　疗

一、血管紧张素转化酶抑制剂及血管紧张素Ⅱ受体拮抗剂

血管紧张素Ⅱ（AngⅡ）刺激机体引起许多生理反应，以维持血压及肾脏的功能，在高血压、肾小球硬化、肾功能恶化、糖尿病及糖尿病肾病等发病机制中都起着重要作用。血管紧张素转化酶抑制剂可以部分阻断 AngⅡ 的形成，而 ARB 可直接阻断产生具有生理作用的受体，对上述疾病产生显著的治疗效果。

（一）血管紧张素转化酶抑制剂

血管紧张素转化酶（ACE）是一种含锌的二肽羧基肽酶，与 ACE 的 Zn^{2+} 活性基团结合的配基可以是巯基（—SH）、羧基（—COO）和磷酸基（—POO），目前常用的分类多是以化学结构进行分类。第一类是含巯基类，代表药为卡托普利；第二类是含羧基类，代表药为依拉普利；第三类是含磷酸基类，代表药为福辛普利。

1. 药理学及作用机制

肾素-血管紧张素系统（RAS）中，肝脏分泌入循环的血管紧张素原，被肾脏产生的肾素裂解形成 AngⅠ。AngⅠ在肺的脉管系统被 ACE 转换为 AngⅡ，后者经循环到达各组织，通过与 Ang 受体的内在联系而发挥作用。AngⅠ和 AngⅡ还可以通过其他酶代谢途径产生，如 AngⅠ可通过非肾素酶如紧张肽（tonin）和组织蛋白酶形成，AngⅡ可通过非 ACE 途径形成，

如胰蛋白酶、组织蛋白酶或糜蛋白酶。

ACEI 能与 ACE 竞争性结合，从而抑制其正常功能，使无活性的 Ang I 不能转换为有活性的 Ang II，醛固酮分泌及血管升压素分泌减少。同时缓激肽水解受阻，血管缓激肽浓度增高，继之 PGE_2、PGI_2 形成增强。

ACEI 对多种类型高血压均有明显降压作用，并能改善充血性心力衰竭患者的心脏功能。对不同肾素分型高血压患者的降压作用，以高肾素和正常肾素两型最为显著；对低肾素型在加用利尿剂后降压作用亦明显。其降压机制为抑制 ACE 活性、降低 Ang II 水平、舒张小动脉等。

而 ACEI 肾脏保护的机制可能与以下几个因素有关。

（1）能有效地降低肾小球内高压。在 5/6 肾切除大鼠模型中，肾小球毛细血管高压是介导血流动力学变化的决定因素，并导致肾小球硬化的进展。ACEI 能通过降低高血压而间接降低球内高血压，还能优先扩张血管后括约肌，使出球小动脉阻力下降，肾小球后负荷减轻，从而降低肾小球球内压力，延缓肾硬化的发展。

（2）改善肾小球滤过膜选择通透性。Ang II 能改变肾小球滤过膜孔径屏障。ACEI 可以阻断 Ang II 生成，减少蛋白尿，尤其是大分子蛋白的滤过。

（3）在肾脏疾病中，血管紧张素在肾硬化过程中担任着重要角色。ACEI 可阻断 Ang II 生成，从而防止肾硬化。①在 Ang II 的作用下，肾小球系膜对大分子物质的摄取及沉积作用加强。ACEI 能抑制系膜细胞对大分子的摄取和沉积，减缓局灶性肾小球硬化的进展。②Ang II 作为一个生长调节因子，它能刺激系膜细胞和平滑肌细胞的肥大及增生。另外，Ang II 能促进转化生长因子、血小板源性生长因子、成纤维细胞生长因子的合成及 IL-6、内皮素、血小板活化因子的释放，从而进一步刺激细胞增生/肥大。③Ang II 作用于肾小球内细胞外基质（ECM）蓄积增多。Ang II 通过血管紧张素受体 1（AT_1）提高 TGF-β_1 mRNA 水平，合成活性和非活性 TGF-β_1。TGF-β_1 能刺激基质蛋白（纤维连接素、胶原、层黏素）的合成，同时它是成纤维细胞的化学诱导剂，能刺激成纤维细胞的增生。Ang II 能促进纤溶酶原激活物抑制剂 PAI-1 的产生，抑制纤溶酶原激活剂（PA）活性，阻断基质蛋白酶的活化，抑制 ECM 降解。④Ang II 对肾小球间质的影响：Ang II 通过调节生长因子 TGF-β_1 和 $PDGF$-β 表达，使Ⅳ型胶原增加，造成间质纤维化。⑤Ang II 可使 α-平滑肌肌动蛋白表达明显上调，导致纤维组织形成。⑥骨调素是一种糖蛋白，对巨噬细胞有趋化活性和黏附作用，Ang II 能刺激平滑肌细胞中的骨调素生成，促进单核巨噬细胞浸润。⑦内皮素-1（ET-1）能诱导静止期的系膜细胞进入 G_1 期，促使细胞 DNA 的合成和细胞分化。ET-1 的合成代谢紊乱可以导致肾小球缺血、系膜增生及基质蛋白的积聚。ACEI 可以降低 ET-1 水平，促进 NO 合成，并减少肾脏巨噬细胞浸润，从而防止肾损伤的进展。

（4）蛋白尿是导致肾小球硬化、小管间质纤维化的重要因素。ACEI 能有效地抑制 Ang II 的产生和激肽的降解。缓激肽水平升高后，会刺激出球小动脉扩张，减少蛋白尿；由于 Ang II 诱导的系膜细胞收缩能调节肾小球毛细血管滤过孔的直径，而 ACEI 能阻断这种作用，因此可以减少蛋白尿。

2. 用法与用量

1 个月至 12 岁 0.1～0.3mg/kg，分次口服。

3. 不良反应

ACEI 的副作用发生率较低，以干咳最为常见，也可发生血管神经性水肿。在严重血容量下降、低盐及血浆肾素水平很高（利尿过度）的患者常在首次服用 ACEI 时发生血压下降，应予注意。同样，心排血量固定的患者在严重主动脉瓣或二尖瓣狭窄时服用 ACEI 也可发生血压显著下降。在限制性心包炎、重度充血性心力衰竭、双侧肾动脉病变或孤立肾伴肾动脉狭窄、有血管杂音的老年吸烟者、原因未明的肾功能不全、服用非甾体抗炎药的肾功能不全患者要慎用本药。ACEI 一般不与保钾利尿剂合用，以免增加高钾血症的危险。

（二）血管紧张素 Ⅱ 受体拮抗剂

自 1990 年出现了第一个非肽类 AT 受体拮抗剂氯沙坦，现有的 AT_2 受体拮抗剂都是 AT_1 受体亚型拮抗剂（$ATRA_1$），可分为三类：①二苯四咪唑类：以氯沙坦为代表，还有坎地沙坦（candesartan）、伊贝沙坦（irbesartan）等；②非二苯四咪唑类：以伊普沙坦（eprosartan）为代表；③非杂环类：如缬沙坦（valsartan）。血管紧张素受体拮抗剂（ATRA）的共同特点是选择性阻断 AT_1 和 AT_1 受体亚型，药理特性也相似。化学特性有的是以母体为主，如缬沙坦，有的以代谢产物为主，如氯沙坦，母体及代谢物 E-3174 都有活性，代谢物对 AT_1 受体亲和力强于母体 10 倍，作用强 15～20 倍，清除半衰期亦较母体长。

1. 药理学及作用机制

Ang Ⅱ 作为 RAS 的最终产物，通过作用于靶器官上的膜受体即 AT 而产生效应。目前发现的 AT 有四种，即 AT_1、AT_2、AT_3 和 AT_4，研究较多的是 AT_1 和 AT_2，人类 Ang Ⅱ 的主要生理学作用是通过激活 G 蛋白偶联的 AT_1 而起作用的。目前 AT_2 的功能尚未完全了解，现认为其可能参与平滑肌的增殖和分化、抗内皮细胞增殖、组织修复凋亡、血管扩张等作用，激活 AT_2 可以拮抗 AT_1 介导的血管收缩和增殖效应（通过促进凋亡）。由于 Ang Ⅱ 几乎所有的生理和病理作用都是通过 AT_1 来实现的，而 AT_1 受体拮抗剂特异地作用于 AT_1 受体水平，故 AT_1 受体拮抗剂的 Ang Ⅱ 阻断作用更彻底。

AT_1 受体拮抗剂和 ACEI 均有抑制 Ang Ⅱ 的作用，能降低血压及减少醛固酮分泌。在肾脏，两类药物均可降低肾内压，增加肾血浆流量（RPF）、肾小球滤过分数和滤过表面积，GFR 上升或下降。但两者仍有不同，AT_1 受体拮抗剂因使出、入球小动脉阻力均下降，致单个肾小球滤过率（SNGFR）增加；而 ACEI 扩张出球小动脉明显超过入球小动脉，致肾内压明显下降，SNGFR 降低。

AT_1 受体拮抗剂和 ACEI 都能抑制肾间质炎症，减轻肾间质纤维化；它们均能抑制转录因子 NF-β 家族的激活（NF-β 调节许多涉及炎症、增生和分化的基因，各种肾脏病慢性进展时，NF-β 活性和水平都增加）。但是 AT_1 受体拮抗剂可以导致 AT_2 受体放大激活。在输尿管阻塞的大鼠肾间质纤维化模型中，若用药物阻断 AT_2 受体会加重间质纤维化，同样，在 AT_2 突变缺失的小鼠若阻塞输尿管，肾间质纤维化程度比正常小鼠严重。AT_2 受体可促进凋亡和减少纤维化。因此，AT_1 受体拮抗剂在防止瘢痕的形成和发展上比 ACEI 更为有用。

AT_1 受体拮抗剂和 ACEI 均可阻滞 Ang Ⅱ 的肾小管作用，刺激利钠作用，但与 ACEI 比较，AT_1 受体拮抗剂抑制近端小管钠重吸收的作用更强，而阻断远端小管钾排泌的能力更弱。

$ATRA_1$ 在肾脏病治疗的临床应用主要有以下几个方面。①降低蛋白尿作用：AT 受体拮抗剂与 ACEI 一样都可以降低尿蛋白。在早期小规模的尿蛋白排泄方面研究发现，AT 受体拮抗剂和 ACEI 对肾小球滤过屏障的作用有些微小的差别。如与依那普利相比，氯沙坦可减少中分子质量右旋糖酐的清除比例，进一步研究还发现氯沙坦需要使用更长时间才会减少蛋白尿。但在最近大规模的肾病患者的研究结果更强调两者在降低尿蛋白方面的相似作用。②肾脏保护作用：AT_1 受体拮抗剂对肾脏的保护作用与 ACEI 相似，能延缓慢性肾脏病变及糖尿病肾病进一步发展。

2. 不良反应

目前临床上所用的 $ATRA_1$ 耐受性都很好，副作用发生率与安慰剂比较无区别，它们无首剂低血压反应，也无撤药后血压反跳。干咳发生率与安慰剂相似，约 3%，比 ACEI 显著减少。双侧肾动脉狭窄和弥漫肾内血管狭窄患者使用会出现急性肾衰竭，故此类患者应慎用。氯沙坦可以增加尿中尿酸排泄，这与氯沙坦对近曲小管尿酸转运方面有特殊作用有关，与 Ang II 受体拮抗作用无关，在其他 $ATRA_1$ 未见此作用。有时使用 $ATRA_1$ 时会出现短暂的轻度肝脏酶活性（特别是谷丙转氨酶）升高。替米沙坦会使血清地高辛浓度增高，合用时应注意监测地高辛浓度。

（三）ACEI 与 ATRA 的合用问题

ACEI 与 ATRA 合用的理论依据有两者合用可阻断更多经典 RAS 途径；ACEI 并不能完全抑制 RAS，ATRA 可拮抗非 ACE（如糜蛋白酶）等非经典途径产生 Ang II 的作用；AT_1 受体拮抗剂同时可刺激 AT_2 受体作用；ACEI 与 ATRA 两者合用可以同时降低血管紧张素水平，促进血管扩张。有研究发现，临床联合应用 ACEI 和 ATRA 治疗，使用常规的临床剂量降血压作用比单独使用强。在减少蛋白尿方面目前的资料也显示联合治疗比单独治疗有效。研究发现联合氯沙坦和 ACEI 治疗在减少蛋白尿方面有加和的效果，但单独使用任何一种，且剂量加倍，都无此作用。因此，目前认为临床单独应用 ACEI 或 ATRA 不能将血压和尿蛋白控制在理想的水平时可以考虑联合应用 ACEI 和 ATRA。

二、糖皮质激素

肾上腺糖皮质激素是治疗肾病综合征的一线药物。尽管近年来肾病综合征的治疗取得了长足进步，各种新型免疫抑制药物的应用，可相当程度地改善肾病综合征患者的预后，但是目前仍无一种药物可以取代糖皮质激素（glucocorticoid，GC）在肾病综合征治疗中的地位，紫癜性肾炎出现大量蛋白尿时可以考虑应用 GC。

（一）生理、药理作用

生理状态下，机体肾上腺糖皮质激素的分泌受下丘脑-腺垂体-肾上腺皮质轴的精确调节，而下丘脑-腺垂体-肾上腺皮质轴又受神经系统和免疫系统的调节。GC 是机体生长、发育和代谢功能的重要调节者，在器官发育上起着重要作用，并且是应激状态下调节代谢、维持内环境稳定和保护脏器功能的主要执行者，而大剂量 GC 的抗炎、抑制免疫反应的作用也在减轻机体对伤害刺激的反应强度、维持内环境稳定和保护组织器官功能上具有其他药物不可替代的作用。

（1）抗炎作用：GC 在药理剂量时能抑制感染性和非感染性炎症，减轻充血，降低毛细血管的通透性，抑制炎症细胞（淋巴细胞、粒细胞、巨噬细胞）向炎症部位移动，阻止炎症介质如激肽类、组胺、慢反应物质等发生反应，抑制吞噬细胞的功能，稳定溶酶体膜，阻止补体参与炎症反应，抑制炎症后组织损伤的修复，减少组织纤维化。

（2）免疫抑制作用：药理剂量的 GC 可影响免疫反应的多个环节，包括抑制巨噬细胞吞噬，降低单核巨噬细胞系统消除颗粒或细胞的作用，使淋巴细胞溶解，以致淋巴结、脾、胸腺中的淋巴细胞耗竭，抑制 T 细胞增生和 T 细胞依赖性免疫功能，特别是能使辅助性 T 细胞明显减少。大剂量的 GC 可抑制 B 细胞增生和 B 细胞转化为浆细胞的过程，抑制抗体的生成，干扰补体活化。基于以上抗炎及免疫抑制作用，可缓解过敏反应及自身免疫病的症状，对抗异体器官移植的排斥反应。

（3）影响生长发育：GC 在胎儿时期可促进胎儿组织器官的发育和成熟，而儿童时期却可抑制生长、发育，引起儿童生长延迟。

（4）对消化系统的影响：GC 能减少胃黏膜黏液的分泌，抑制上皮细胞的更新和修复，削弱黏膜屏障作用，促进胃酸和胃酶的分泌。因而长期应用可诱发和加重消化系统溃疡。

（5）对骨骼和肌肉的作用：GC 能增强破骨细胞的增生功能，增强骨吸收，抑制成骨细胞功能，减少骨形成。且能促进蛋白质分解和骨钙丢失，GC 还可引起骨质疏松，并引起软骨破坏。由于引起蛋白质分解和电解质紊乱，尤其是引起低钾血症，长期大剂量的 GC 可引起肌肉无力和肌肉萎缩。

（6）影响代谢作用：GC 能促进蛋白质分解，减少氨基酸向细胞内转运，抑制蛋白质合成；能促进脂肪分解，大剂量 GC 可抑制脂肪合成；能促进糖异生，增加肝糖原和肌糖原的合成，减少脂肪组织、皮肤、成纤维细胞、胸腺细胞、血中白细胞等对葡萄糖的摄取。因此，GC 可增加血中糖、脂肪酸和氨基酸的浓度。GC 能促进肾小管对 Na^+ 的重吸收、增加 K^+ 和 H^+ 的排泄；减少胃肠道对 Ca^{2+} 的吸收，减少肾小管对 Ca^{2+} 的重吸收。因此，GC 可引起低血钾、水钠潴留、骨钙丢失和骨质疏松。

（7）对血液系统的影响：GC 对正常人骨髓造血功能无明显影响，但可增强肾上腺皮质功能低下患者的骨髓造血，大剂量 GC 可引起红细胞增多和血小板数增多。GC 可促使白细胞重新分布，大剂量外源性 GC 可在 4～6h 使外周血淋巴细胞、嗜酸性粒细胞、嗜碱性粒细胞和单核细胞数目减少。还可使血中性粒细胞数目增多，但抑制其游走、吞噬功能。

（8）对心血管系统的作用：GC 可上调血管肾上腺素受体的表达，增加血管对去甲肾上腺素、Ang II 等血管活性物质的反应性，增强心肌收缩力，且可引起水钠潴留，故 GC 可升高血压。此外，GC 还可降低毛细血管通透性，改善微循环。

（9）对中枢神经系统的作用：GC 可提高神经系统对听觉、嗅觉和味觉的感受性，提高认知能力，但也可引起注意力不集中、知觉过敏，诱发癫痫发作。大剂量的 GC 可引起失眠、欣快、焦虑、忧郁及躁狂等多种精神症状。

（10）对皮肤和结缔组织的作用：GC 能抑制皮肤上皮细胞增生，长期应用可引起皮肤萎缩、菲薄，皮下组织减少，血管显露形成紫纹。能抑制成纤维细胞增生和分化，抑制胶原、透明质酸等细胞外基质的合成，减少瘢痕形成和粘连，但也能延迟伤口愈合。

（二）作用机制

GC 的药理作用主要是通过与细胞质内糖皮质激素受体结合，经复杂的信号转导，增加或减少靶基因的表达而完成。GC 与细胞质中的糖皮质激素受体结合后，促使与糖皮质激素受体结合的热休克蛋白（heat shock protein，HSP）90、HSP70 及亲免疫蛋白解离，形成糖皮质激素-糖皮质激素受体复合物而进入细胞核后，与靶基因 DNA 启动子上的糖皮质激素反应元件结合，改变（诱导或抑制）其下游基因转录，影响 mRNA 和蛋白质的合成，从而产生各种生物效应。

GC 的抗炎、抗免疫作用的分子机制为：①结合于 DNA 启动子上的糖皮质激素反应元件，调控各种细胞因子的表达，并掩盖转录因子激活蛋白-1（activator protein-1，AP-1）的结合位点，减弱 AP-1 的诱导作用；②与 AP-1 结合并抑制其活性；③与核因子-κB（NF-κB）结合而阻碍其功能，并促进核因子抑制因子（IκB）的合成，从而抑制 NF-κB 活性。

通过上述机制，GC 可以：①下调 IL-1β、IL-2、IL-3、IL-5、IL-6、IL-8 和 TNF-α、IFN-γ、GM-CSF、ICAM-1 及内皮白细胞黏附因子-1（ELAM-1）的表达，增加 IL-1、IL-3 及 GM-CSF 的 mRNA 降解；②促进 IL-4、IL-10 和 TGF-β产生；③下调 IL-2 受体的表达；④上调脂皮素-1（lipocortin-1）表达，抑制磷脂酶 A_2 活性，减少花生四烯酸释放，减少白三烯、前列腺素和血小板活化因子的合成；⑤诱导血管紧张素转化酶和中性内肽酶的产生，促进缓激肽的降解；⑥诱导血管内皮素的产生，抑制组胺和缓激肽等引起的血管通透性增高。此外，还可增加血管对儿茶酚胺的敏感性收缩血管，大剂量能稳定溶酶体膜。因此，GC 具有明确的抗免疫、抗炎症的作用。

（三）适应证

概括地说，除糖尿病肾病引起的肾病综合征外，其他原因所致的肾病综合征均可应用 GC 治疗。但是，要依据不同疾病的特点，合理地选择 GC 的治疗方案。小儿肾病综合征中，80%为微小病变病，而 95%的微小病变病患者对 GC 具有良好疗效。因此，对小儿肾病综合征患者可先使用 GC 试验治疗 4 周，如治疗效果不理想，再行肾脏病理检查。系膜增生性肾小球肾炎（MsPGN）完全缓解率约为 50%，部分缓解率为 27.5%；局灶节段性肾小球硬化的完全缓解率仅为 19.5%，部分缓解率为 24.3%；膜性肾病的完全缓解率为 24.6%，部分缓解率为 29.3%（中山大学肾脏病研究所资料）。不同病理类型的肾病综合征应用 GC 治疗的方案及是否并用免疫抑制药物也有明显差异。因此，临床上可依据肾脏病理的特点选择合理的 GC 治疗方案。

（四）使用方法和选择

1. 糖皮质激素使用方法与疗效的关系

GC 的药效强弱取决于 GC 与糖皮质激素受体的结合率和持续时间。只有与糖皮质激素受体结合的 GC 才能发挥药理作用，因此可与全部糖皮质激素受体结合的 GC 剂量为其最大有效剂量，在此基础上追加用量并不能进一步提高疗效。

$$糖皮质激素结合受体浓度/游离受体浓度=糖皮质激素浓度/解离常数$$

地塞米松的解离常数为 5×10^9mol/L。由此可以计算出与 50%糖皮质激素受体结合所需的地塞米松血浆浓度为 5×10^9mol/L（0.2μg/dl）。当泼尼松 60mg/d 分 3 次饭后口服时，其血浆浓度约为 30μg/dl；换算成地塞米松为 4.5μg/dl，即 112.5×10^{-9}mol/L。

故糖皮质激素结合受体浓度/游离受体浓度=112.5×10^{-9} mol/L $\div 5 \times 10^{-9}$ mol/L=22。

即游离受体浓度=糖皮质激素结合受体浓度/22.5。

糖皮质激素受体结合率=糖皮质激素结合受体浓度/(糖皮质激素结合受体浓度+游离受体浓度)=1/(1+1/22.5)=95%。

因此，泼尼松 60mg/d 分 3 次饭后口服时糖皮质激素受体结合率为 95%。同样可以换算出甲泼尼龙 1g 静脉滴注时糖皮质激素受体结合率为 99.9%。由此可见，糖皮质激素受体结合率在大剂量甲泼尼龙冲击治疗与泼尼松 60mg/d 分 3 次饭后口服比较无显著差异。但糖皮质激素的疗效尚取决于糖皮质激素与其受体的结合持续时间。甲泼尼龙 1g 静脉滴注 24h 后血浆甲泼尼龙浓度为 40μg/dl，而泼尼松 60mg/d 晨起顿服时，午夜至第 2 天凌晨期间血浆泼尼松的浓度几乎为 0μg/dl。因此甲泼尼龙 1g 静脉滴注的疗效明显强于泼尼松 60mg 晨起顿服。同样道理，相同剂量的泼尼松分 3 次饭后口服的平均血浆泼尼松浓度高于晨起顿服，泼尼松分 3 次饭后口服的临床疗效也强于晨起顿服的疗效，但副作用也随之增加。而隔日泼尼松顿服治疗，即使是平均日间剂量与每日顿服相同（隔日服用的剂量为每日服用的 2 倍），由于隔日服用时泼尼松的平均血浆浓度小于每日服用，因此，隔日泼尼松顿服的方法虽然可以减轻药物副作用（详见后述），但其治疗作用也减弱。

综上所述，单纯从 GC 使用方法与疗效的关系上看，大剂量甲泼尼龙冲击治疗疗效最强，GC 每日分次口服强于每日晨起顿服，GC 隔日口服疗效最差。但在疗效增强的同时，副作用和不良反应也同时增加。因此，在需要大剂量、长时间使用 GC 治疗时，应衡量 GC 治疗效果与不良反应的比值，不能片面追求疗效的强弱。

2. 治疗肾病时 GC 种类的选择

治疗肾病时 GC 的主要治疗作用是抗炎、抗免疫，而 GC 的糖代谢作用、水盐作用及对下丘脑-垂体-肾上腺皮质轴的抑制作用则是其副作用。理想的 GC 应用类型应该是抗炎、抗免疫作用较强，而其他药理作用较弱，并与糖皮质激素受体具有良好的亲和力。综合各种 GC 的药理作用特点，除大剂量甲泼尼龙冲击疗法外，长期口服 GC 治疗肾病时，以选用泼尼松龙为佳。并且，泼尼松龙自身为具有活性的激素制剂，无须肝脏转化，伴有肝脏功能不全的患者也可应用。但泼尼松龙价格较高，长期服用可增加患者的经济负担。

（五）适应证

概括地说，除糖尿病肾病引起的肾病综合征外，其他原因所致的肾病综合征均可尝试应用 GC 治疗。但是 GC 治疗肾病综合征用药剂量较大、时间持久，副作用较多。因此，要依据不同疾病的特点，合理选择 GC 治疗方案。小儿肾病综合征中，80% 为微小病变病，而 95% 的微小病变病患者 GC 具有良好疗效。因此，对小儿肾病综合征患者可先使用 GC 试验治疗 4 周，如治疗效果不理想，再行肾脏病理检查。不同病理类型的肾病综合征应用 GC 治疗的效果有明显差异，GC 是治疗肾病综合征的首选药物，不同病理类型对 GC 的敏感性不同，疗效也大不相同，除微小病变（MCD）型 80% 对 GC 敏感，MsPGN 型 50% 对 GC 敏感，其余病理类型多属 GC 依赖或抵抗型。

（六）禁忌证

糖尿病肾病引起的肾病综合征为 GC 治疗的绝对禁忌证。手术、创伤和骨折后，合并药物难以控制的细菌和（或）真菌感染、活动性消化性溃疡、骨质疏松、严重高血压、糖尿病、精神性疾病、癫痫、妊娠（特别是早、中期）、产褥期，以及角膜溃疡、青光眼、白内障等眼科疾病等为 GC 相对禁忌证。对于相对禁忌证，如肾病综合征患者治疗上非常需要使用 GC，可在预先控制相对禁忌证基础上慎用 GC，使其不良反应尽可能减轻。例如，微小病变病患者合并糖尿病或活动性消化性溃疡时，可在使用胰岛素控制血糖、药物控制消化性溃疡的基础上，应用 GC 治疗，并在治疗过程中密切监视血糖和消化性溃疡的变化，给予相应处理。

（七）不良反应和防治方法

如前所述，GC 药理作用广泛。除其抗炎、抗免疫作用是治疗肾病综合征的有效作用外，其他的药理作用在治疗肾病综合征时将成为副作用和不良反应。GC 的不良反应与激素使用的剂量、总量和疗程成正比。大剂量、足疗程、长时间维持的 GC 使用，在提高肾病综合征缓解率，减少复发的同时，也增加了发生不良反应的危险性。

（1）诱发和加重感染：GC 的抗炎、抗免疫作用减弱了机体对病原微生物的防御和清除能力，而且肾病综合征患者自身抵抗力低下，因而容易诱发感染或是体内潜在的感染灶扩散恶化。尤其是大剂量、长疗程进行首始诱导治疗阶段更易并发呼吸道、泌尿道和皮肤的细菌、真菌感染和结核感染、播散。由于 GC 的应用可部分掩盖合并感染患者的临床症状，延误诊断，因此临床上必须提高警惕。对于合并感染的患者应迅速给予强力、有效的抗生素治疗，而不能轻易骤减 GC，否则不仅可以导致已经缓解的肾病综合征（NS）复发，而且有可能引起患者肾上腺皮质功能不全，严重者合并肾上腺皮质危象而危及患者生命。给予 GC 规范治疗后疗效仍不佳者，应考虑有无隐匿性感染灶存在。因此，在对 NS 患者进行首始诱导治疗前，应细致地检查排除潜在感染，必要时可使用抗生素预防治疗。

（2）代谢和内分泌紊乱：由于 GC 对代谢的影响作用，长疗程 GC 治疗后患者可出现满月脸、水牛背、皮肤菲薄、紫纹、负氮平衡、肌肉萎缩、血糖升高、糖尿、低血钾性碱中毒、水钠潴留、水肿、高血压、多毛、痤疮、月经失调等症状。对于出现的库欣综合征样的体态变化无须治疗，随着 GC 减量、停用会逐渐减轻直至消失。GC 治疗 NS 早期可以引起水钠潴留，加重患者水肿，导致血压升高，此时应在限制患者饮水和食盐摄入的基础上，给予利尿剂对症治疗；而随着 GC 利尿作用出现后，患者可出现低血钾性碱中毒，此时应增加患者钾的摄入。对于 GC 引起的血糖升高和糖尿，首先应实施饮食控制；对于 GC 引起的负氮平衡，应适当增加饮食中蛋白质的摄入，但如果原有肾衰竭患者应用 GC 治疗后氮质血症进行性加重时宜迅速减量至停用 GC，改用 ACEI 或 ARB 治疗。

（3）诱发和加重溃疡：GC 可增加胃酸和胃酶的分泌，减少胃黏膜黏液的分泌，抑制上皮细胞的更新和修复，削弱黏膜屏障作用。故长疗程的激素可使胃、十二指肠溃疡加重，并且 GC 能掩盖溃疡的初期症状，引起突发出血、穿孔等严重合并症。因此长期服用 GC 的患者可并用胃黏膜保护药，对于原有或新出现的溃疡病患者应积极进行溃疡病治疗，而无须更改 GC 治疗方案。

（4）骨质疏松和骨坏死：GC 能抑制成骨细胞，减少骨生成，并减少胃肠道钙的吸收，促进尿钙排泄而增加甲状旁腺素分泌，从而增强破骨细胞活性，增加骨吸收。因此，长疗程 GC 治疗后可能会引起患者骨密度降低、骨质疏松。在服用 GC 治疗过程中并用维生素 D 和补充钙剂有一定的预防作用。大剂量的 GC 治疗可引起骨坏死，常见部位是股骨头。其原因可能与骨内血管脂肪栓子或骨质疏松引起骨质塌陷，导致血管缺血有关，具体机制尚不清楚。

（5）肌病：GC 能促进蛋白质分解，长期使用可引起肌肉萎缩、消耗，严重者影响患者的行走和呼吸肌功能，并且停用 GC 后肌病恢复较慢，甚至不能完全恢复。出现此情况时，应迅速实施 GC 的减量直至停用，改用蛋白质摄入限制、给予 ACEI 或 ARB 等非特异性治疗。

（6）生长迟缓：长疗程 GC 的应用可引起儿童生长发育迟缓，有报道生长激素治疗能拮抗激素对生长发育的抑制作用，但是否会加重肾脏病变尚不清楚。目前尚无应用 GC 治疗 NS 患儿时出现生长抑制的报道，一般认为泼尼松或泼尼松龙每日小于 10mg 对患儿的生长发育影响不大，因此儿童的首治阶段不宜过长。

（7）神经精神异常：GC 可引起神经过敏、激动、欣快、失眠等多种神经精神症状，严重者可引起幻视、幻听等精神分裂症状，对于有家族性精神病史的患者和 GC 治疗后经常失眠的患者，应给予地西泮等适当的镇静药物或中药治疗。

（8）白内障和青光眼：GC 可以抑制晶体上皮细胞的 Na^+-K^+-ATP 酶功能，引起晶体纤维积水和蛋白质凝聚，导致白内障。并且 GC 停药后不能使晶体混浊完全消失，白内障仍可继续进展。因此，大剂量长疗程 GC 治疗时，应注意眼部症状的出现，并及时进行眼科检查。此外，GC 可以使眼前房角小梁网状结构的胶原束肿胀，阻碍房水回流，增加眼压，诱发、加重青光眼，并且停药后仍不能恢复。因此，有的学者建议大剂量、长疗程应用 GC 的患者应监测眼压变化。出现眼部症状的患者应尽可能减少 GC 用量以至停用，加用免疫抑制剂或进行 NS 的非特异性治疗。

（9）下丘脑-垂体-肾上腺皮质轴的抑制作用：大剂量、长疗程的 GC 治疗将不可避免地出现不同程度的下丘脑-垂体-肾上腺皮质轴的抑制，引起垂体前叶分泌促肾上腺皮质激素（ACTH）减少，肾上腺皮质萎缩、分泌功能减退。此时患者主要依靠外源性 GC 维持机体正常的代谢和稳态。因此，GC 的减量必须缓慢，否则不仅导致 NS 的复发或疾病反复，而且可引起肾上腺皮质功能不全，严重者引起肾上腺皮质危象而危及患者生命。首始治疗阶段 GC 晨起顿服和维持治疗阶段激素的隔日晨起顿服能最大限度地减轻 GC 对下丘脑-垂体-肾上腺皮质轴的抑制作用。

三、环磷酰胺

环磷酰胺（cyclophosphamide，CTX）为烷化剂类抗肿瘤药物，由于其较强的免疫抑制作用而应用于 NS 患者的治疗。

（一）药理学及作用机制

CTX 本身并无细胞毒作用，在体内被肝脏微粒体细胞色素 P450 代谢为 4-羟基环磷酰胺和醛磷酰胺，后者进而代谢为磷酰胺氮芥而发挥作用。4-羟基环磷酰胺和磷酰胺氮芥进入靶细胞核，烷化细胞 DNA，使其发生交叉联结，从而抑制 DNA 合成、复制，抑制细胞的分裂和增殖。CTX 可选择性地杀伤抗原敏感性小淋巴细胞，阻止其转化为淋巴母细胞，并杀伤骨髓中增殖的前淋巴细胞。CTX 对 B 淋巴细胞的作用强于对 T 淋巴细胞的作用，对 Ts 细胞的作用强于对 Tc 细胞的作用。CTX 能抑制 T 细胞依赖性和非 T 细胞依赖性体液免疫反应，抑制迟发型变态反应，抑制宿主抗移植物反应和移植物抗宿主反应。CTX 的抗炎作用较弱。CTX 可由脱氢酶转变为羧磷酰胺而失活，或以丙烯醛形式排出，导致泌尿道毒性。

（二）适应证

概括地说，对 GC 抵抗、依赖、无效、禁用的 NS 患者和 GC 治疗缓解后又反复复发的 NS 患者都适用 CTX 治疗。就肾脏病理类型而言，反复复发和 GC 抵抗的微小病变病、伴有肾衰竭危险性的膜性肾病、激素依赖和（或）激素抵抗的系膜增生性肾小球肾炎、新月体性肾小球肾炎及狼疮性肾炎等继发于结缔组织病而引起肾损害的患者均可应用 CTX 治疗。对于局灶节段性肾小球硬化及 IgA 肾病患者，诱导治疗阶段不主张合用细胞毒性药物，而单独使用 GC 治疗；对激素依赖、抵抗及疗效不佳者，推荐使用环孢霉素 A 治疗。但近年来应用 CTX 冲击治疗可明显提高 GC 抵抗性局灶节段性肾小球硬化的 NS 患者缓解率。

（三）使用方法

CTX 一般联合糖皮质激素使用，而不单独使用。CTX 配合糖皮质激素治疗 NS，与单纯糖皮质激素治疗相比，能增加缓解率，减少复发率。CTX 治疗 NS 常采用：①口服 CTX 2mg/(kg·d)，分次口服 8 周，累积总剂量≤200mg/kg。有病理诊断的可参考其病理类型指导 CTX 治疗。②CTX 剂量为 8～12mg/(kg·d) 静脉冲击疗法，加入 100～200ml 生理盐水中，1～2h 静脉滴注；同日口服或静脉补充液体 2000～3000ml，每 2 周连用 2 天，或每个月 1 次静脉注射，共 6 次，总剂量≤200mg/kg。

（四）禁忌证

末梢血白细胞数低于 $4.0 \times 10^9/L$ 时应慎用，低于 $3.0 \times 10^9/L$ 时禁用；肝肾功能损害者禁用或慎用。对本品过敏、妊娠及哺乳期妇女禁用；青春期患者应用剂量不宜过大。

（五）不良反应和防治方法

（1）骨髓抑制：是 CTX 最常见的毒性，末梢血白细胞在用药后 10～14 天降至最低，21 天后可逐渐恢复正常；并可伴有血小板减少，但程度较轻。在应用 CTX 治疗期间应监测末梢血白细胞变化，如末梢血白细胞数低于 $3.0 \times 10^9/L$ 时应暂停使用，待末梢血白细胞数恢复至 $4.0 \times 10^9/L$ 以上后再继续应用。如引起白细胞缺乏应补充白细胞或新鲜血，给予粒细胞集落刺激因子等积极治疗。GC 可以升高末梢血中性粒细胞的作用，一般在 CTX 使用前或同时应用 GC 治疗，能部分拮抗 CTX 的白细胞减少作用。CTX 配合中药治疗能明显减轻 CTX 对骨髓的抑制作用。

（2）恶心、呕吐等消化道症状：大剂量 CTX 冲击治疗时常常出现消化道症状，其严重程度与单次 CTX 的使用剂量有关，可给予止吐药等对症治疗。

（3）膀胱损伤：CTX 的代谢产物可引起出血性膀胱炎、膀胱纤维化及膀胱癌。为减少

CTX 及其代谢产物滞留膀胱的时间：①不要在下午 6 点后使用 CTX；②大剂量 CTX 冲击治疗时应补液 2～3L/d，以减少膀胱病变的发生；③出血性膀胱炎可给予 2-磺化巯基乙醇液防治。

（4）水中毒：CTX 可增加抗利尿激素分泌，大剂量 CTX 冲击治疗时补充大量液体有时可发生水中毒，可给予呋塞米 20mg 口服预防。

（5）脱发：CTX 2mg/（kg·d）以上剂量服用时，大部分患者会出现轻度脱发，但停药后可消失。

（6）生殖功能障碍：CTX 应用总剂量达到 200～250mg/kg 时可引起精子生成低下，但大多患者停药后精子生成能力可以恢复。因此一般 CTX 总剂量不应超过 200mg/kg，如果 CTX 应用过程中出现精子生成减少，应减少 CTX 用量或暂时停药。需要指出的是目前临床上对 CTX 引起的男性生殖功能障碍尚能给予足够重视，但对 CTX 引起的女性生殖功能异常往往认识不足，CTX 可引起永久性的无月经和卵巢萎缩，尤其在年龄较大的患者更易出现。CTX 引起的卵巢功能障碍多数是不可逆的。

（7）致癌性：长期、大剂量应用 CTX 可增加恶性肿瘤的发生率，投药时间和 CTX 总剂量是恶性肿瘤发生的危险因素，因此，应尽可能缩短 CTX 的使用时间和减少总剂量，在维持相同治疗时间的前提下，CTX 冲击疗法的总剂量小于每日口服，可以减少恶性肿瘤的发生率。

（8）免疫抑制：CTX 可引起中、重度免疫抑制，增加患者的感染机会，配合中医中药治疗有一定的预防作用。

四、霉酚酸酯

吗替麦考酚酯（mycophenolate mofetil，MMF）是麦考酚酸（mycophenolic acid，MPA）的半合成酯类衍生物，在体内脱酯化形成具有药理活性的 MPA 而发挥作用。

（一）药理学及作用机制

MMF 为一前药，口服后迅速在体内水解转化为活性代谢物 MPA，通过非竞争性抑制嘌呤合成途径中次黄嘌呤核苷酸脱氢酶（IMPDH）的活性，阻断淋巴细胞内鸟嘌呤核苷酸（GMP）的合成，使 DNA 合成受阻，从而抑制 T 和 B 淋巴细胞的增殖反应，抑制 B 细胞抗体形成和细胞毒性 T 细胞的分化。对于其他细胞仅有轻度的抑制作用，与环孢素、硫唑嘌呤、环磷酰胺等相比，较少发生骨髓抑制、肝肾损害及致癌变作用等。

MMF 口服或静脉注射后在肝中代谢为 MPA 而起作用。口服后 6～12h 出现 MPA 的血药浓度高峰，进食影响 MPA 吸收，97% 与血浆蛋白结合。MPA 在肝脏代谢为无活性的葡萄糖苷酸酚（MPAG），并大部分由尿液中排出。少量未代谢的 MPA 亦经肾排泄。肾功能不全者 MPA 和 MPAG 的血浓度均增加。消除半衰期为 11～18h。

（二）适应证

MMF 的适应证与环孢素相似。

（三）用法与用量

剂量：20～30mg/（kg·d）或800～1200mg/m²，分两次口服（最大剂量1g，每日2次），疗程12～24个月。

氢氧化铝（镁）可以减少本药吸收。考来烯胺能降低本药活性代谢物（MPA）的血浓度。阿昔洛韦、更昔洛韦、丙磺舒可与本药代谢产物（MPAG）竞争肾小管排泄，这些药物与本药合用可使两者血药浓度增加。

（四）不良反应和防治方法

（1）胃肠道副作用：最常见，具有剂量依赖性特点。主要有恶心、呕吐、腹泻、软便、厌食、胃肠痉挛、腹痛，未见有明显的肝脏毒性报道。极少数患者可出现不同程度的胃肠道出血。

（2）感染：MMF增加患者潜在感染的机会。MMF长期与激素或细胞毒性药物等其他免疫抑制剂合用，感染机会明显增加，甚至危及患者生命。

（3）潜在的骨髓抑制：理论上MMF可选择性地作用于T和B淋巴细胞，对大多数非淋巴细胞无抑制作用，因而对骨髓无抑制作用，比经典细胞毒性药物，如环磷酰胺、硫唑嘌呤等更具有安全性。然而在临床上确实观察到少数长期使用大剂量MMF抗排斥反应的患者，出现骨髓抑制，外周血白细胞减少，严重者甚至发生粒细胞缺乏。

（4）泌尿生殖系统的毒副作用：有尿急、尿频、尿道烧灼感，排尿困难，无菌性脓尿。服用MMF大约1年后上述症状发生频率下降。此药可经乳汁分泌影响哺乳。

（5）神经系统毒副作用：疲倦乏力，头痛，耳鸣，失眠，一般较轻，无须停药。

（6）诱发肿瘤：目前尚无肯定结论，但在应用MMF的患者发现有肿瘤发生率增加及肺间质纤维化的发生。

（五）其他

（1）有严重慢性肾功能损害者［每分钟肾小球滤过率<25ml/（min·1.73m²）］，用量不宜超过每次1g，每日2次。

（2）本药主要由尿排出，不可与抑制肾功能的药物同用。

（3）进食可降低本药的血浆峰值近40%，故应空腹服药。

五、环孢霉素A

环孢霉素A是一种有效的免疫抑制剂，近10年来环孢霉素A已经作为一种免疫抑制剂被广泛用于治疗肾病综合征等多种原发及继发性肾小球疾病。

（一）药理学及作用机制

本药主要抑制T细胞功能。可选择性地及可逆性地改变淋巴细胞功能，抑制淋巴细胞在抗原或分裂原刺激下的分化、增殖，抑制其分泌细胞因子如IL-2及IFN等，抑制NK细胞的杀伤活力。环孢素与靶细胞质受体亲环蛋白（cyclophilin，又称为神经钙蛋白，calcineurin）

结合后，形成环孢素-cyclophilin 复合物，此复合物可抑制 Ca^{2+} 依赖性的丝氨酸/苏氨酸磷酸酶（该酶亦称为钙调磷酸酶或钙神经蛋白，calcineurin）活性，阻断细胞质调节蛋白的去磷酸化，因而抑制 T 细胞活化及细胞因子如 IL-2 的基因表达。此外，环孢素还增加 T 细胞中 TGF-β 的表达，亦与其免疫抑制作用有关，本药亦可影响 B 淋巴细胞功能，抑制某些非 T 细胞依赖性抗原刺激的抗体反应。本药对血细胞生成和吞噬细胞功能影响较小，较少引起骨髓抑制。

环孢素 A 减少蛋白尿的机制目前尚不完全清楚，可能有以下途径：①环孢素 A 可以抑制激活的 T 淋巴细胞产生 IL-2 和其他淋巴因子，导致细胞毒性 T 细胞减少，免疫反应及炎症反应减弱。②环孢素 A 可通过改变血流动力学来降低蛋白尿。③环孢素 A 可能通过免疫及非免疫作用影响肾脏，包括减少肾小球的滤过、血管收缩及直接改变肾小球的通透性等对肾小球疾病产生影响。

本药口服后吸收慢而不完全，生物利用度为 20%～50%，血药浓度达峰时间为 3.5h，与血浆蛋白结合率为 90%。大部分从胆汁经粪便排出。主要在肝中被 CYP3A 代谢，至少有 15 种代谢产物在人的胆汁、粪便、血液、尿液中分离出来。有明显的肝肠循环，经尿排出者仅 10%，0.1% 为原型药物。消除半衰期（$t_{1/2}$）为 6～30h。

（二）适应证

本药主要用于治疗一些表现为肾病综合征的原发性肾小球疾病及继发性肾病，如膜性肾病、IgA 肾病、局灶节段性肾小球硬化、膜增殖性肾病、狼疮性肾炎等。激素敏感、激素依赖和频繁复发的 NS 患者对环孢素 A 的疗效较好，而对激素抵抗的患者疗效相对较差。环孢素 A 对激素抵抗的 NS 疗效比对激素敏感的疗效差，有效率为 10%～19%。环孢素 A 联合糖皮质激素治疗比单独使用可更有效地诱导激素抵抗型肾病综合征的缓解。

（三）用法与用量

口服 3～7mg/（kg·d）或 100～150mg/（m²·d），分 2 次口服，调整剂量使血药谷浓度维持在 80～120ng/ml，疗程 1～2 年。环孢素 A 的疗效可在开始治疗后的 1～2 个月出现，可达到较高比例的缓解，但当治疗停止时常常复发，表现出环孢素 A 的依赖性。

一些药物可影响环孢素 A 的血药浓度，如红霉素、酮康唑等影响环孢素 A 在肝脏 P450 的代谢，增加其浓度。而一些可诱导 P450 活性的药物，使环孢素 A 代谢增强，血药浓度减低，导致免疫抑制作用减弱，如利福平、苯妥英钠、苯巴比妥等。另有一些药物如氨基糖苷类抗生素、两性霉素、非类固醇抗炎药等，虽不改变环孢素 A 的代谢和血药浓度，但其肾毒性与环孢素 A 有协同作用。西咪替丁在肾小管与环孢素 A 竞争性排泄，故两种药物同时用可使血药浓度升高。西咪替丁抑制肝 P450 氧化酶系统，使环孢素 A 代谢缓慢。

（四）不良反应和防治方法

（1）对心血管系统影响：NS 患者应用环孢素 A 治疗高血压发生率为 14%，并且激素抵抗的患者比激素依赖的患者高血压发生率更高，减少剂量能使高血压得到改善，抗高血压药通常有效。使用钙拮抗剂应注意对环孢素 A 浓度的影响。

（2）消化系统并发症：口服环孢素 A 悬液可发生厌食、腹胀和恶心呕吐等不良反应。服用胶囊者症状可减轻。偶见急性胰腺炎。肝损害发生率为 49%，肝脏对环孢素 A 较肾脏更为敏感，肝毒性与剂量有关。肝损害主要表现为高胆红素血症、胆汁淤积、转氨酶升高和白蛋白降低。减少剂量或停药、应用护肝药物后大多数肝功能可恢复。

（3）神经系统并发症：少数可有震颤，手掌和足底烧灼、刺痛、麻木等异常感觉，也可有头痛、面红、忧郁、精神错乱和嗜睡。当合并低胆固醇、高血压、低镁血症、感染、出血和脑梗死或使用甲泼尼龙时，可促发癫痫、视力障碍、轻瘫、定向障碍和昏迷，停药后可缓解，但再用环孢素 A 又可复发。

（4）肾毒性：环孢素 A 可改变肾内血流动力学，使入球小动脉收缩，增加去神经移植肾的血管阻力。环孢素 A 还可能改变前列环素与血栓素 A_2（TXA_2）平衡，引起肾血管收缩，血管平滑肌内膜增生。环孢素 A 能增强肾血管收缩，促进平滑肌细胞钙离子内流，引起小动脉平滑肌和系膜细胞过度收缩反应。对肾小管的损害，主要在近曲小管，可引起尿酸分泌减少，碳酸氢盐重吸收减少，出现高氯血症和代谢性酸中毒。急性肾毒性在用药 1 周内出现，亚急性肾毒性在 7～60 天出现，慢性肾毒性在 30 天后出现。急性和亚急性环孢素 A 肾损害在停用环孢素 A 或减量后可逆转，慢性环孢素 A 肾毒性主要表现为蛋白尿和血压升高，此时应减量或停用环孢素 A，同时治疗并发症。环孢素 A 在激素抵抗的患者比激素敏感患者更易出现肾毒性。

（5）内分泌并发症：偶可引起血糖升高、糖耐量减低。其原因可能是抑制肝糖原合成，也可能是对胰岛细胞的直接毒性作用。环孢素 A 能增加催乳素，减少雄性激素水平。

（6）肿瘤：如接受其他免疫抑制剂一样，应用环孢素 A 的患者肿瘤发生的机会增加，其中以淋巴瘤及皮肤癌多见。

六、他克莫司

（一）药理学及作用机制

他克莫司是从放线菌 *Actinoplanes teicomyceticus* 中提取的大环内酯类抗生素，其免疫抑制作用与环孢素相似，主要通过肝脏 P450 细胞色素系统代谢，在体内和体外抑制淋巴细胞活性的能力分别比环孢素强 10～100 倍。它可与淋巴细胞内 FK506 结合蛋白-12（FKBP-12）结合，形成药物-FKBP-12 复合物，并进一步与 Ca^{2+}、钙调素、钙调磷酸酶结合，抑制后者的活性，阻断了对早期淋巴细胞基因表达必需的去磷酸化过程，进而抑制 T 细胞特异性的转录因子-（NF-AT）的活化及白介素类（ILs）细胞因子的合成。并可直接抑制 B 细胞的激活，抑制移植物抗宿主反应和迟发型超敏反应。

他克莫司口服吸收不完全，生物利用度为 25%。食物可影响其吸收。服药后 1～3h 达血药峰浓度。一般有效浓度为 5～20ng/ml。与血浆蛋白结合率为 99%。大部分在肝中被 CYP3A 代谢，主要经胆汁及粪便排泄，自肾排泄的原型药物不足 1%。半衰期较长，肝移植患者中成人和儿童分别平均为 12.4h 和 11.7h，肾移植成人为 15.6h。体内代谢主要在肝内完成，肝毒性较环孢素小，且有刺激肝细胞再生的作用。

（二）适应证

他克莫司的适应证与环孢素相似。

（三）用法与用量

0.10～0.15mg/（kg·d），分次口服，维持血药浓度5～10μg/L，疗程12～24个月。

（四）药物不良反应

他克莫司的不良反应类似于环孢素A，但较环孢素A轻和少见。主要为肾毒性作用，口服用药多见失眠，也可见头痛、震颤、肌痛、乏力、嗜睡、视觉或听觉异常（白内障、青光眼、弱视、耳鸣、耳聋）、味觉丧失等神经毒性，以及腹泻、恶心、高血压、心律失常、高血钾、高血钙、低血镁、高尿酸血症及高血糖等。可诱发肿瘤或感染。偶见皮疹等过敏反应。

（五）药物相互作用

许多药物可影响FK506的浓度。例如，①经肝药酶CYP3A4同工酶代谢并可抑制CYP3A4及P-糖蛋白（P-gp）转运活性的药物，可抑制本药代谢及排泄，增加本药的血药浓度和毒性，如环孢素、可的松、溴隐亭、麦角胺、孕二烯酮、炔雌醇、红霉素、交沙霉素、氟康唑、咪康唑、咪达唑仑、尼伐地平、奥美拉唑、维拉帕米、他莫昔芬、两性霉素B、氨基糖苷类抗生素、万古霉素、阿昔洛韦、环丙沙星、布洛芬、奎尼丁及葡萄柚黄酮等。②诱导肝药酶CYP3A4活性的药物，可降低本药的血药浓度，降低疗效，如苯巴比妥、苯妥英、利福平、卡马西平、安乃近、异烟肼。③口服抗凝血药、口服降血糖药可与本药竞争与血浆蛋白结合，使血药浓度升高。④本药与保钾利尿药合用，可致血钾升高。

（六）其他

（1）用药过程中，应监测血压、心电图、血糖、血钾、血镁、血肌酐、尿素氮、血液学参数及肝、肾功能。也应进行血药浓度监测，通常于移植后最初12h，全血谷浓度控制在5～20ng/ml。

（2）本药能延长环孢素的半衰期并有累加的肾毒性，故不宜与环孢素合用，患者由环孢素转换为本药时应特别注意。

（3）聚氯乙烯可吸附本药，所用输液用具应用聚乙烯制品。

（4）与强碱性药液配伍，本药可被分解。

七、咪唑立宾

（一）药理学及作用机制

本药为咪唑核苷类抗代谢药，其免疫抑制作用是通过抑制嘌呤合成途径中的次黄苷酸脱氢酶（IMPDH）和单磷酸鸟嘌呤核苷合成酶（GMP），使鸟苷酸合成减少，细胞内RNA和DNA合成减少，可阻止增殖的淋巴细胞由G_1期进展为S期，抑制抗体的产生及记忆B细胞和记忆辅助性T细胞的产生，可延长移植物的存活时间。

本药为一前药，需在细胞内磷酸化才产生免疫抑制作用。口服后可吸收，生物利用率较低，平均为41%。服药后3～4h达血药浓度峰值。一般有效浓度为0.1～0.3μg/ml，V_d为0.4L/kg。以原型由肾排泄，半衰期为2～18h。肾功能损害者排泄延迟。疗效与硫唑嘌呤相当，而骨髓抑制等不良反应较硫唑嘌呤小。

（二）用法与用量

口服，初剂量为每日 2～3mg/kg，维持量为每日 1～2mg/kg，分 2～3 次服用，并可根据病情适当调整。

（三）不良反应

本药主要不良反应有腹痛、食欲缺乏、白细胞减少、红细胞或血小板减少、皮疹、药物热等不良反应。有时出现肺炎、脑膜炎、败血症、带状疱疹等感染。可出现肝、肾功能异常，个别严重者可出现急性肾衰竭。

（四）其他

（1）对本药过敏者，白细胞计数在 3×10^9/L 以下者，以及妊娠、哺乳期妇女均禁用。
（2）骨髓抑制者、术后伴有细菌或病毒感染者、有出血倾向者、肝肾功能不全者均慎用。

八、来氟米特

（一）药理学及作用机制

本药为人工合成的异衍生物类抗炎及免疫抑制剂。本药口服后在肠壁和肝脏迅速转化成活性代谢产物 A771726，后者通过抑制 IL-2 受体相关的酪氨酸激酶活性，抑制 IL-2 刺激后 T 细胞中酪氨酸的磷酸化作用。抑制二氢乳清酸脱氢酶活性，阻断嘧啶核酸的生物合成，抑制 T 细胞、B 细胞及非免疫细胞的增殖。抑制 NF-κB 的活化及抑制 NF-κB 所调控的基因（如 IL-1 和 TNF）的表达，这一作用可能与本药治疗类风湿关节炎的机制有关。还能通过抑制环氧化酶-2 的活性而抑制前列腺素的合成，并可抑制肥大细胞和嗜碱性粒细胞中组胺的释放。

本药口服后生物利用度达 80%，血浆蛋白结合率达 99.3%。在肠壁和肝脏内迅速转化为其主要活性代谢物 A771726。A771726 主要分布在肝、肾和皮肤组织。本药一日 20mg，连服 30 天，血药浓度方可接近稳态（Css）。而给予负荷量一日 100mg，连服 3 天，可以快速达到稳态血药浓度。A771726 在人体内的半衰期长达 15～18h 甚至数天，主要是因为药物的肝肠循环所致。A771726 在体内进一步代谢，43%经肾从尿排泄，48%经胆汁从粪便排出。

（二）用法与用量

《中国国家处方集·化学药品与生物制品卷·儿童版》（人民军医出版社，2013 年）推荐：口服，体重<20kg 的儿童，隔日 10mg；体重 20～40kg 的儿童，每日 10mg；体重>40kg 的儿童，每日 20mg。

（三）不良反应

本药不良反应可有畏食、恶心、呕吐、腹痛、腹泻、胃肠炎等胃肠道反应，其他尚有高血压、头昏、瘙痒、皮疹、消瘦、白细胞减少及可逆性脱发等不良反应。

九、雷公藤多苷

雷公藤多苷系由卫矛科雷公藤属植物提取精制而成，系极性较大的脂溶性成分混合物，其生理活性是由多种成分（二萜内酯、生物碱、三萜等）协同产生，既保留了雷公藤生药的免疫抑制作用，又去除了许多毒性成分。随着制剂的不断改进，使雷公藤疗效增加的同时，毒副反应明显减少，成为迄今为止免疫抑制作用最可靠的中药之一。

（一）药理学及作用机制

雷公藤多苷具有较强的抗炎及免疫抑制作用，能抑制 T 细胞功能，抑制延迟型变态反应，抑制 IL-1 的分泌，抑制分裂原及抗原刺激的 T 细胞分裂与繁殖。能减少抗原-抗体复合物的沉积，增强毛细血管壁阴电荷，保护和修复肾小球基底膜涎蛋白，维持其电荷屏障的完整性，改善肾小球滤过膜通透性和抑制系膜增生。能通过多种途径抑制免疫应答，且以细胞免疫抑制为主，减轻细胞介导的肾小球肾炎免疫损伤，抑制肾小球系膜细胞增生及调控细胞因子网络，延缓肾小球硬化。

（二）适应证

雷公藤多苷被广泛应用于各种原发性和继发性肾炎的治疗，对微小病变肾病、系膜增生性肾小球肾炎、膜增生性肾炎总有效率明显高于其他病理类型。

（三）用法与用量

1mg/（kg·d），分 2～3 次口服，最大量每日≤60mg，控制症状后减量，疗程 3～6 个月。

（四）不良反应

本药主要不良反应是胃肠道反应，一般可以耐受，少数可有粒细胞减少，偶见血小板减少。育龄期女性闭经，男性精子减少，活动能力减弱，停药 3 个月后可逐渐恢复正常。动物实验亦表明，雷公藤叶提取物小剂量时对犬和大鼠均未发现毒性反应，中剂量时有一定的毒性反应，但停药后可以恢复。大剂量时，对多种器官系统可产生明显的毒性反应，停药后亦可以恢复，提示本品在治疗量范围内是安全的。

雷公藤长疗程应用不良反应发生率明显增加，单用双倍剂量雷公藤疗效好，但不良反应发生率高。

第四节　生物制剂

一、静脉人血丙种球蛋白注射液

（一）药理学及作用机制

本品系采用健康人血浆分离、纯化并经灭活、去除病毒等步骤加工制备而成，能直接补充免疫球蛋白，调节白细胞和上皮细胞的 Fc 受体表达及功能，干扰补体活化及细胞因子的生成，如使血浆 IL-1 水平明显降低。本药中所含的大量抗独特性抗体，能中和致病性自身抗体，影响 T 和 B 淋巴细胞的活化和功能。静脉注射后，血浆中 IgG 水平迅速达到峰值（15min），$t_{1/2}$ 为 3~4 周。

本品治疗复发性 PNS 的机制可能是：①PNS 患儿体内 IgG 处于较低水平，静脉注射静脉用免疫球蛋白（IVIG）后能提高体内 IgG 水平，改善免疫功能，使感染得到控制，感染控制后机体对激素敏感性提高；②静脉注射 IVIG，能提高体内低蛋白水平，有助于利尿消肿；③静脉注射的 IVIG 与肾小球免疫复合物相结合，改变其品质状态，从而促使其溶解，封闭了巨噬细胞和 B 细胞的 Fc 受体，抑制 B 细胞合成抗体，导致免疫复合物在肾小球沉积减少，促使原发病得以改善。

（二）用法与用量

400~1000mg/（kg·d），连续 3~5 天。

（三）不良反应

少数患者在输注过程中出现头痛、寒战、肌痛、恶心、发热、关节痛和血压升高；输注本药可使大多数患者血液黏滞性增加，伴有心血管或肾脏疾病的老年患者应特别注意减慢速度，保证溶液量充足，以防发生中风、肺栓塞或心肌梗死；少数患者输注本药后 48~72h，可发生无菌性脑膜炎伴有脑脊液细胞数增多，症状可自行缓解。

（四）注意事项

（1）本药专供静脉输注用。应单独使用，不得与其他药物混合输注。输注本药时，应先慢后快，开始时每分钟 1ml（10~20 滴）；15min 后，可增至每分钟 2ml（20~30 滴）；30min 后，每分钟 3~5ml（40~50 滴）。儿童滴速酌情减慢。输注过程中若出现寒战、发热，应暂停或减缓滴注速度，并加用异丙嗪或皮质激素。本药应一次输注完毕，不得分次或给第二人使用。

（2）由于本药的原料为人血浆，故有传播血源病毒性疾病的可能。严格筛查献血员和在加工工艺中引入去除灭活病毒的步骤，可使其传播病毒性传染病的概率大为减少。

二、人血白蛋白

肾病综合征患者因合并严重的低蛋白血症和水肿，利尿剂利尿消肿的效果差，常需要应用白蛋白加强利尿，改善病情。但是白蛋白的正性作用很短暂，因为很快从肾脏排泄出去，因此一定要恰当地掌握白蛋白的适应证。

（一）药理学及作用机制

本品系由健康人血浆，经低温乙醇蛋白分离法或经批准的其他分离法分离纯化，并经 60℃10h 加温灭活病毒后制成。含稳定剂，不含防腐剂和抗菌药物。有注射液及冻干品两种剂型。本品有增加循环血容量和维持血浆渗透压的作用。白蛋白占血浆胶体渗透压的 80%，主要调节血管与组织之间水分的动态平衡。由于白蛋白分子较高，透过膜的速度较慢，使白蛋白的胶体渗透压与毛细血管的静力压抗衡，以此维持正常与恒定的血容量；同时在血液循环中，1g 白蛋白可保障 18ml 水，每 5g 白蛋白在维持机体胶体渗透压方面约相当于 100ml 血浆或 200ml 全血的功能，从而起到增加循环血容量和维持血浆渗透压的作用。白蛋白能结合阳离子和阴离子，可以输送不同的物质，也可以将有毒物质输送到解毒器官，具有运输和解毒作用。由于组织蛋白和血浆蛋白可以互相转化，在氮代谢障碍时，白蛋白可作为氮原为组织提供营养。

（二）用法与用量

静脉滴注，用量由医师酌定。

（三）不良反应

偶见寒战、发热、颜面潮红、皮疹、恶心、呕吐等症状和过敏反应。快速输注时，可引起血管超负荷而导致肺水肿。

（四）注意事项

（1）本品打开后，应一次用完，不得分次使用或给第二人使用。
（2）输注过程中，如发现患者有不适反应，应立即停止输注。
（3）给药说明：①本品仅供静脉滴注用，滴注时，应选用有滤网的输液器。②冻干制剂，可用 5%葡萄糖注射液或注射用水溶解，液量根据需要而定。一般根据白蛋白装量加入适量溶解液，使成 10%（g/ml）白蛋白溶液，可在 15min 内溶解完毕。当需要获得 20%～25%（g/ml）的高浓度白蛋白时，则溶解时间较长。③为防止大量输注本品时，导致机体组织脱水，必要时可用 5%葡萄糖注射液适当稀释后作静脉滴注。滴注速度以每分钟不超过 2ml（约 60 滴）为宜，但在开始 15min 内，应特别注意速度，要缓慢，逐渐加速至上述速度。④本品不宜过量使用，以免引起循环血量过大和组织脱水。⑤严重贫血、心力衰竭者应严格掌握用量。⑥本品不能与其他药物混溶使用。

（五）应用人血白蛋白的若干问题

（1）不应将血浆制品作为营养品而频繁使用。因为在输入后 24～48h 即全部由尿液排出体外，而且白蛋白的氨基酸组成过于简单，不能很好地补充机体所需，此外，还增加了近端肾小管重吸收的负担。动物实验证明输入过多白蛋白可引起肾小球上皮细胞损伤，即"蛋白超负荷肾病"，反而对肾脏有损害。近年来，对肾病综合征患者的研究也表明，给予血浆蛋白制品组对皮质激素治疗的反应明显慢于未用血浆蛋白制品组，而且所用血浆蛋白越多，蛋白尿缓解也越慢，这一现象提醒临床医生不要滥用白蛋白。在严重肾病综合征时常存在一定程度的肺间质水肿，输入血浆蛋白过多、过快，引起肺毛细血管压上升，易出现左心衰竭、肺水肿。此外，过多地使用血浆制品也可能增加患传染性疾病的机会。
（2）肾病综合征患者有严重的全身水肿，而静脉利尿剂利尿效果差；使用利尿剂后患者出现血容量不足的表现。若静脉应用呋塞米不能起到利尿效果，可静脉滴注白蛋白，然后再用利尿药常能收到较好的效果。

（3）严重的低蛋白血症可引起组织水肿及低血容量，导致局部循环不良，肾灌流不足及肾功能受损，患儿易感染而复发。此外，低蛋白血症可导致 B 因子合成不足而不能杀死夹膜细菌，使患者免疫功能受损引起感染而复发。由于大量蛋白从尿中丢失，引起机体内分泌及代谢功能紊乱，白蛋白有与重金属、利尿剂及抗生素结合的功能，严重低蛋白血症，使药物与白蛋白结合量减少，血液中游离的药物水平升高，改变了药物的代谢而影响药物的疗效。以往曾认为肾病患者应进高蛋白饮食以补充尿蛋白的丢失，维持或提高血清蛋白的浓度，但临床上输注的白蛋白一般于 48h 从尿中排泄殆尽，无治疗低白蛋白血症的作用。实践证明，高蛋白饮食不能改善肾病时的低蛋白血症，反而可使尿蛋白排泄增加，加重肾小球上皮细胞损伤，并使肾小球高灌注、高滤过，进而最终导致肾小球硬化。同时，肾小球将滤过的蛋白质、补体、脂肪及铁质吸收入肾间质，导致间质炎症及纤维化。还可干扰泼尼松的药代动力学、延缓对类固醇治疗的反应，导致 MCD 型肾病复发率增加。以往临床医生多反复输注白蛋白以纠正肾病低蛋白血症引起的水肿和少尿，但实践证明输注后患者的平均水肿消退时间、肾病诱导缓解时间均延迟，且复发率显著高于对照组患儿。因此，临床上反复输注白蛋白或补充高蛋白饮食将影响 NS 的终末预后或反复，是 NS 患儿难治因素之一。

三、利妥昔单抗

（一）药理学及作用机制

本药为一种人鼠嵌合性单克隆抗体，能特异性地与跨膜抗原 CD20 结合，CD20 位于前 B 和成熟 B 淋巴细胞的表面，而造血干细胞、前 B 细胞、正常浆细胞或其他正常组织不表达 CD20。95% 以上的 B 细胞性非霍奇金淋巴瘤细胞表达 CD20。抗原抗体结合后，CD20 不会发生内在变化，或从细胞膜上脱落进入周围的环境。CD20 不以游离抗原的形式在血浆中循环，因此不可能与抗体竞争性结合。

本药与 B 细胞上的 CD20 抗原结合后，启动介导 B 细胞溶解的免疫反应。B 细胞溶解的可能机制包括 CDC、ADCC。第 1 次输注利妥昔单抗后，外周血 B 淋巴细胞计数明显下降，低于正常水平。6 个月后开始恢复，治疗完成后 9～12 个月恢复正常。

近年来，它的应用范围被进一步推广，包括紫癜性肾炎、狼疮性肾炎、难治性和复发性肾病综合征和免疫性血小板减少性紫癜等。利妥昔单抗对 B 淋巴细胞的作用主要通过以下机制实现。①CDC：通过 C1q 激活补体，导致级联反应，形成膜攻击复合物，导致表面带有 CD20 的 B 淋巴细胞溶解；②抑制细胞增殖和诱导 B 淋巴细胞凋亡：可以启动胱天蛋白酶（caspase）-3 信号转导通路从而诱导细胞发生凋亡；③ADCC：可以诱导单核细胞、巨噬细胞、自然杀伤细胞通过 Fc 受体与利妥昔单抗的 Fc 段结合而聚集，导致 B 淋巴细胞溶解。

（二）用法与用量

375mg/m^2，每周 1 次静脉输注，连续给药 4 周，其中首次和第 4 次输注后的血药浓度峰值（C_{max}）分别为 205.6 μg/ml 和 464.7μg/ml；首次和第 4 次输注后的平均血浆半衰期分别为 76.3h 和 205.8h。本药在血浆中的浓度于最后 1 次输注后的 3～6 个月仍可测到。

（三）不良反应

可见发热、寒战、腹痛、恶心、呕吐、乏力、胸痛、头痛、关节或肌肉痛、皮疹、心律失常、低血压、白细胞减少、血小板减少、呼吸困难、皮疹等。

（四）其他

（1）本药给药应在具有完备应对过敏反应的复苏设备的病区内，并在有经验的医师直接监督下进行。

（2）每次滴注本药前 20～30min，应预先使用止痛剂（如对乙酰氨基酚）和抗组胺药（如苯海拉明）。

（3）滴注速度：①初次滴速：推荐起始滴注速度为 50mg/h，最初 60min 过后，可每 30min 增加 50m/h，直至最大速度 400mg/h。②以后的滴速：开始可为 100mg/h，每 30min 增加 100mg/h，直至最大速度 400mg/h。

（4）治疗期间的剂量调整：不推荐利妥昔单抗减量使用。本药与标准化疗合用时，可减少标准化疗的剂量。

第五节 其他治疗

一、抗凝疗法

HSPN 有 PGI_2-TXA_2 失衡、血管强烈收缩和血小板凝聚性增强等一系列病理生理改变，故可联合应用血小板抑制剂如阿司匹林、双嘧达莫、布洛芬与血管扩张剂如钙通道阻滞剂硝苯地平等，以减轻血管炎症造成的组织损伤。近年有学者指出，HSP 虽无明显的血小板数量变化，但其功能可能有所改变，这种变化可能涉及血小板的活化，其确切的机制尚需进一步研究。本病可有纤维蛋白原沉积、血小板沉积及血管内凝血的表现，故近年来也选用凝血酶抑制剂如肝素等，但尚缺乏统一意见。另有学者推荐使用尿激酶静脉冲击疗法治疗重症 HSPN，剂量为 2500U/kg，尿激酶治疗 HSPN 的机制尚不清楚，可能是通过对系膜基质的消化来起作用的。

二、血浆置换

血浆置换疗法可去除血浆中的抗体、补体、免疫复合物及引起免疫反应的介质，适用于治疗急进性紫癜性肾炎（病理提示新月体肾炎），HSP 伴有严重合并症的患者。单独血浆置换治疗可以明显提高肾小球滤过率，改善急进性紫癜性肾炎预后。但对终末期肾衰竭治疗的疗效仍有争议，仍需对照研究。血浆置换可缓解 HSP 神经系统症状，可作为 HSP 合并严重神经系统并发症的一线治疗。HSP 合并肺肾综合征或反复肺出血时建议血浆置换；有报道血浆置换联合免疫抑制剂治疗 HSP 并多脏器功能衰竭后胃肠道出血停止，因此快速进展或危及生命的 HSP 推荐使用血浆置换联合免疫抑制剂治疗，但由于研究证据等级较低，研究结论尚需要大样本 RCT 研究证实。目前，对于轻-中度过敏性紫癜及肾炎的一线治疗方法仍以药物治疗为主。

双重血浆置换是一种选择性血液滤过方法，通过不同膜孔径的血浆滤过器将血液中大分子物质清除，并最大限度减少白蛋白的丢失。研究表明，双重血浆置换可以及时中断体内的"免疫风暴"，调节免疫系统功能，改善免疫性肾病患儿体液免疫功能。紫癜性肾炎患儿血液通常处于高凝状态，双重血浆置换可以降低患儿血液中凝血因子及纤维蛋白原，起到缓解疾病的目的。

三、维生素 E

维生素 E 有阻止钙离子自储存库释放的作用，且能抑制前列腺素代谢。近年来有研究表明大剂量维生素 E 可以抑制系膜细胞的增殖，有延缓肾脏病慢性进展的作用，故推荐用于各种慢性肾脏病。

四、大剂量免疫球蛋白

近年来，部分学者提出大剂量免疫球蛋白对 HSPN 的严重病例尤其是激素抵抗的患儿有效，其用法为 2g/kg 每个月用一次，共 3 个月；或者 16.5%的溶液 0.35ml/kg 每 15 天用一次，共 6 个月。

五、XIII因子替代疗法

许多研究表明，HSPN 急性期血浆 XIII因子水平降低，且与腹部症状的严重程度呈负相关。目前认为 XIII因子浓缩剂的替代疗法有助于急性期症状如腹痛和消化道出血的缓解，但它的具体作用机制有待进一步明确。

六、益生菌治疗

HSP 消化道症状的常见表现为恶心、呕吐、腹痛，严重者可能发生呕血、便血等。益生菌作为有益于人体健康的肠道微生物，可以弥补肠道正常菌群的不足，起到调节和维持肠道平衡的作用。研究证实益生菌在治疗溃疡性结肠炎、肠易激综合征等自身免疫性肠道疾病和过敏性疾病中都发挥了作用。因此，研究用益生菌来治疗腹型 HSP 具有一定的临床意义。

七、严重病例的治疗

（1）急性胰腺炎：给予对症、支持疗法，卧床休息，少蛋白低脂少渣半流质饮食，注意维持水电解质平衡，并监测尿量和肾功能。

（2）肺出血：应在强有力支持疗法的基础上，排除感染后早期使用甲泼尼龙静脉冲击，并配合使用环磷酰胺或硫唑嘌呤，加强对症治疗，如贫血严重可予输血，呼吸衰竭时及早应用机械通气，并发 DIC 可行抗凝治疗。

（3）急进性肾小球肾炎（rapidly progressive glomerulonephritis，RPGN）：是紫癜性肾炎最严重的类型。呈广泛大新月体并表现为急进性肾炎的患者应给予强化免疫抑制治疗。另有主张采用血浆置换疗法以减轻免疫反应。对持续少尿或无尿而发生急性肾衰竭者，主张早作透析疗法，多采用腹膜透析。晚期病例如有慢性肾衰竭，可行血液透析、择期行肾移植。

第六节　不同临床及病理表现的治疗方案

紫癜性肾炎患儿的临床表现与肾脏病理损伤程度不完全一致，后者能更准确地反映病变程度。没有条件获得病理诊断时，可根据其临床分型选择相应的治疗方案。

一、孤立性血尿或病理Ⅰ级

专家建议仅对过敏性紫癜进行相应治疗，镜下血尿目前未见有确切疗效的文献报道。应密切监测患儿病情变化，目前建议需延长随访时间。

二、孤立性微量蛋白尿或合并镜下血尿或病理Ⅱa级

国外研究报道较少，KDIGO 指南建议对于持续蛋白尿>0.5～1g/（d·1.73m^2）的紫癜性肾炎患儿，应使用 ACEI 或 ARB 治疗。由于 ACEI 和 ARB 类药物有降蛋白尿的作用，指南建议可常规使用。尽管国内有多项关于雷公藤多苷治疗有效的报道，但目前雷公藤多苷药品说明书明确提示儿童禁用，故指南不再建议儿童使用雷公藤多苷治疗。

三、非肾病水平蛋白尿或病理Ⅱb、Ⅲa级

KDIGO 指南建议对于持续蛋白尿>1g/（d·1.73m^2）、已应用 ACEI 或 ARB 治疗、GFR>50ml/（min·1.73m^2）的患儿，给予糖皮质激素治疗 6 个月。目前国内外均有少数病例报道使用激素或联合免疫抑制剂治疗的报道。但对该类患儿积极治疗的远期疗效仍有待大规模多中心随机对照研究及长期随访。

四、肾病水平蛋白尿、肾病综合征、急性肾炎综合征或病理Ⅲb、Ⅳ级

KDIGO 指南建议对于表现为肾病综合征和（或）肾功能持续恶化的新月体性紫癜性肾炎的患儿应用激素联合环磷酰胺治疗。该组患儿临床症状及病理损伤均较重，均常规使用糖皮质激素治疗，且多倾向于激素联合免疫抑制剂治疗，其中疗效相对肯定的是糖皮质激素联合环磷酰胺治疗。若临床症状较重、肾病理呈弥漫性病变或伴有>50%新月体形成者，除口服糖皮质激素外，可加用甲泼尼龙冲击治疗，15～30mg/（kg·d），每日最大量不超过 1.0g，每日或隔日冲击，3 次为 1 个疗程。此外有研究显示，激素联合其他免疫抑制剂如环孢素 A、霉酚酸酯、硫唑嘌呤等亦有明显疗效。可供选择的治疗方案如下。

（1）糖皮质激素联合环磷酰胺冲击治疗：泼尼松 1.5～2mg/（kg·d），口服 4 周后改隔日口服，4 周后渐减量，在使用糖皮质激素基础上应用环磷酰胺静脉冲击治疗，常用方法为：①8～12mg/（kg·d），静脉滴注，连续应用 2 日、间隔 2 周为 1 个疗程；②一次 500～750mg/m^2，每月 1 次，共 6 次。环磷酰胺累积量≤168mg/kg。

（2）糖皮质激素联合钙调蛋白抑制剂：目前文献报道最多的仍是联合环孢素 A。环孢素 A 口服 4～6mg/（kg·d），每 12h 一次，于服药后 1～2 周查血药浓度，维持谷浓度在 100～200μg/L，诱导期 3～6 个月，诱导有效后逐渐减量。有报道，对于肾病水平蛋白尿患儿若同

时存在对泼尼松、硫唑嘌呤、环磷酰胺耐药时，加用环孢素 A 治疗可显著降低尿蛋白。

（3）糖皮质激素联合 MMF：MMF 20～30mg/（kg·d），分 2 次口服，3～6 个月后渐减量，总疗程 12～24 个月。

（4）糖皮质激素联合硫唑嘌呤：硫唑嘌呤 2mg/（kg·d），一般疗程 8 个月至 1 年。近年国内临床应用逐渐减少，多为国外应用报道。除以上免疫抑制剂外，日本及国内还有关于激素联合咪唑立宾或来氟米特治疗有效的临床报道，但均为小样本临床试验，具体疗效仍有待临床大规模多中心 RCT 研究验证。

五、急进性肾炎或病理Ⅴ、Ⅵ级

这类患儿临床症状严重、病情进展较快，治疗方案和前一级类似，现多采用三至四联疗法，常用方案为甲泼尼龙冲击治疗 1～2 个疗程后口服泼尼松+环磷酰胺（或其他免疫抑制剂）+肝素+双嘧达莫。亦有甲泼尼龙联合尿激酶冲击治疗+口服泼尼松+环磷酰胺+肝素+双嘧达莫治疗的文献报道。

（邱彩霞　郑　健）

第七章 中医治疗过敏性紫癜的常用方剂和药物

第一节 中医治疗过敏性紫癜的常用方剂

1. 麻黄连翘赤小豆汤

（1）来源：《伤寒论》。

（2）组成：麻黄 6g，连翘 6g，杏仁 6g，赤小豆 15g，大枣 4 枚，生梓白皮（桑白皮）15g，生姜 6g，甘草（炙）6g。

（3）功效：解表散邪，清热利湿。

（4）小儿肾脏病临床应用

1）主治：外感风寒，湿热内蕴之证。症见发热，恶寒，无汗，或身目俱黄，小便短黄，或汗出不彻，浮肿喘满，苔薄白，脉浮。

2）临证加减：若体质虚弱者，加党参、生黄芪以益气健脾；若尿少肿甚者，加茯苓皮、大腹皮以利水消肿；若血尿明显者，加小蓟、白茅根以凉血止血。

3）现代应用：多用于治疗急慢性肾小球肾炎、过敏性紫癜、紫癜性肾炎、肾盂肾炎、尿路感染、尿毒症、急性肾潴留及膀胱炎等，证属湿热壅积，膀胱气化失职兼表邪者。

（5）方解：方中麻黄、杏仁、生姜辛温宣发，解表散邪；连翘、赤小豆清热利湿；桑白皮清热利水、宣达肺气，使湿热之邪从小便而解；大枣、炙甘草健脾益气，使脾土健旺，制水有主。诸药相伍，共奏解表散邪，清热利湿之效。

（6）应用注意：服药期间宜低盐，忌辛辣之品，适量活动。

2. 银翘散

（1）来源：《温病条辨》。

（2）组成：金银花 9g，连翘 9g，桔梗 6g，薄荷 6g，竹叶 12g，荆芥 6g，淡豆豉 6g，牛蒡子 6g，生甘草 5g，芦根 15g。

（3）功效：辛凉透表，清热解毒。

（4）小儿肾脏病临床应用

1）主治：外感风热引起的发热无汗，微恶风寒，头痛口渴，咳嗽咽痛，小便短赤，舌质红，苔薄白或薄黄，脉浮数。

2）临证加减：若尿少肿甚者，加茯苓皮、大腹皮以利水消肿；若血尿明显者，加小蓟、白茅根以凉血止血；若有蛋白尿者，加蝉衣、玉米须；若有皮疹者，加紫草、浮萍、乌梅等。

3）现代应用：多用于治疗急慢性肾小球肾炎、过敏性紫癜、紫癜性肾炎、肾盂肾炎、尿路感染、尿毒症等，证属外感风热者。

（5）方解：金银花、连翘为君药，既有辛凉透邪清热之效，又有芳香辟秽解毒之功；荆芥、淡豆豉为臣药，辛温透表，助君药开皮毛而祛邪；薄荷、牛蒡子、桔梗宣肺利咽，生甘草清热解毒，竹叶清上焦之热，芦根清热生津，皆为佐使药。

（6）应用注意：服药期间宜低盐，忌辛辣之品，适量活动。

3. 芍药地黄汤

（1）来源：《外台秘要》。

（2）组成：生地黄 24g，芍药 12g，牡丹皮 9g，犀角（现以水牛角代替）30g。

（3）功效：清热解毒，凉血散瘀。

（4）小儿肾脏病临床应用

1）主治：热入血分证。症见身热夜甚，神昏谵语，斑色紫黑，或吐血、衄血、尿血、便血，舌绛起刺，脉细数，或喜忘如狂，漱水不欲咽，大便色黑易解等。

2）临证加减：若见热迫血妄行之出血证，加小蓟、白茅根、侧柏炭以增强凉血止血之力；若蓄血见喜忘如狂者，加大黄、黄芩以清热逐瘀；若郁怒而夹肝火者，加栀子、柴胡、黄芩以清泻肝火。

3）现代应用：多用于治疗过敏性紫癜、紫癜性肾炎、尿毒症及肾病患儿热伤血络而致的出血证。

（5）方解：方中犀角（水牛角）苦寒，入心肝血分，清热凉血，泻火解毒，使火平热降，毒解血宁，为君药。生地黄甘寒，清热凉血，养阴生津，既协君药清热凉血，又复已失之阴血，为臣药。芍药、牡丹皮清热凉血，活血散瘀，共为佐药。诸药合用，热清血宁而不动血，凉血止血又无留瘀，共奏清热解毒，凉血散瘀之功。

（6）应用注意：脾胃虚弱及阳虚失血者忌用。

4. 清营汤

（1）来源：《温病条辨》。

（2）组成：犀角（现以水牛角代替）9g，生地黄 15g，玄参 9g，竹叶心 9g，麦冬 9g，牡丹皮 6g，黄连 4.5g，金银花 9g，连翘 6g，丹参 15g。

（3）功效：清营透热，养阴活血。

（4）小儿肾脏病临床应用

1）主治：邪热内传营阴之证。症见身热夜甚，神烦少寐，时有谵语，目常喜开或喜闭，口渴或不渴，或斑疹隐隐，脉数，舌绛而干。

2）临证加减：若见热迫血妄行之出血证，加小蓟、白茅根、侧柏炭以增强凉血止血之力；若血尿明显者，加小蓟、白茅根以凉血止血；若有蛋白尿者加蝉衣、玉米须；若有皮疹者，加紫草、浮萍、乌梅等。

3）现代应用：多用于治疗过敏性紫癜、紫癜性肾炎、狼疮性肾炎及肾病患儿热伤血络而致的出血证。

（5）方解：本方为治邪热内传营阴之证。身热交阴则剧，神烦少寐，时有谵语，是为热扰心营，神明欲乱之征。目喜开、闭不一，皆为火热欲从外泄，阴阳不相既济所致。口渴或不渴，舌绛而干与斑疹隐隐等，前者是为营热阴伤；后者是为入营而未及血。故方用犀角（水牛角）咸寒、生地黄甘寒以清营凉血为君，是属于《素问·至真要大论》的"热淫于内，治以咸寒，佐以甘苦"的配伍方法。玄参、麦冬配生地黄以养阴清热为臣。佐以金银花、连翘、黄连、竹叶心清热解毒以透邪热，使入营之邪促其透出气分而解。叶天士有谓"入营犹可透热转气"，即本方配伍之意。牡丹凉血适血。本证热与瘀结而为瘀热，故配丹参活血以消瘀热。清营、养阴、活血相配，共收清营透热，养阴活血之功。

（6）应用注意：脾胃虚弱及阳虚失血者忌用。

5. 犀角地黄汤

（1）来源：《备急千金要方》。

（2）组成：犀角（现以水牛角代替）3g，生地黄30g，芍药12g，牡丹皮9g。

（3）功效：清热解毒，凉血散瘀。

（4）小儿肾脏病临床应用

1）主治：①热伤血络，症见吐血，衄血，便血，溲血等。②蓄血留瘀，症见善忘如狂，漱水不欲咽，胸中烦痛，自觉腹满，大便色黑易解等。③热扰心营，症见昏狂谵语，斑色紫黑，舌绛起刺。

2）临证加减：若血尿明显者，加小蓟、白茅根以凉血止血；若有蛋白尿者，加蝉衣、玉米须；若有皮疹者，加紫草、浮萍、乌梅等；若尿少肿甚者，加茯苓皮、大腹皮以利水消肿。

3）现代应用：多用于治疗过敏性紫癜、紫癜性肾炎、狼疮性肾炎及肾病患儿热伤血络而致的出血证。

（5）方解：本方主治诸症，有因热伤血络，迫血妄行者，阳络伤则血从上溢而为吐血、衄血；阴络伤则血从下溢而为便血、尿血；外溢肌肤，则见发斑成片，热甚则斑色紫黑。有因离经之血留而为瘀者，乃见漱不欲咽，胸中烦痛，大便色黑而易解。故本方以犀角（水牛角）清心、凉血、解毒为主；配生地黄一以凉血止血，一以养阴清热。芍药、牡丹皮既能凉血，又能散瘀。本方配伍特点是凉血与活血散瘀并用，正如叶天士所说"入血就恐耗血动血，直须凉血散血"。方用散血的意义，一是离经之血残留；更有热与血结成瘀，故有此配伍方法。

（6）应用注意：脾胃虚弱及阳虚失血者忌用。

6. 二妙丸

（1）来源：《丹溪心法》。

（2）组成：黄柏15g，苍术15g。

（3）功效：清热燥湿。

（4）小儿肾脏病临床应用

1）主治：湿热走注、筋骨寒痛，或湿热下注，两足痿软无力，或足膝红肿热痛，或湿热带下，或下部湿疮，小便短黄，舌苔黄腻。

2）临证加减：若加牛膝为三妙丸，牛膝能祛风湿，补肝肾，且引药下行，故三妙丸专治下焦湿热两脚麻木、麻痛、痿软无力；若加牛膝、薏苡仁则为四妙丸，利湿清热作用尤佳，主治湿热下注的两脚麻木肿痛等；若尿少肿甚者，加茯苓皮、大腹皮以利水消肿；若血尿明显者，加小蓟、白茅根以凉血止血；若有蛋白尿者，加蝉衣、玉米须。

3）现代应用：多用于治疗湿热下注引起的过敏性紫癜、紫癜性肾炎、狼疮性肾炎及肾病患儿。

（5）方解：本方所治诸证，皆为湿热下注所致。湿热注于筋骨，则筋骨疼痛，着于下肢，则足膝热、红肿疼痛；湿热不攘，筋脉弛缓，则病痿证；若下注带脉、前阴，则带下浑浊味臭。下部湿疮，小便短黄，舌苔黄腻，皆为湿热之象。故治宜清热燥湿。方中黄柏苦寒，寒以清热，苦以燥湿，且偏入下焦；苍术苦温，善能燥湿；两药相伍，合成清热燥湿之效，使热祛湿除，症自愈。

（6）应用注意：虚证，如阴虚、阳虚、气虚者慎用。

7. 甘露消毒丹

（1）来源：《医效秘传》。

（2）组成：飞滑石 15g，淡黄芩 10g，绵茵陈 11g，石菖蒲 6g，川贝母、木通各 5g，藿香、连翘、白蔻仁、薄荷、射干各 4g。

（3）功效：利湿化浊，清热解毒。

（4）小儿肾脏病临床应用

1）主治：湿温时疫之湿热并重证。症见发热倦怠，肢酸咽肿，胸闷腹胀，颐肿口渴，或身目发黄，小便短赤，或泄泻淋浊，舌苔黄腻或白腻或干黄，脉濡数或滑数。

2）临证加减：若咽颐肿痛较甚者，加板蓝根、山豆根、牛蒡子以解毒利咽散结；若热淋，小便涩痛者，加萹蓄、石韦、白茅根以清热通淋；若黄疸明显者，加大黄、栀子、金钱草以利胆退黄。

3）现代应用：多用于治疗肾病综合征、紫癜性肾炎、肾盂肾炎等证属湿热并重者。

（5）方解：方中飞滑石甘淡而寒，利水渗湿，清热解暑；绵茵陈苦泄下降，清利湿热，利胆退黄；淡黄芩苦寒，清热燥湿，泻火解毒，三药重用，正合湿热并重之病机，同为君药。藿香、白蔻仁、石菖蒲芳香化湿，醒脾和中，助君药祛湿之力，俱为臣药；木通清热利湿通淋，助君药导湿热下行从小便排出；川贝母、射干、连翘、薄荷清热解毒，透邪散结，利咽消肿，助君药解毒之力，同为佐药。诸药合用，渗利、芳化、清解并行，共奏利湿化浊，清热解毒之功。

（6）应用注意：本方清利湿热，易耗伤阴液，凡阴虚者不宜应用。小儿用量据病证酌情增减。

8. 防己黄芪汤

（1）来源：《金匮要略》。

（2）组成：防己 12g，黄芪 15g，甘草 6g，白术 9g。

（3）功效：益气祛风，健脾利水。

（4）小儿肾脏病临床应用

1）主治：表虚之风水或风湿证。症见汗出恶风，身重或肿，小便不利，舌淡苔白，脉浮。

2）临证加减：若肝脾不和见腹痛者，加白芍以柔肝缓急止痛；若气逆上冲见心悸者，加桂枝以平冲降逆；若肺气不宣而喘者，加少许麻黄以宣肺平喘；若风水较甚，全身浮肿较重，加茯苓、泽泻以利水退肿。

3）现代应用：多用于治疗急慢性肾小球肾炎、紫癜性肾炎、肾性水肿、肾盂积水等证属气虚不固，风湿郁滞者。

（5）方解：方中防己祛风利水消肿，黄芪补脾肺之气，益卫固表而止汗，两者相伍，祛风除湿而不伤正，益气固表而不恋邪，同为君药。白术甘温补虚，苦温燥湿，既助黄芪益气固表之功，又增防己祛湿行水之力，为臣药。煎时加姜、枣调和营卫，共为佐药。甘草益气和中，调和诸药，为佐使之用。诸药合用，祛邪而不伤正，固表而不留邪，共奏益气祛风，健脾利水之效。

（6）应用注意：水肿实证而兼有恶心、腹胀等症，不宜应用本方；若水湿壅盛，汗不出者，虽有脉浮恶风亦非本方所宜；小儿用量据病证酌情增减。

9. 五苓散

（1）来源：《伤寒论》。

（2）组成：猪苓 9g，泽泻 15g，白术 9g，茯苓 9g，桂枝 6g。

（3）功效：利水渗湿，温阳化气。

（4）小儿肾脏病临床应用

1）主治：外有表证，内停水湿之证。症见头痛发热，烦渴欲饮，或水入即吐，小便不利，舌苔白，脉浮，或水湿内停，水肿，泄泻，小便不利，以及霍乱吐泻等证。

2）临证加减：若正气不足，脾虚体弱者，加苍术、黄芪以益气健脾；若肺失宣降，上气喘急，加麻黄、葶苈子以宣降肺气；若腹中胀满，加陈皮、半夏、大腹皮以健脾行气；小便少、水肿甚者加车前草、桑白皮以宣肺利水。

3）现代应用：用于肾脏病水肿属水湿内停证的患儿。

（5）方解：方中重用泽泻为君，取其甘淡性寒，直达膀胱，利水渗湿。臣以茯苓、猪苓之淡渗，增强利水蠲饮之功；加白术健脾气而运化水湿。佐以桂枝一药两用，既能外解太阳之表，又能内助膀胱气化。五药合用使水行气化，表解脾健，而蓄水留饮诸疾自除。

（6）应用注意：本方为渗湿之品，不宜久服。

10. 五皮散

（1）来源：《华氏中藏经》。

（2）组成：生姜皮、桑白皮、陈橘皮、大腹皮、茯苓皮各等分（各 9g）。

（3）功效：利水消肿，理气健脾。

（4）小儿肾脏病临床应用

1）主治：水停气滞之皮水。症见一身悉肿，心腹胀满，肢体沉重，上气喘急，小便不利，苔白腻，脉沉缓。

2）临证加减：若正气不足，脾虚体弱者，加白术、黄芪以益气健脾；若肺失宣降，上气喘急，加麻黄、葶苈子以宣降肺气；若腹中胀满，加厚朴、莱菔子以消胀行气。

3）现代应用：多用于治疗急慢性肾小球肾炎、紫癜性肾炎等证属水停气滞者。

（5）方解：方中以茯苓皮味甘而淡，既可利水消肿，又可健脾渗湿，为君药。大腹皮行气导滞，行水消肿；陈橘皮理气和胃，醒脾燥湿，俱为臣药。桑白皮肃降肺气，通调水道而利水消肿；生姜皮散皮间水气以消肿，共为佐药。诸药合用，共奏利水消肿，理气健脾之效。

（6）应用注意：本方辛散渗利，不宜久服；服后忌食生冷、油腻之品。

11. 真武汤

（1）来源：《伤寒论》。

（2）组成：茯苓 9g，芍药 9g，白术 6g，生姜 9g，附子（炮去皮）9g。

（3）功效：温阳利水。

（4）小儿肾脏病临床应用

1）主治：脾肾阳虚，水气内停之证。症见患儿小便不利，四肢沉重疼痛，甚则浮肿，下肢尤甚，腹痛下利，苔白滑，脉沉细。或太阳病，汗出不解，心下悸，头眩，身瞤动，振振欲擗地。

2）临证加减：原书云"若咳者，加五味子、细辛、干姜；若小便利，去茯苓；若下利者，去芍药加干姜；若呕者，去附子加生姜，足前为半斤"。

3）现代应用：多用于治疗慢性肾炎、慢性肾衰竭、肾病综合征、肾结石、肾盂积水等证属阳虚水饮内停者。

（5）方解：方中附子大辛大热，下补肾阳以化气行水，中温脾阳以温运水湿，为君药。白术益气健脾，扶脾运化；茯苓利水渗湿，使湿邪从小便排出，两药俱为臣药。生姜温散水气，既助君药温阳散寒，又合臣药宣散水湿，为佐药。芍药亦为佐药，一则利小便以行水气，二则防止附子燥热伤阴，三则柔肝缓急以止腹痛。诸药合用，泻中有补，标本兼顾，共奏温阳利水之功。

（6）应用注意：湿热内停之尿少身肿者忌用；小儿用量据病证酌情增减。

12. 实脾散

（1）来源：《重订严氏济生方》。

（2）组成：厚朴（去皮，姜制，炒）、白术、木瓜（去瓤）、木香（不见火）、草果仁、大腹子、附子（炮，去皮脐）、白茯苓（去皮）、干姜（炮）各6g，甘草（炙）3g。

（3）功效：温阳健脾，行气利水。

（4）小儿肾脏病临床应用

1）主治：阳虚水肿之证。症见患儿身半以下肿甚，手足不温，口中不渴，胸腹胀满，大便溏薄，舌苔白腻，脉沉弦而迟。

2）临证加减：若尿少肿甚，加泽泻、猪苓以利水渗湿；若脘腹胀甚者，加陈皮、砂仁以行气消胀；若脾肺气虚见食少便溏，加黄芪、太子参以益气健脾。

3）现代应用：多用于治疗慢性肾小球肾炎、肾病综合征等证属脾肾阳虚，水停气滞者。

（5）方解：方中附子大辛大热，峻补元阳以化气行水；干姜辛热，温助脾阳而助运化以制水，两药合用，温肾暖脾，抑阴扶阳，俱为君药。白茯苓、白术益气健脾、利水渗湿，使水湿从小便排出，共为臣药。木瓜化湿和胃；草果仁燥湿温中；厚朴、木香、大腹子行气导滞，化湿行水，令气化则湿化，气顺则胀消，共为佐药。甘草、大枣益脾和中，甘草又能调和诸药，生姜兼可温散水气，同为佐使。诸药合用，脾肾同治，行气与利水共行，共奏温阳健脾，行气利水之效。

（6）应用注意：本方温阳行气之力较强，阳水证忌用。

13. 桃核承气汤

（1）来源：《伤寒论》。

（2）组成：桃仁（去皮尖）12g，大黄12g，桂枝6g，甘草（炙）6g，芒硝6g。

（3）功效：逐瘀泄热。

（4）小儿肾脏病临床应用

1）主治：下焦蓄血证。症见少腹急结，小便自利，甚则烦躁谵语，其人如狂，至夜发热，脉沉实而涩。

2）临证加减：若上部瘀热见面红目赤、吐血、衄血等，加牛膝、牡丹皮、栀子以清热凉血、导热下行；若兼气滞者，加木香、香附、乌药等以理气止痛；若跌打损伤，瘀血停留，疼痛不已者，加当归尾、三七、赤芍等以活血化瘀止痛。

3）现代应用：多用于治疗紫癜性肾炎、慢性肾盂肾炎、尿道综合征等证属下焦瘀热互结者。

（5）方解：方中桃仁味苦通泄，善泄血滞，化瘀力强；大黄苦寒沉降，既清瘀热，又下瘀血，两药并用，瘀热并治，俱为君药。芒硝泻热润燥软坚，协大黄泻下瘀热；桂枝通血脉、散寒凝，可助桃仁活血化瘀，又防大黄、芒硝寒凉凝血之弊，同为臣药。炙甘草调和药性，护胃安中，为佐使之用。诸药合用，瘀热同治，邪有出路，共奏逐瘀泻热之效。

（6）应用注意：体虚者慎用。

14. 小蓟饮子

（1）来源：《济生方》。

（2）组成：生地黄 30g，小蓟 15g，滑石 15g，木通 6g，蒲黄 9g，藕节 9g，淡竹叶 9g，当归 6g，山栀子 9g，炙甘草 6g。

（3）功效：凉血止血，利水通淋。

（4）小儿肾脏病临床应用

1）主治：热结下焦之血淋、尿血。症见尿中带血，小便频数，赤涩热痛，舌红苔黄，脉数。

2）临证加减：若血量较多，加大蓟、白茅根以增强凉血止血之功；若瘀热盛，小便赤涩热痛甚者，加石韦、蒲公英、黄柏以清热利湿；若尿夹膏脂，加萆薢、石菖蒲以分清泌浊；若血淋尿道疼痛剧烈者，加琥珀、海金沙以通淋化瘀止痛。

3）现代应用：多用于紫癜性肾炎、急性肾小球肾炎、急性泌尿系感染等以血尿为主要表现者，证属下焦湿热。

（5）方解：方中小蓟味甘苦性凉入血分，善清血分之热而凉血止血，兼能利尿通淋，尤宜于血淋、尿血之症，为君药。生地黄清热凉血止血，养阴生津；蒲黄、藕节凉血止血，活血化瘀，可使血止而不留瘀，合而为臣。滑石、淡竹叶、木通清热利湿，利尿通淋；山栀子清泄三焦火邪，导热下行；当归甘温之质润，既能补血活血，又有防诸药寒凉滞血之效，共为佐药。使以炙甘草缓急止痛，调和诸药。诸药合用，止血之中寓以化瘀、使血止而不留瘀，清利之中寓以养阴、使利水而不伤正，共成凉血止血为主，利水通淋为辅之方。

（6）应用注意：方中药物多属寒凉通利之品，不宜久服。若血淋、尿血日久正虚，非本方所宜。

15. 血府逐瘀汤

（1）来源：《医林改错》。

（2）组成：桃仁 12g，红花 9g，当归 9g，生地黄 9g，川芎 5g，赤芍 6g，牛膝 9g，桔梗 5g，柴胡 3g，枳壳 6g，甘草 3g。

（3）功效：活血祛瘀，行气止痛。

（4）小儿肾脏病临床应用

1）主治：胸中血瘀，血行不畅之证。症见胸痛、头痛日久不愈，痛如针刺而有定处，或呃逆日久不止，或饮水即呛，干呕，或内热瞀闷，或心悸怔忡，或夜不能寐，或急躁善怒，或入暮潮热，舌质暗红，舌边有瘀斑、瘀点，脉涩或弦紧。

2）临证加减：兼气滞者，加木香、香附、乌药等以理气止痛；病久深入脉络，瘀血停留者，加当归尾、三七、赤芍等以活血化瘀止痛；血尿者，加大蓟、白茅根以凉血止血。

3）现代应用：适用于各种肾脏病属实证的气滞血瘀患儿。

（5）方解：本方由桃红四物汤合四逆散加桔梗、牛膝而成。方中桃红四物汤活血化瘀而养血，四逆散行气和血而疏肝，桔梗开肺气，载药上行，合枳壳则升降上焦之气而宽胸，尤以牛膝通利血脉，引血下行，互相配合，使血活气行，瘀化热消而肝郁亦解，诸症自愈。

（6）应用注意：虚证、有出血倾向者慎用。

16. 桃红四物汤

（1）来源：《医宗金鉴》。

（2）组成：桃仁6g，红花4.5g，熟地黄6g，当归6g，芍药6g，川芎6g。

（3）功效：养血，活血，祛瘀。

（4）小儿肾脏病临床应用

1）主治：妇女经期超前，量多，色紫质黏稠，或有血块，腹痛腹胀者。

2）临证加减：肾气虚者，合肾气丸以补益肾气；肾阳虚者，加菟丝子、肉桂以温补脾肾；肾阴虚者，加知母、牡丹皮、鳖甲等以滋补肝肾之阴。

3）现代应用：经方新用，近年被广泛应用于各种肾脏病之病久入络，瘀血阻滞的患儿。

（5）方解：方以四物汤养血活血，加桃仁、红花并入血分而逐瘀行血。瘀血行则经水得以流通，而腹痛腹胀自消。

（6）应用注意：本方为逐瘀之剂，不宜久服。

17. 桂枝茯苓丸

（1）来源：《金匮要略》。

（2）组成：桂枝、茯苓、牡丹皮、桃仁（去皮尖）、芍药各9g。共为末、炼蜜为丸。

（3）功效：活血化瘀，缓消癥块。

（4）小儿肾脏病临床应用

1）主治：瘀血留滞胞宫。症见妊娠胎动不安，漏下不止，血色紫暗，腹痛拒按等。

2）临证加减：小便不利者，加泽泻、车前草以利水渗湿；血尿者，加小蓟、白茅根、仙鹤草以凉血止血。

3）现代应用：经方新用，近年被广泛应用于各种肾脏病之血瘀证患儿。

（5）方解：方中桂枝温通血脉；茯苓渗利下行而益心脾之气，既有助于行瘀血，亦有利于安胎元，共为君药。配伍牡丹皮、赤芍、桃仁以化瘀血，并清瘀热，共为臣药。丸以白蜜取其缓药力作用，为使药。诸药合用，共奏活血化瘀，缓消癥块之功效。

（6）应用注意：有出血倾向者慎用。

18. 六味地黄丸

（1）来源：《小儿药证直诀》。

（2）组成：熟地黄24g，山萸肉、干山药各12g，泽泻、牡丹皮、茯苓（去皮）各9g。

（3）功效：滋阴补肾。

（4）小儿肾脏病临床应用

1）主治：肾阴虚证。症见腰膝酸软，头晕目眩，耳聋耳鸣，盗汗，或虚火上炎而致骨蒸潮热，手足心热，或舌燥咽痛，或虚火牙痛，舌红少苔，脉沉细数。

2）临证加减：若阴虚火旺者，加黄柏、知母、玄参以清热降火；若阴虚肠燥者，加火麻仁、玄参以滋阴润肠通便；若兼纳差腹胀者，加陈皮、砂仁、白术以理气健脾。

3）现代应用：多用于治疗紫癜性肾炎、慢性肾炎、急性肾小球肾炎恢复期、慢性肾衰竭、肾结核、肾病综合征等证属肾阴不足者。

（5）方解：方中重用熟地黄，甘温质润，长于滋阴补肾，益精填髓，为君药。山萸肉补益肝肾，又能固精，于补益之中兼具封藏之功；干山药气阴双补，脾肺肾兼治，既能补肾固精，又能补益脾肺以助后天生化之源，同为臣药。泽泻利湿泄浊，兼防君药之滋腻；茯苓渗湿健脾，协干山药健脾而助运化；牡丹皮清泄相火，又制山萸肉之温涩，共为佐药。诸药相配，三补三泻，共奏滋阴补肾之功。

（6）应用注意：脾虚食少便溏者慎用。

19. 知柏地黄丸

（1）来源：《医方考》。

（2）组成：熟地黄 24g，山萸肉、干山药各 12g，泽泻、牡丹皮、茯苓（去皮）各 9g，知母（盐炒）、黄柏（盐炒）各 6g。

（3）功效：滋阴降火。

（4）小儿肾脏病临床应用

1）主治：阴虚火旺证。症见骨蒸潮热，腰膝酸痛，虚烦盗汗，头晕目眩、耳聋耳鸣，咽干口燥，舌红，脉细数。

2）临证加减：若阴虚血热者，加女贞子、墨旱莲以滋阴止血；若阴虚阳亢，头晕目眩者，加石决明、龟甲以滋阴潜阳。

3）现代应用：多用于治疗紫癜性肾炎、慢性肾炎、肾病综合征等证属阴虚火旺证者。

（5）方解：本方为六味地黄丸加知母、黄柏合方而成。六味地黄丸方中"三补"配伍"三泻"，然以补为主，重在滋补肾之阴精，六药相合，共成滋阴补肾之功。知母、黄柏泻相火、退骨蒸，知母兼能滋肾阴，与六味地黄丸同用，则本方滋阴降火之力益著。

（6）应用注意：阳虚内寒者不宜服用。

20. 肾气丸

（1）来源：《金匮要略》。

（2）组成：干地黄 24g，薯蓣（即山药）、山茱萸各 12 克，泽泻、茯苓、牡丹皮各 9 克，桂枝、附子各 3 克。

（3）功效：补肾助阳。

（4）小儿肾脏病临床应用

1）主治：肾阳不足证。腰痛脚软，下半身常有冷感，少腹拘急，小便不利或反多，入夜尤甚，舌淡胖，脉虚弱，迟部沉细，以及水肿、痰饮、脚气、消渴等。

2）临证加减：若夜尿多者，加益智仁、芡实、金樱子以温阳固摄；若痰饮咳喘者，加干姜、半夏、细辛等以温肺化饮。

3）现代应用：多用于治疗慢性肾炎、隐匿性肾炎等属肾阳不足者。

（5）方解：方中重用干地黄，滋阴补肾，益精填髓，为君药。山茱萸补益肝肾，既能益精，又能助阳，为平补阴阳之要药；山药气阴双补，脾肾双补，兼能固肾精，两药相合，助君药补肾益精之力。附子峻补元阳，益火消阴；桂枝助阳化气，温通经脉，两药相伍，补肾阳之虚，助气化之复，俱为臣药。茯苓利水渗湿、健脾益气；泽泻利湿泄浊；牡丹皮清泄相火，三药寓泻于补，使补而不滞，邪去而补药得力。诸药相合，助阳之弱以化水，滋阴之虚以生气，共奏补肾助阳之功。

（6）应用注意：肾阴不足，虚火上炎见咽干口燥、舌红少苔者，不宜使用本方。

21. 大补阴丸

（1）来源：《丹溪心法》。

（2）组成：黄柏（炒）120g，知母（酒浸炒）120g，熟地黄（酒蒸）180g，龟板（酥炙）180g，诸药为末，猪脊髓蒸熟，炼蜜为丸。

（3）功效：滋阴降火。

（4）小儿肾脏病临床应用

1）主治：肝肾阴虚，虚火上炎。症见骨蒸潮热，盗汗遗精，咳嗽咯血，心烦易怒，足膝疼热或痿软，舌红少苔，尺脉数而有力。

2）临证加减：若阴虚血热者，加女贞子、墨旱莲以滋阴止血；若阴虚阳亢，头晕目眩者，加石决明、龟甲以滋阴潜阳；若阴虚肠燥者，加火麻仁、玄参以滋阴润肠通便；血尿者，加小蓟、白茅根、仙鹤草以凉血止血；发热明显者加青蒿、地骨皮、鳖甲养阴清热。

3）现代应用：多用于治疗紫癜性肾炎、慢性肾炎、肾病综合征等证属阴虚火旺证者。

（5）方解：本方以滋阴降火立法，是为朱丹溪组方原意，即"阴常不足，阳常有余，宜常养其阴，阴与阳齐，则水能制火"，故方中以熟地黄、龟板滋补真阴，潜阳制火；猪脊髓、蜂蜜俱为血肉甘润之品，用以填精补阴以生津液，此为培本一面。黄柏苦寒泻相火以坚真阴；知母苦寒，上以清润肺热，下以滋润肾阴，用为清源的一面。两药配伍，以收培本清源之效。本证仅培本而其虚火难清，只清热，则病去犹恐复生，故须培本清源，以使阴盛阳潜，虚火降而虚热自清。

（6）应用注意：本证若兼食少便溏，以及火热属于实者，皆非本方所宜。

22. 归脾汤

（1）来源：《济生方》。

（2）组成：白术30g，茯神30g，黄芪30g，龙眼肉30g，酸枣仁30g，人参15g，木香15g，炙甘草8g，当归3g，远志（蜜炙）3g（当归、远志两味，是从《校注妇人良方》补入）。

（3）功效：益气补血，健脾养心。

（4）小儿肾脏病临床应用

1）主治：①心脾两虚证。思虑过度，劳伤心脾，气血不足，症见心悸怔忡，健忘不眠，盗汗虚热，食少体倦，面色萎黄，舌质淡，苔薄白，脉细缓。②脾不统血证。症见便血，以及妇女崩漏，月经超前，量多色淡，或淋漓不止，或带下。

2）临证加减：皮肤紫癜量多者，加藕节炭、地榆炭、茜草炭、三七粉（冲服）活血止血；鼻衄量多不止者，加白茅根、茜草炭、侧柏叶凉血止血；齿衄者，加藕节散瘀止血；尿血者，加小蓟、仙鹤草收敛止血；便血者，加地榆炭凉血止血。

3）现代应用：多用于治疗紫癜性肾炎、慢性肾炎、肾病综合征等证属心脾两虚、脾不统血证者。

（5）方解：方中以人参、黄芪、白术、甘草甘温补脾益气；当归甘辛温养肝而生心血；茯神、酸枣仁、龙眼肉甘平养心安神；远志交通心肾而定志宁心；木香理气醒脾，以防益气补血药滋腻滞气，有碍脾胃运化功能。故本方为养心与益脾并进之方，亦即益气与养血相融之剂。

（6）应用注意：阴虚火旺者慎用。

23. 补中益气汤

（1）来源：《脾胃论》。

（2）组成：黄芪 16~20g，炙甘草 5g，人参 10g，当归（酒焙干或晒）10g，橘皮 6g，升麻 3g，柴胡 3g，白术 10g。

（3）功效：补中益气，升阳举陷。

（4）小儿肾脏病临床应用

1）主治：①脾胃气虚证。症见发热，自汗出，渴喜温饮，少气懒言，体倦肢软，面色㿠白，大便稀溏，脉洪而虚，舌质淡，苔薄白。②气虚下陷证。症见脱肛，子宫下垂，久泻，久痢，久疟等，以及清阳下陷诸证。

2）临证加减：若气虚甚者，黄芪应重用；皮肤瘙痒者，加地肤子、浮萍、赤小豆、蝉蜕祛风止痒；尿血者，加藕节炭、白茅根、大小蓟、旱莲草凉血止血。

3）现代应用：多用于治疗紫癜性肾炎、慢性肾炎、肾病综合征等证属心脾胃气虚者。

（5）方解：本方以黄芪益气为君；人参、白术、炙甘草健脾益气为臣，共收补中益气之功。配橘皮理气，当归补血，均为佐药。升麻、柴胡升举下陷清阳，为补气方中的使药。综合全方配伍之意，一是补气健脾以治气虚之本；一是升提下陷阳气，以求浊降清升，于是脾胃和调，水谷精气生化有源，脾胃气虚诸证可以自愈。中气不虚，则升举有力，凡下脱、下垂诸证可以自复其位。

（6）应用注意：阴虚火旺者慎用。

第二节 中医治疗过敏性紫癜的常用药物

一、解表药

1. 麻黄

（1）来源：为麻黄科植物草麻黄 *Ephedra sinica* Stapf、中麻黄 *Ephedra intermedia* Schrenk et C.A.Mey.或木贼麻黄 *Ephedra equisetina* Bge.的干燥草质茎。

（2）性能：辛、微苦，温。归肺、膀胱经。

（3）功效：发汗解表，宣肺平喘，利水消肿。

（4）小儿肾脏病临床应用

1）水肿：本品上宣肺气、发汗解表，可使肌肤之水湿从毛窍外散，并通调水道、下输膀胱以下助利尿之力，故宜于急性肾炎综合征或各种慢性肾脏病急性发作、水肿而兼有表证者，药后不仅汗出表解，且尿量增多而水肿消退，若配生姜、白术等发汗解表、利水退肿药，疗效更佳，如《金匮要略》越婢加术汤。

2）外感风寒表证：本品善于宣肺气、开腠理、透毛窍而发汗解表，发汗力强，用治各种慢性肾脏病兼有表证者，如《伤寒论》麻黄汤。

（5）应用注意：本品发汗宣肺力强，凡表虚自汗、阴虚盗汗及肺肾虚喘者均当慎用。

2. 桂枝

（1）来源：为樟科植物肉桂 *Cinnamomum cassia* Presl 的干燥嫩枝。

（2）性能：辛、甘，温。归心、肺、膀胱经。

（3）功效：发汗解肌，温通经脉，助阳化气，平冲降逆。

（4）小儿肾脏病临床应用

1）水肿：本品温肾助阳、逐寒邪以助膀胱气化，而行水湿痰饮之邪，为治疗水肿的常用药。治疗肾炎水肿、尿少因膀胱气化不利者，常配伍茯苓、猪苓、泽泻等药，如《伤寒论》五苓散。

2）心悸、胸闷喘咳：本品能温助心阳，温通血脉，平冲降逆。治疗肾病因湿浊内停、水凌心肺而见心悸、胸闷、咳喘不能平卧者，常配伍白术、茯苓、甘草（苓桂术甘汤，《金匮要略》）合生脉散（《医学启源》）、葶苈大枣泻肺汤（《金匮要略》卷上），以温振心阳，化气利水。

3）外感风寒表证：本品通阳扶卫，开腠发汗之力较强，善于宣阳气于卫分，畅营血于肌表，故有助卫实表，发汗解肌，外散风寒之功。治疗肾炎伴有外感风寒者，常配伍麻黄，如《伤寒论》麻黄汤。

（5）应用注意：本品辛温助热，易伤阴动血，凡外感热病、阴虚火旺、血热妄行等证，均当忌用。

3. 荆芥

（1）来源：为唇形科植物荆芥 *Schizonepeta tenuifolia* Briq. 的干燥地上部分。

（2）性能：辛，微温。归肺、肝经。

（3）功效：祛风解表，透疹消疮，止血。

（4）小儿肾脏病临床应用

1）外感表证：本品长于发表疏风，微温不烈，药性和缓，对于外感表证，无论风寒、风热或寒热不明显者，均可广泛使用。治疗各种肾病合并外感，属风寒者，常配伍防风、羌活、独活等药，如《摄生众妙方》荆防败毒散；属风热者，常与连翘、金银花、薄荷等同用，如《温病条辨》银翘散。

2）尿血：本品炒炭，其性味由辛温变为苦涩平和，长于理血止血，可治尿血、便血等多种出血证。治膀胱热盛，或心火下移，小便溺血，脉弦数濡涩者，常配伍生地黄、柴胡、阿胶等药，如《医略六书》加减黑逍遥散。

3）癃闭：本品质轻透散，上宣肺气，常配伍大黄，升清降浊，用于治疗膀胱气化功能失常所致的癃闭（尿潴留），如《宣明论方》倒换散。

（5）应用注意：不宜久煎。

4. 防风

（1）来源：为伞形科植物防风 *Saposhnikovia divaricata*（Turcz.）Schischk. 的干燥根。

（2）性能：辛、甘，微温。归膀胱、肝、脾经。

（3）功效：祛风解表，胜湿止痛，止痉。

（4）小儿肾脏病临床应用

1）外感表证：本品以辛散祛风解表为主，兼能胜湿止痛，且甘缓微温不峻烈，故肾病合并外感风寒、风湿或风热表证均可配伍使用。合并风寒表证者常配伍荆芥、羌活、独活等药，如《摄生众妙方》荆防败毒散；并外感风湿者，常配伍羌活、藁本、川芎等药，如《内外伤辨惑论》羌活胜湿汤；合并风热表证者，常与薄荷、蝉蜕等辛凉解表药同用。又因其发散作用温和，对部分慢性肾病患者因免疫功能低下常感风邪者，可配伍白术、黄芪等药，祛邪不伤正，固表不留邪，共奏祛邪扶正之功，如《丹溪心法》玉屏风散。

2）皮肤瘙痒、发斑：本品辛温发散，长于祛风止痒，且药性平和，可用治多种肾脏病伴有皮肤病，其中以风邪（风寒、风热）所致之皮肤瘙痒较为常用。治风寒者，常配伍白芷、麻黄、苍耳子等药，如《太平惠民和剂局方》消风散；治风热者，常与蝉蜕、薄荷、僵蚕等药同用；治紫癜性肾炎因风邪夹热壅盛于血分而见发斑、色红、发热烦躁者，可配伍连翘、玄参、牛蒡子等药，如《张氏医通》化斑汤。

（5）应用注意：本品药性偏温，阴血亏虚、热病动风者不宜使用。

5. 蝉蜕

（1）来源：为蝉科昆虫黑蚱 *Cryptotympana pustulata* Fabricius 若虫羽化时脱落的皮壳。

（2）性能：甘，寒。归肺、肝经。

（3）功效：疏散风热，利咽开音，透疹，明目退翳，息风止痉。

（4）小儿肾脏病临床应用

1）外感风热表证：本品长于疏散肺经风热，宣肺利咽，且《医学衷中参西录》言其能"利小便"，故对肾病外感风热者尤为适宜。如张锡纯之宣解汤，以本品配伍滑石、连翘、甘草等药，治感冒久在太阳，致热蓄膀胱，小便赤涩。

2）惊风抽搐：本品甘寒，既能疏散肝经风热，又可凉肝息风止痉，故可治疗肾病伴肝风内动证。治疗小儿慢惊风，常配伍天南星、全蝎等药，如《幼科释谜》蝉蝎散。治疗小儿急惊风，常配伍栀子、僵蚕、天竺黄等药，如《幼科释谜》天竺黄散。

6. 菊花

（1）来源：为菊科植物菊 *Chrysanthemum morifolium* Ramat.的干燥头状花序。

（2）性能：辛、甘、苦，微寒。归肺、肝经。

（3）功效：疏散风热，平抑肝阳，清肝明目，清热解毒。

（4）小儿肾脏病临床应用

1）外感风热表证：本品味辛疏散，体轻达表，气清上浮，微寒清热，能疏散肺经风热，常用于治疗肾病合并风热感冒，常配伍桑叶、连翘、桔梗、薄荷等药，如《温病条辨》桑菊饮。

2）肝阳上亢，头晕头痛：本品能清肝热、平肝阳，治疗肾性高血压有肝阳上亢、头痛眩晕而胀者，常与石决明、珍珠母、白芍等平肝潜阳药同用。治疗肾病日久，肝肾阴虚，虚阳上亢而致头晕目眩、视物不清者，常与枸杞子、茯苓、山茱萸、山药等药同用，如《医级》杞菊地黄丸。

（5）应用注意：疏散风热宜用黄菊花，平肝、清肝明目宜用白菊花。

7. 浮萍

（1）来源：为浮萍科植物紫萍 *Spirodela polyrrhiza*（L.）Schleid.的干燥全草。

（2）性能：辛，寒。归肺、膀胱经。

（3）功效：宣散风热，透疹止痒，利尿消肿。

（4）小儿肾脏病临床应用

1）外感风热表证：本品辛寒，轻浮升散，有宣肺发汗，疏散风热之功，治疗肾病合并风热表证，常与薄荷、金银花、连翘等药同用。

2）水肿尿少：本品上可开宣肺气而发汗透邪，下可通调水道而利尿消肿，可治疗肾炎水肿而兼表证（风水），尤其是兼外感风热者，亦可用于不兼表证之水肿、小便不利者。

（5）应用注意：表虚自汗者不宜使用。

二、清热药

1. 知母

（1）来源：为百合科植物知母 *Anemarrhena asphodeloides* Bge.的干燥根茎。

（2）性能：苦、甘，寒。归肺、胃、肾经。

（3）功效：清热泻火，滋阴润燥。

（4）小儿肾脏病临床应用

1）盗汗：本品能滋肾阴、泻肾火，治疗慢性肾炎、急性肾炎恢复期、肾病综合征服用激素后所出现的盗汗、手足心热、舌红苔少、脉细数者，常与黄柏合六味地黄丸同用，如《医宗金鉴》知柏地黄丸。

2）内热消渴：本品苦甘寒质润，有滋阴润燥、生津止渴之功，治疗肾间质-小管损伤、肾病、干燥综合征等出现的口渴、尿多、舌红而干者，常与葛根、天花粉等同用，如《医学衷中参西录》玉液汤。

3）肺热咳嗽、阴虚燥咳：本品既能清肺热，又能润肺燥，治疗肾病兼见肺热咳嗽，咳痰色黄，常与栀子、瓜蒌、黄芩等同用，如《统旨方》清金化痰汤；治疗肾病兼阴虚燥咳，干咳少痰，常与贝母同用，如《急救仙方》二母散。

（5）应用注意：本品性寒质润，有滑肠作用，脾虚便溏者慎用。

2. 栀子

（1）来源：为茜草科植物栀子 *Gardenia jasminoides* Ellis 的干燥成熟果实。

（2）性能：苦，寒。归心、肺、三焦经。

（3）功效：泻火除烦，清热利湿，凉血解毒；外用消肿止痛。

（4）小儿肾脏病临床应用

1）淋证涩痛：本品能清泄三焦火邪，渗利膀胱湿热，亦能凉血止血，治血淋、热淋涩痛，常与车前子、滑石、瞿麦等同用，如《太平惠民和剂局方》八正散。

2）血热出血：栀子能清热凉血以止血，治疗血热妄行所致的多种出血及肾炎血尿证属血热者，常配伍白茅根、侧柏叶、大黄等药，如《十药神书》十灰散。

3）热病心烦：本品苦寒清降，能清泻三焦之火，泻心火而除烦，治疗肾病心烦焦虑不安，常配伍淡豆豉，如《伤寒论》栀子豉汤。

（5）应用注意：本品苦寒伤胃，脾虚便溏者慎用。

3. 黄芩

（1）来源：为唇形科植物黄芩 *Scutellaria baicalensis* Georgi 的干燥根。

（2）性能：苦，寒。归肺、胆、脾、大肠、小肠经。

（3）功效：清热燥湿，泻火解毒，止血，安胎。

（4）小儿肾脏病临床应用

1）热淋涩痛：本品苦寒，能清下焦湿热，常配伍柴胡，清解少阳湿热而治热结膀胱，小便淋沥涩痛。

2）血热出血：本品苦寒，清热泻火、凉血止血，治疗血热妄行所致的多种出血及紫癜性肾炎、慢性肾炎而有血尿者，常配伍防风，如《医级》子芩防风散。

3）湿热痞满：本品苦寒，能清肺胃、肝胆、大肠湿热，尤善清中上焦湿热。治疗肾病湿热中阻，痞满呕吐，舌苔黄腻，常配伍半夏、黄连、干姜等药，如《伤寒论》半夏泻心汤。

（5）应用注意：本品苦寒伤胃，脾胃虚寒者慎用。

4. 黄连

（1）来源：为毛茛科植物黄连 *Coptis chinensis* Franch.、三角叶黄连 *Coptis deltoidea* C.Y.Cheng et Hsiao 或云连 *Coptis teeta* Wall.的干燥根茎。

（2）性能：苦，寒。归心、脾、胃、肝、胆、大肠经。

（3）功效：清热燥湿，泻火解毒。

（4）小儿肾脏病临床应用

1）恶心呕吐：本品大苦大寒，清热燥湿力强，尤长于清泄中焦脾胃、大肠湿热，常用于治疗湿热泻痢、呕吐，也可用于治疗尿毒症期因湿浊内蕴，郁而化热，犯及于胃，和降失司而致的恶心呕吐、脘痞纳呆，常配伍吴茱萸、法半夏、竹茹、枳实、陈皮、茯苓等药，如黄连温胆汤（《六因条辨》）合左金丸（《丹溪心法》）。

2）高热神昏，心烦失眠：本品苦寒入心，清热泻火力强，尤善清心火，对心经热盛所致的多种病证均有较好疗效。治疗肾炎因肾阴亏虚、心肝火郁而致的心烦不眠者，常配伍白芍、阿胶等滋阴养血之品，如《伤寒论》黄连阿胶汤；治疗尿毒症晚期因热扰神明而见神昏谵语、烦躁不安、身热夜甚者，常配伍水牛角、生地黄、玄参等药，如《温病条辨》清营汤。

3）痈肿疖疮：本品既能清热燥湿，又能泻火解毒，尤善疗疔毒。治皮肤疮毒引发的急性肾小球肾炎，常配伍麻黄连翘赤小豆汤；治疗肾病伴发皮肤疮毒患者，常配伍黄芩、黄柏、栀子，如《外台秘要》黄连解毒汤。

（5）应用注意：本品大苦大寒，脾胃虚寒者忌用。苦燥伤阴，阴虚津伤者慎用。

5. 黄柏

（1）来源：为芸香科植物黄皮树 *Phellodendron chinense* Schneid.或黄檗 *Phellodendron amurense* Rupr.的干燥树皮。

（2）性能：苦，寒。归肾、膀胱、大肠经。

（3）功效：清热燥湿，泻火解毒，退虚热。

（4）小儿肾脏病临床应用

1）热淋涩痛，脚气肿痛：本品长于清泻下焦湿热，治疗湿热下注膀胱，小便短赤热痛，常配伍萆薢、车前子、茯苓等药，如《医学心悟》萆薢分清饮；治疗肾病因湿热蕴于下焦而致的脚气肿痛、痿证者，常配苍术、牛膝，如《医学心悟》三妙丸。

2）骨蒸劳热，盗汗：本品善泻下焦相火、退骨蒸，治疗慢性肾炎阴虚潮热、盗汗者，常配伍知母、生地黄、山茱萸等药，如《医宗金鉴》知柏地黄丸。

3）疮疡肿毒：本品既能清热燥湿，又能泻火解毒。内服治疗肾病因痈肿疮毒而诱发者，常与黄芩、黄连、栀子同用，如《外台秘要》黄连解毒汤；或外用与大黄共研细粉，醋调外搽，如《痈疽神验秘方》二黄散。

（5）应用注意：本品苦寒伤胃，脾胃虚寒者忌用。本品为马兜铃酸类药物，不宜长期、大剂量使用。

6. 金银花

（1）来源：为忍冬科植物忍冬 *Lonicera japonica* Thunb.的干燥花蕾或带初开的花。

（2）性能：甘，寒。归肺、心、胃经。

（3）功效：清热解毒，疏散风热。

（4）小儿肾脏病临床应用

1）疔疮肿毒、咽喉肿痛：本品清热解毒，散痈消肿力强，为治疗热毒疮痈之要药，适用于各种热毒壅盛之疔疮肿毒。治疗肾病合并皮肤疔疮肿毒，坚硬根深者，常配伍野菊花、蒲公英、紫花地丁等，如《医宗金鉴》五味消毒饮；治疗肾病温邪袭喉、咽喉肿痛者，常与马勃、连翘、射干等药同用，如《温病条辨》银翘马勃散。

2）外感风热表证：本品善于清肺经热邪，透热达表，可治疗肾病外感风热之证，常配伍薄荷、连翘、牛蒡子等药，如《温病条辨》银翘散。

（5）应用注意：脾胃虚寒及气虚疮疡脓清者忌用。

7. 连翘

（1）来源：为木犀科植物连翘 *Forsythia suspensa*（Thunb.）Vahl 的干燥果实。

（2）性能：苦，微寒。归肺、心、小肠经。

（3）功效：清热解毒，消肿散结，疏散风热。

（4）小儿肾脏病临床应用

1）疮疡肿毒：本品长于清心火、解疮毒，又能消散痈肿结聚，故有"疮家圣药"之美称。治疗肾炎伴有疮毒之症，可配伍金银花、蒲公英、紫花地丁等，如《医宗金鉴》五味消毒饮。

2）外感风热表证：本品外可疏散风热，内可清热解毒，常配伍金银花，如《温病条辨》银翘散，治疗肾病伴外感风热表证、温病初起者。

3）小便不利、水肿：本品兼有清心利尿之功，治疗湿热壅滞所致的小便不利或淋沥涩痛者，配伍车前子、白茅根、竹叶等，如《杂病源流犀烛》如圣散。治疗急性肾炎或慢性肾炎急性发作期的水肿，属风湿热毒者，常配伍麻黄、赤小豆、桑白皮等，如《伤寒论》麻黄连翘赤小豆汤。

（5）应用注意：脾胃虚寒及气虚脓清者不宜用。

8. 板蓝根

（1）来源：为十字花科植物菘蓝 *Isatis indigotica* Fort.的干燥根。

（2）性能：苦，寒。归心、胃经。

（3）功效：清热解毒，凉血利咽。

（4）小儿肾脏病临床应用：本品善于清解实热火毒，凉血利咽，尤以解毒利咽散结之功见长。可治疗多种瘟疫热毒之证。也可治疗乙型肝炎相关性肾炎，可配伍大青叶、紫草、茵陈等；治疗紫癜性肾炎、狼疮性肾炎等热毒盛者，可与紫草、赤芍、连翘等清热凉血药同用。治肾病发热头痛、咽喉红肿热痛有脓者，常配伍牛蒡子、黄连、连翘等药，如《东垣试效方》普济消毒饮。

（5）应用注意：体虚而无实火热毒者忌服，脾胃虚寒者慎用。

9. 蒲公英

（1）来源：为菊科植物蒲公英 *Taraxacum mongolicum* Hand. –Mazz.、碱地蒲公英 *Taraxacum borealisinense* Kitam.或同属数种植物的干燥全草。

（2）性能：苦、甘，寒。归肝、胃经。

（3）功效：清热解毒，消肿散结，利湿通淋。

（4）小儿肾脏病临床应用

1）疗疮肿毒：本品苦寒，善清泄热毒、消痈散结，且能清利湿热、利尿消肿，治疗内外热毒疮痈诸证。也可治疗疮毒内归、湿热内结所致的肾病综合征、急慢性肾炎、狼疮性肾炎、紫癜性肾炎等急性发作期，常配伍金银花、紫花地丁、野菊花等，如《医宗金鉴》五味消毒饮。

2）热淋涩痛：本品亦为"通淋妙品"（《本草备要》），清利湿热，利尿通淋作用较佳，治疗湿热引起的热淋涩痛、小便黄赤，常与金钱草、白茅根、车前子等利尿通淋药同用。

（5）应用注意：用量过大可致缓泻。

10. 鱼腥草

（1）来源：为三白草科植物蕺菜 *Houttuynia cordata* Thunb.的新鲜全草或干燥地上部分。

（2）性能：辛，微寒。归肺经。

（3）功效：清热解毒，消痈排脓，利尿通淋。

（4）小儿肾脏病临床应用

1）痰热咳嗽：本品以清解肺热见长，又具消痈排脓之功，是治疗肺热咳嗽、肺痈吐脓之要药。也可治疗肾病合并肺热咳嗽痰黄者，常与黄芩、浙贝母、知母等同用。

2）热淋涩痛：本品善清膀胱湿热，有清热除湿、利水通淋之功。治疗小便淋沥涩痛，可配伍海金沙、白茅根、车前子等。

（5）应用注意：虚寒证及阴性疮疡者忌服。

11. 半边莲

（1）来源：为桔梗科植物半边莲 *Lobelia chinensis* Lour.的干燥全草。

（2）性能：辛，平。归心、小肠、肺经。

（3）功效：清热解毒，利水消肿。

（4）小儿肾脏病临床应用：本品有利水消肿之功，治疗鼓胀水肿、小便不利。用于水湿停蓄，大腹水肿，常配伍金钱草、大黄、枳实等；治湿热黄疸，小便不利，常配伍茵陈、栀子、泽泻等。

（5）应用注意：虚证水肿者忌用。

12. 白花蛇舌草

（1）来源：为茜草科植物白花蛇舌草 *Oldenlandia diffusa*（willd.）Roxb.的全草。

（2）性能：微苦、甘，寒。归胃、大肠、小肠经。

（3）功效：清热解毒，利湿通淋。

（4）小儿肾脏病临床应用

1）热淋小便不利、水肿：本品有清热利湿通淋之功，治疗热淋小便不利、水肿者。治小便淋沥涩痛，常配车前子、白茅根、石韦等药。

2）痈肿疮毒，咽喉肿痛：本品苦寒，有较强的清热解毒作用，治疗热毒所致诸证。治疗各种肾炎伴发咽喉肿痛者，常与玄参、黄芩、板蓝根等同用；伴皮肤痤疮疖肿或乙肝相关性肾炎，可与紫花地丁、蒲公英、金银花等药同用。

（5）应用注意：阴疽及脾胃虚寒者忌用。

13. 生地黄

（1）来源：为玄参科植物地黄 *Rehmannia glutinosa* Libosch.的新鲜或干燥块根。

（2）性能：甘、苦，寒。归心、肝、肾经。

（3）功效：清热凉血，养阴生津。

（4）小儿肾脏病临床应用

1）阴虚内热，消渴：本品既善养阴清热，又能生津止渴，是治阴虚津亏燥热证的常用药。治疗各种肾病阴虚有热者，与知母、麦冬、牡丹皮等合用，如《古今医统》黄膏；治疗糖尿病肾病口干渴明显者，与山药、黄芪、葛根等合用，如《医学衷中参西录》滋膵饮。

2）血热出血：本品善清营血分之热，有凉血止血之效。治疗肾炎因湿热蕴于下焦，热伤血络之尿血症者，常与地榆、小蓟、大蓟等合用，如《石室秘录》两地丹；治疗风热入营血分之尿血症者，常与金银花、连翘、丹参等药合用，如《温病条辨》清营汤。

3）小便遗沥涩痛：本品既善养阴，又能清心以泻小肠火，治疗心经热盛，移热于小肠，小便遗沥涩痛，常与竹叶、生甘草、通草等药同用，如《小儿药证直诀》导赤散。

（5）应用注意：脾虚湿滞，腹满便溏者不宜使用。

14. 赤芍

（1）来源：为毛茛科植物赤芍 *Paeonia lactiflora* Pall.或川赤芍 *Paeonia veitchii* Lynch 的干燥根。

（2）性能：苦，微寒。归肝经。

（3）功效：清热凉血，化瘀止痛。

（4）小儿肾脏病临床应用

1）血热出血：本品善于清泻血分郁热而凉血止血散瘀，治疗各种肾病血分瘀热证见发热、尿血鲜红者，常配伍生地黄、白茅根、大小蓟等清热凉血药。治湿热淋证，小便淋漓涩痛，常配伍车前子、虎杖、滑石等清利湿热药。

2）瘀滞疼痛：本品具有活血化瘀止痛之效，治疗肾脏病兼见肝郁血滞之胁痛，常与牡丹皮、柴胡等同用，如《博济方》赤芍药散；治疗跌打损伤，瘀肿疼痛，常配伍虎杖，如《圣济总录》虎杖散。

（5）应用注意：反藜芦。

15. 牡丹皮

（1）来源：为毛茛科植物牡丹 *Paeonia suffruticosa* Andr.干燥根皮。

（2）性能：苦、辛，微寒。归心、肝、肾经。

（3）功效：清热凉血，活血祛瘀。

（4）小儿肾脏病临床应用

1）血热出血：本品既能清血分热邪，又能除血中瘀滞，有止血不留瘀、活血不妄行之特性，可治疗各种肾病血分瘀热证者，常配伍生地黄、赤芍、大小蓟等清热凉血药。

2）瘀滞疼痛：本品具有活血祛瘀之效，治疗肾脏病兼见瘀滞肿痛，常与桂枝、川芎、桃仁等同用，如《金匮要略》桂枝茯苓丸。

（5）应用注意：血虚有寒者不宜用。

16. 紫草

（1）来源：为紫草科植物新疆紫草 *Arnebia euchroma*（Royle）Johnst.或内蒙紫草 *Arnebia guttata* Bunge 的干燥根。

（2）性能：甘、咸，寒。归心、肝经。

（3）功效：清热凉血，活血解毒，透疹消斑。

（4）小儿肾脏病临床应用

1）皮肤斑疹：本品既能凉血活血，又善解毒透疹，可治疗紫癜性肾炎及热毒导致皮肤斑疹紫红、小便短赤、心烦等症者，常与赤芍、生地黄、蝉蜕等药配伍，如《张氏医通》紫草快斑汤。

2）尿血、小便不利：本品长于清热凉血，活血解毒，可治疗肾炎热灼血络之尿血、小便不利，常与生地黄、大小蓟、赤芍等清热凉血药同用；治血淋，尿血鲜红、小便淋漓涩痛，常与滑石、瞿麦、鸭跖草等清热利湿药同用。

（5）应用注意：本品性寒而滑利，脾虚便溏者忌服。

三、泻下药

大黄

（1）来源：为蓼科植物掌叶大黄 *Rheum palmatum* L.、唐古特大黄 *Rheum tanguticum* Maxim.ex Balf.或药用大黄 *Rheum officinale* Baill.的干燥根和根茎。

（2）性能：苦，寒。归脾、胃、大肠、肝、心包经。

（3）功效：泻下攻积，清热泻火，凉血解毒，逐瘀通经，利湿退黄。

（4）小儿肾脏病临床应用

1）积滞便秘：本品苦寒降泄，有较强的泻下作用，能荡涤肠胃，推陈致新，是治疗积滞便秘之要药，可治疗肾衰竭，尿毒症期大便不通，浊邪壅塞三焦，清浊相混、升降失常者，使浊邪从下而出。

2）热淋涩痛：本品能泻下通便，导湿热外出，可治疗湿热淋证、水肿、小便不利，常与木通、栀子、车前子等药同用，如《太平惠民和剂局方》八正散。

（5）应用注意：本品为峻烈攻下之品，易伤正气，如非实证，不宜妄用；本品苦寒，易伤胃气，脾胃虚弱者慎用。

四、化湿药

1. 广藿香

（1）来源：为唇形科植物广藿香 *Pogostemon cablin*（Blanco）Benth.的地上部分。

（2）性能：辛，微温。归脾、胃、肺经。

（3）功效：芳香化浊，和中止呕，发表解暑。

（4）小儿肾脏病临床应用

1）湿浊中阻，脘腹痞闷：本品为芳香化湿要药，可治疗各型肾炎、肾小管性酸中毒、肾病综合征等出现湿浊中阻，脘腹痞闷，恶心欲呕等症，常配伍苍术、厚朴等药，如《太平惠民和剂局方》不换金正气散。

2）呕吐：本品既能化湿醒脾，又能和中止呕，治疗湿阻中焦所致的呕吐。慢性肾衰竭、尿毒症因湿浊郁毒壅滞中焦而致的恶心呕吐，偏寒湿者可配伍半夏、茯苓、生姜等药，如《金匮要略》小半夏加茯苓汤，偏湿热者可配伍茵陈、黄芩、滑石等药，如《温热经纬》甘露消毒丹。

2. 苍术

（1）来源：为菊科多年生草本植物茅苍术 *Atractylodes lancea*（Thunb.）DC.或北苍术 *Atractylodes chinensis*（DC.）Koidz.的干燥根茎。

（2）性能：辛、苦，温。归脾、胃、肝经。

（3）功效：燥湿健脾，祛风散寒，明目。

（4）小儿肾脏病临床应用

1）湿浊中阻，脘腹痞闷：本品为燥湿健脾要药，可治疗肾病患者湿阻中焦、脾失健运所致的脘腹痞闷、呕恶食少、舌苔白腻等症，常配伍厚朴、陈皮等药，如《太平惠民和剂局方》平胃散。

2）水肿：本品既能外祛风湿，又能内化湿浊，可治疗肾病之水湿壅盛而面浮肢肿，偏寒湿者与茯苓、猪苓等利水渗湿药配伍，如《证治准绳》胃苓汤，偏湿热者同黄芩、黄柏等清热燥湿药配伍。

（5）应用注意：阴虚内热、多汗者忌用。

3. 砂仁

（1）来源：为姜科植物阳春砂 *Amomum villosum* Lour.、绿壳砂 *Amomum villosum* Lour. Var. *xanthioides* T.L.Wu et Senjen 或海南砂 *Amomum longiligulare* T.L.Wu 的干燥成熟果实。

（2）性能：辛，温。归脾、胃、肾经。

（3）功效：化湿开胃，温脾止泻，理气安胎。

（4）小儿肾脏病临床应用：本品辛散温通，气味芬芳，善入脾胃，具有化湿行气、醒脾和胃之良效，可治疗慢性肾衰竭脾胃气滞证，配伍木香、枳实等药，如《景岳全书》香砂枳术丸；治疗慢性肾衰竭脾胃虚弱证，常与白术、党参、茯苓等健脾益气药同用，如《太平惠民和剂局方》香砂六君子汤。

（5）应用注意：阴虚血燥者慎用。

4. 豆蔻

（1）来源：为姜科草本植物白豆蔻 *Amomum kravanh* Pierre ex Gagnep.或爪哇白豆蔻 *Amomum compactum* Soland ex Maton 的干燥成熟果实。

（2）性能：辛，温。归肺、脾、胃经。

（3）功效：化湿行气，温中止呕，开胃消食。

（4）小儿肾脏病临床应用：本品气味芳香，既能化中焦湿浊、行脾胃之气，又能温中止呕，治疗肾病因脾胃虚寒、湿浊中阻而致的脘腹痞闷、呕恶纳呆等症，可配伍砂仁、藿香、陈皮等药，如《沈氏尊生书》白豆蔻汤。

（5）应用注意：阴虚血燥者慎用。

五、利水渗湿药

1. 茯苓

（1）来源：为多孔菌科真菌茯苓 *Poria cocos*（Schw.）Wolf 的干燥菌核。

（2）性能：甘、淡，平。归心、脾、肾经。

（3）功效：利水渗湿，健脾宁心。

（4）小儿肾脏病临床应用

1）水肿、小便不利：本品甘能健脾、淡能渗湿，既能祛邪、又能扶正，利水而不伤正，实为利水消肿之要药，凡水湿为患之证皆可用之。如治疗水湿内停所致的水肿、小便不利，可配伍白术、猪苓、桂枝等药，如《伤寒论》五苓散；治疗水热互结，阴虚所致的小便不利、水肿，可配伍猪苓、阿胶、滑石等药，如《伤寒论》猪苓汤；治疗脾肾阳虚水肿，配伍附子、白术、生姜等，如《伤寒论》真武汤。

2）脾虚食少、便溏泄泻：本品能健脾补中，促进脾胃运化功能，可治疗肾病患者伴倦怠乏力、食少便溏，常与人参、白术、甘草同用，如《太平惠民和剂局方》四君子汤；治脾虚湿盛泄泻，常配山药、扁豆、白术等，如《太平惠民和剂局方》参苓白术散。

3）心悸，失眠：本品补益心脾而安神，可治疗肾病患者心脾两虚之心悸怔忡、失眠多梦，常与黄芪、白术、当归等药同用，如《济生方》归脾汤。

（5）应用注意：本品性泄利，故阴虚而无湿热、气虚下陷者慎服。

2. 薏苡仁

（1）来源：为禾本科植物薏米 *Coix lacryma-jobi* L.var.*ma-yuen*（Roman.）Stapf 的干燥成熟种仁。

（2）性能：甘、淡，凉。归脾、胃、肺经。

（3）功效：利水渗湿，健脾止泻，除痹，排脓，解毒散结。

（4）小儿肾脏病临床应用

1）水肿，小便不利：本品既利水消肿，又健脾补中，可治疗各类肾病兼脾虚湿困之水肿、小便不利，常与白术、茯苓、黄芪等配伍。

2）脾虚泄泻：本品渗除脾湿、健脾止泻，可治疗肾病伴脾虚湿盛之泄泻，常配伍人参、茯苓、白术等药，如《太平惠民和剂局方》参苓白术散。

（5）应用注意：本品性泄利，故阴虚而无湿热、气虚下陷者慎服。

3. 猪苓

（1）来源：为多孔菌科真菌猪苓 *Polyporus umbellatus*（Pers.）Fries 的干燥菌核。

（2）性能：甘、淡，平。归肾、膀胱经。

（3）功效：利水渗湿。

（4）小儿肾脏病临床应用：本品甘淡渗泄，功专通水道、利小便、祛水湿，利水渗湿作用较强，可治疗肾炎、肾病等因水湿停滞所致的各种水肿。治疗水湿内停所致的水肿、小便不利，可配白术、茯苓等药，如《明医指掌》四苓散；治疗肠胃寒湿、泄泻无度，可配黄柏、肉豆蔻等药，如《圣济总录》猪苓丸。治疗阴虚有热之小便不利、淋浊，可与茯苓、阿胶、滑石等药同用，如《伤寒论》猪苓汤。

（5）应用注意：本品性泄利，故阴虚而无湿热、气虚下陷者慎服。

4. 玉米须

（1）来源：为禾本科植物玉蜀黍 *Zea mays* L.的干燥花柱和柱头。

（2）性能：甘，平。归肝、肾经。

（3）功效：利尿消肿，利湿退黄。

（4）小儿肾脏病临床应用：本品甘淡渗利，有通利小便，消退水肿之功，治疗肾炎水肿、小便不利，可用大剂量本品煎服，如岳美中老中医治小儿肾炎单用本品持久服用；治疗脾虚水肿，可与茯苓、白术等药同用；治疗膀胱湿热之小便短赤涩痛，可单味大量煎服，或配车前草、珍珠草等利尿通淋药。

（5）应用注意：本品性泄利，故阴虚而无湿热、气虚下陷者慎服。

5. 车前子

（1）来源：为车前科植物车前 *Plantago asiatica* L.或平车前 *Plantago depressa* Willd.的干燥成熟种子。

（2）性能：甘，寒。归肝、肾、肺、小肠经。

（3）功效：清热利尿通淋，渗湿止泻，明目，祛痰。

（4）小儿肾脏病临床应用：本品具有良好的清利湿热、利尿通淋之效，善于通窍而利水道，治疗肾病水湿停滞水肿、小便不利，常配猪苓、茯苓等药；治疗病久肾虚，腰重脚肿，常同熟地黄、山茱萸、牛膝等配伍，如《济生方》济生肾气丸；治疗湿热下注，蕴结膀胱所致的小便淋漓涩痛者，可与滑石、瞿麦等药配伍，如《太平惠民和剂局方》八正散。

（5）应用注意：车前子布包不宜过紧，以免药包膨胀，影响药效成分溶出。

6. 滑石

（1）来源：为硅酸盐类矿物滑石族滑石，主含含水硅酸镁 $[Mg_3(Si_4O_{10})(OH)_2]$。

（2）性能：甘、淡，寒。归膀胱、肺、胃经。

（3）功效：利尿通淋，清热解暑；外用祛湿敛疮。

（4）小儿肾脏病临床应用

1）热淋，石淋，尿热涩痛：本品甘淡而寒，性滑利窍，能清利膀胱湿热，有利尿通淋之功，治疗肾病患者因湿热蕴结膀胱引起的小便不利、热淋或尿闭等症，可配车前子、瞿麦、栀子等药，如《太平惠民和剂局方》八正散；治疗石淋，常配海金沙、金钱草等利尿通淋药。

2）暑湿，湿温。本品能利水湿、解暑热，是治疗暑湿、湿温之常用药。治疗肾病患者伴暑热外感或暑湿内困，常配甘草，如《伤寒标本》六一散；治疗暑温夹湿及湿温初起之头痛恶寒、身重胸闷等，可与白蔻仁、薏苡仁、苦杏仁等药同用，如《温病条辨》三仁汤。

（5）应用注意：脾虚、热病伤津者慎用。

7. 瞿麦

（1）来源：为石竹科植物瞿麦 *Dianthus superbus* L.或石竹 *Dianthus chinensis* L.的干燥地上部分。

（2）性能：苦，寒。归心、小肠经。

（3）功效：利尿通淋，活血通经。

（4）小儿肾脏病临床应用：本品能清心与小肠火，导热下行，有利尿通淋之效，为治疗淋证常用药。治尿路感染之热淋，小便不利，淋漓涩痛，常配萹蓄、车前子、栀子等，如《太平惠民和剂局方》八正散；治疗下焦热结，小便淋沥有血，可与栀子、甘草等药配伍，如《太平惠民和剂局方》立效散；治疗石淋，小便不通，常与车前子、滑石、石韦等药同用，如《证治汇补》石韦散。

（5）应用注意：脾、肾气虚者慎用。

8. 萹蓄

（1）来源：为蓼科植物萹蓄 *Polygonum aviculare* L.的干燥地上部分。

（2）性能：苦，微寒。归膀胱经。

（3）功效：利尿通淋，杀虫，止痒。

（4）小儿肾脏病临床应用：本品能清利下焦湿热，具有利尿通淋之功。治疗尿路感染之湿热下注，热淋涩痛，小便短赤，常与车前子、瞿麦、栀子等配伍，如《太平惠民和剂局方》八正散；治疗血淋，常与大蓟、小蓟、白茅根等清热凉血药同用。

（5）应用注意：脾虚者慎用。

9. 地肤子

（1）来源：为藜科植物地肤 *Kochia scoparia*（L.）Schrad.的干燥成熟果实。

（2）性能：辛、苦，寒。归肾、膀胱经。

（3）功效：清热利湿，祛风止痒。

（4）小儿肾脏病临床应用

1）淋沥涩痛，小便不利：本品能清利下焦湿热，而达通淋之功。治疗尿路感染之膀胱湿热，小便不利，淋沥涩痛，常和瞿麦、冬葵子等药同用，如《济生方》地肤子汤。

2）皮肤瘙痒：本品味辛能散，能去皮肤之湿热与风邪而止痒，治疗肾病合并皮肤湿疹、风疹、荨麻疹、皮肤瘙痒症、紫癜性肾炎等，可与蝉蜕、防风、黄柏等药同用。

（5）应用注意：阴虚及无湿热者忌服。

10. 石韦

（1）来源：为水龙骨科植物庐山石韦 *Pyrrosia sheareri*（Bak.）Ching、石韦 *Pyrrosia lingua*（Thunb.）Farwell 或有柄石韦 *Pyrrosia petiolosa*（Christ）Ching 的干燥叶。

（2）性能：甘、苦，微寒。归肺、膀胱经。

（3）功效：利尿通淋，清肺止咳，凉血止血。

（4）小儿肾脏病临床应用：本品能清利膀胱，具有良好的利尿通淋之功，并可止血，为治疗淋证的常用药。治疗血淋及急慢性肾炎等有水肿、血尿者，常与当归、芍药、蒲黄等配伍，如《备急千金要方》石韦散；治疗热淋及泌尿系感染，如《太平圣惠方》用本品与滑石为末服；治疗石淋及泌尿系结石，常和滑石为末，用米饮或蜜冲服，如《古今录验》石韦散。

（5）应用注意：气虚、阴虚、脾胃虚寒者慎用。

六、温里药

附子

（1）来源：为毛茛科植物乌头 *Aconitum carmichaelii* Debx.的子根的加工品。

（2）性能：辛、甘，大热。有毒。归心、肾、脾经。

（3）功效：回阳救逆，补火助阳，散寒止痛。

（4）小儿肾脏病临床应用

1）肾阳虚衰、夜尿频多，虚寒吐泻、脘腹冷痛，阴寒水肿：本品辛甘大热，有峻补元阳、益火消阴之功，能上助心阳以通脉、中温脾阳以健运、下补肾阳以益火，故肾、脾、心诸脏阳气衰弱者均可选用。治疗慢性肾炎、肾病综合征、慢性肾衰竭患者肾阳虚衰而见腰膝酸痛、形寒肢冷、夜尿频多等，常与熟地黄、山茱萸等药同用，如《景岳全书》右归丸；治疗脾肾阳虚、寒湿内盛所致的脘腹冷痛、大便溏泻等，常与白术、党参、干姜等同用，如《太平惠民和剂局方》附子理中汤；治脾肾阳虚，水气内停所致的肢体浮肿、小便不利者，常配茯苓、白术等药物，如《伤寒论》真武汤。

2）亡阳虚脱，肢冷脉微：本品既能助心阳以通脉、补肾阳以益火，又能温里散寒，以利阳气恢复，为"回阳救逆第一品药"。治疗肾衰竭患者因心阳衰微出现的大汗淋漓、手足厥冷、脉微欲绝者，常配人参，如《正体类要》参附汤。

（5）应用注意：阴虚阳亢者忌用。反半夏、瓜蒌、贝母、白蔹、白及。生品外用，内服须炮制。若内服过量，或炮制、煎煮方法不当，可引起中毒。

七、理气药

1. 陈皮

（1）来源：为芸香科植物橘 *Citrus reticulata* Blanco 及其栽培变种的干燥成熟果皮。

（2）性能：辛、苦，温。归脾、肺经。

（3）功效：理气健脾，燥湿化痰。

（4）小儿肾脏病临床应用

1）脾胃气滞，脘腹胀满，食少吐泻：本品长于行脾胃之气，调中快膈，凡肾病兼见脾胃气滞之证者均可选用。治疗肾病兼脾胃气滞而见脘胀食少、恶心呕吐等，常与人参、竹茹、甘草等配伍，如《金匮要略》橘皮竹茹汤；治疗寒湿阻滞脾胃，常配厚朴、苍术等，如《太平惠民和剂局方》平胃散；治疗脾虚气滞，纳差、食后腹胀，常配人参、茯苓、白术等药，如《小儿药证直诀》异功散。

2）湿浊中阻，脘闷纳呆：本品既能燥湿化浊，又能理气宽胸，可治疗肾病兼夹湿浊中阻或痰湿壅滞而见脘闷纳呆、便溏、苔厚腻等，常与茯苓、半夏等配伍，如《太平惠民和剂局方》二陈汤。

（5）应用注意：性偏温燥、走散，故气虚证，阴虚燥咳、吐血及舌赤少津、内有实热者慎服。

2. 枳实

（1）来源：为芸香科植物酸橙 *Citrus aurantium* L.及其栽培变种或甜橙 *Citrus sinensis* Osbeck 的干燥幼果。

（2）性能：苦、辛、酸，微寒。归脾、胃经。

（3）功效：破气消积，化痰散痞。

（4）小儿肾脏病临床应用：本品既能破气除痞，又能消积导滞，可治疗肾病患者脾胃虚弱，运化无力，食后脘腹痞满作胀，常与白术同用，如《内外伤辨惑论》枳术丸；治疗食积气滞，脘腹胀满或胀痛，可同山楂、麦芽、神曲等药配伍，如《医学正传》曲麦枳术丸；治疗心下痞满，食欲不振，常与半夏曲、白术、茯苓等配伍，如《兰室秘藏》枳实消痞丸。

（5）应用注意：炒用缓和峻烈之性。

3. 木香

（1）来源：为菊科植物木香 *Aucklandia lappa* Decne.的干燥根。

（2）性能：辛、苦，温。归脾、胃、大肠、胆、三焦经。

（3）功效：行气止痛，健脾消食。

（4）小儿肾脏病临床应用：本品善于通行脾胃气滞，有良好的行气止痛之功，又具健脾消食之效，尤宜治疗食积气滞。治疗肾病患者脾虚气滞，脘腹胀满、食少便溏，常同白术、党参、陈皮等配伍，如《时方歌括》香砂六君子汤；治疗肾病患者脾胃气滞，脘腹胀痛，可同藿香、砂仁等配伍，如《张氏医通》木香调气散；治疗脾虚食少，食积气滞，可与枳实、砂仁、白术等同用，如《摄生秘剖》香砂枳术丸。

（5）应用注意：脏腑燥热，阴虚津亏者忌服。

4. 沉香

（1）来源：为瑞香科植物白木香 *Aquilaria Sinensis*（Lour.）Gilg 及沉香 *Aquilaria agallocha* Roxb.含有树脂的木材。

（2）性能：辛、苦，微温。归脾、胃、肾经。

（3）功效：行气止痛，温中止呕，纳气平喘。

（4）小儿肾脏病临床应用

1）寒凝气滞，胸腹胀痛：本品气味芳香，辛散温通，长于行气散寒止痛，可治疗肾病患者寒凝气滞之胸腹胀痛，与木香、乌药、槟榔等配伍，如沉香四磨汤（《卫生家宝》）；治疗脾胃虚寒之脘腹冷痛，与附子、干姜等配伍，如沉香桂附丸（《卫生宝鉴》）。

2）胃寒呕吐呃逆：本品善于温中散寒，降逆止呕，可治疗肾病患者因脾胃虚寒而见呕吐呃逆、经久不愈者，可与白豆蔻、丁香、柿蒂等同用；治疗寒邪犯胃，呕吐清水，与陈皮、胡椒、荜澄茄等同用，如《圣济总录》沉香丸。

（5）应用注意：本品辛香温散，故气虚多汗、阴虚阳亢头痛、阴虚燥咳或肺热咳嗽者忌用。

5. 大腹皮

（1）来源：为棕榈科植物槟榔 *Areca catechu* L.的干燥果皮。

（2）性能：辛，微温。归脾、胃、大肠、小肠经。

（3）功效：行气宽中，利水消肿。

（4）小儿肾脏病临床应用：本品既能宣肺以通利水道，又能行气以消除胀满，治疗水肿，小便不利，常与茯苓皮、五加皮、陈皮等配伍，如《麻科活人全书》五皮饮。

（5）应用注意：气虚、阴虚者慎用。

八、止血药

1. 小蓟

（1）来源：为菊科植物刺儿菜 *Cirsium setosum*（Willd.）MB.的干燥地上部分。全国大部分地区均产。

（2）性能：甘、苦，凉。归心、肝经。

（3）功效：凉血止血，散瘀解毒消痈。

（4）小儿肾脏病临床应用：本品善清血分之热而凉血止血，又能利尿通淋，善治尿血、血淋。治疗各种肾脏病之血尿，常与生地黄、淡竹叶、栀子等同用，如《济生方》小蓟饮子。

（5）应用注意：炒炭后寒凉之性减弱，而止血作用增强。

2. 白茅根

（1）来源：为禾本科植物白茅 *Imperata cylindrica* Beauv.var.*major*（Nees）C.E.Hubb.的根茎。

（2）性能：甘，寒。归肺、胃、膀胱经。

（3）功效：凉血止血，清热利尿，清肺胃热。

（4）小儿肾脏病临床应用

1）血热尿血、血淋：本品能清血分之热而达凉血止血之功，并入膀胱经，又能清热利尿，对下焦血热之尿血、血淋尤宜。治疗肾病见有小便出血，可单用本品煎服；或与黄芩、赤芍、血余炭等同用，如《太平圣惠方》白茅根汤。

2）水肿、小便不利：本品能清热利尿而达利水消肿之功，治疗急性肾炎湿热壅阻而见水肿、小便不利等，可单用本品煎服（《医学衷中参西录》）。

（5）应用注意：多生用，止血亦可炒炭用。

3. 茜草

（1）来源：为茜草科植物茜草 *Rubia cordifolia* L.的干燥根及根茎。

（2）性能：苦，寒。归肝经。

（3）功效：凉血祛瘀，止血，通经。

（4）小儿肾脏病临床应用：本品既能凉血止血，又能祛瘀通经，常用于血热妄行之各种出血证，尤宜兼瘀者。可单用，多入复方。常用于治疗肾系病证之血尿，尤为 IgA 肾病、紫癜性肾炎等，常与小蓟、白茅根等药同用。

（5）应用注意：止血炒炭用，活血通经生用或酒炒用。

4. 蒲黄

（1）来源：为香蒲科植物水烛香蒲 *Typha angustifolia* L.、东方香蒲 *Typha orientalis* Presl 或同属植物的干燥花粉。

（2）性能：甘，平。归肝、心包经。

（3）功效：止血，化瘀，通淋。

（4）小儿肾脏病临床应用

1）出血证：本品长于收敛止血，又能活血化瘀，有止血而不留瘀之弊，对出血证无论属寒属热、有无瘀滞，均可选用，以出血夹瘀者尤宜。临床治疗肾系病证中的血尿等出血证，常与茜草、小蓟等药同用。

2）血淋涩痛：本品既能利尿通淋，又能化瘀止血，可治疗血淋涩痛，常配伍生地黄、冬葵子，如《证治准绳》蒲黄散。

（5）应用注意：止血多炒用，化瘀、利尿多生用。

5. 仙鹤草

（1）来源：为蔷薇科植物龙芽草 *Agrimonia pilosa* Ledeb.的干燥地上部分。

（2）性能：苦、涩，平。归心、肝经。

（3）功效：收敛止血，止痢，截疟，解毒，补虚。

（4）小儿肾脏病临床应用：本品味涩能收，有较好的收敛止血之功，出血证无论寒热虚实皆可广泛应用。常用于治疗多种肾病引起的血尿及衄血等多种出血证。血热妄行者，可配生地黄、牡丹皮等清热凉血药；虚寒性出血可配伍艾叶、炮姜等温经止血药。

（5）应用注意：止血可炒炭用。

九、活血化瘀药

1. 川芎

（1）来源：为伞形科植物川芎 *Ligusticum chuanxiong* Hort. 的干燥根茎。

（2）性能：辛，温。归肝、胆、心包经。

（3）功效：活血行气，祛风止痛。

（4）小儿肾脏病临床应用：本品既能温通血脉、活血化瘀，又能行气通滞，为"血中气药"，并有"旁通络脉"，祛风通络止痛之功，常用于治疗肾病综合征、慢性肾炎、慢性肾衰竭、蛋白尿持续难消，面色晦暗，舌暗或有瘀斑、瘀点等血瘀气滞者。

（5）应用注意：本品辛温升散，凡阴虚火旺、舌红口干，多汗及出血性疾病者，不宜应用。

2. 丹参

（1）来源：为唇形科植物丹参 *Salvia miltiorrhiza* Bge. 的干燥根及根茎。

（2）性能：苦，微寒。归心、肝经。

（3）功效：活血调经，祛瘀止痛，凉血消痈，除烦安神。

（4）小儿肾脏病临床应用

1）瘀血阻滞，瘀斑色暗：本品功擅活血化瘀，祛瘀生新，祛瘀而不伤正，为治血瘀证的要药。可治疗肾病综合征、慢性肾炎、慢性肾衰竭早中期患者而蛋白尿顽固不消，面色晦暗，舌暗或有瘀斑、瘀点的瘀血阻滞证，与桃仁、赤芍等药同用。

2）心悸失眠：本品既有活血凉血、清心除烦之功，又有养血安神之效，可治慢性肾衰竭，浊毒入营血，内扰心神，烦躁不寐，与玄参、生地黄等同用，如《温病条辨》清营汤；治疗慢性肾炎，心血不足之心悸失眠，与五味子、酸枣仁、柏子仁等同用，如《校注妇人良方》天王补心丹。

（5）应用注意：活血化瘀宜酒炙用。反藜芦。

3. 红花

（1）来源：为菊科植物红花 *Carthamus tinctorius* L. 的筒状花冠。

（2）性能：辛，温。归心、肝经。

（3）功效：活血祛瘀，通经止痛。

（4）小儿肾脏病临床应用：本品长于活血化瘀，是治疗血瘀证之常用品，可治疗肾病综合征、慢性肾炎兼有瘀血者，与桃仁相须为用；也可治疗瘀热郁滞之斑疹色暗，与牛蒡子、当归、紫草等同用，如《麻科活人书》当归红花饮。

（5）应用注意：有出血倾向者慎用。

4. 桃仁

（1）来源：为蔷薇科植物桃 *Prunus persica*（L.）Batsch 或山桃 *Prunus davidiana*（Carr.）Franch. 的干燥成熟种子。

（2）性能：苦、甘，平。有小毒。归心、肝、大肠经。

（3）功效：活血祛瘀，润肠通便，止咳平喘。

（4）小儿肾脏病临床应用：本品善散血行滞，活血化瘀，凡血瘀证无论寒热虚实皆可用之。治疗肾病综合征、急性肾衰竭、慢性肾盂肾炎兼见瘀血，蛋白尿顽固难消，舌暗或有瘀斑、瘀点者，伴入暮潮热、口干、舌苔少者，与生地黄、赤芍、当归等同用，如《医林改错》血府逐瘀汤；伴形寒肢冷、小便不利，与茯苓、桂枝、牡丹皮等同用，如《金匮要略》桂枝茯苓丸；伴瘀热互结，大便不通，与大黄、桂枝等同用，如《伤寒论》桃核承气汤。

（5）应用注意：便溏者慎用。本品有毒，不可过量。

5. 益母草

（1）来源：为唇形科植物益母草 *Leonurus japonicus* Houtt.的新鲜或干燥地上部分。

（2）性能：辛、苦，微寒。归心包、肝、膀胱经。

（3）功效：活血调经，利水消肿，清热解毒。

（4）小儿肾脏病临床应用：本品长于活血化瘀调经，又能利尿消肿，尤宜于水瘀互结之水肿。治疗肾炎水肿水瘀互结者，常配伍白茅根、泽兰等药物；治疗血热及瘀滞之血淋、尿血，可与车前子、石韦等同用。

（5）应用注意：无瘀滞及阴虚血少者忌用。

6. 牛膝

（1）来源：为苋科植物牛膝（怀牛膝）*Achyranthes bidentata* Bl.和川牛膝（甜牛膝）*Cyathula officinalis* Kuan 的干燥根。

（2）性能：苦、甘、酸，平。归肝、肾经。

（3）功效：逐瘀通经，补益肝肾，强筋健骨，利水通淋，引火（血）下行。

（4）小儿肾脏病临床应用

1）腰膝酸痛、筋骨无力：本品性善下行，补肝肾、强筋骨，善治肝肾不足之证。治疗肝肾亏虚之腰膝酸软，配杜仲、补骨脂、续断等药，如《扶寿精方》续断丸；治湿热成痿，足膝痿软，与苍术、黄柏同用，如《医学正传》三妙丸。

2）淋证、水肿、小便不利：本品有利尿通淋之功，是下焦水湿潴留病证之常用药。治疗水肿、小便不利，与地黄、车前子同用，如《济生方》加味肾气丸；治疗血淋、热淋、砂淋，与瞿麦、滑石、车前子等配伍，如《世医得效方》牛膝汤。

3）齿痛口疮，头痛眩晕。本品有引血（热）下行之功，可治疗气火上逆、火热上攻之证。肾炎患者常见口舌生疮、牙龈肿痛，因肾阴亏虚、虚火上炎者，可与知母、生地黄等同用，如《景岳全书》玉女煎；治疗慢性肾炎阴虚阳亢、头痛眩晕者，与生牡蛎、白芍、生地黄等同用，如《医学衷中参西录》镇肝熄风汤。

（5）应用注意：本品为动血之品，性专下行，孕妇、月经过多者忌服；中气下陷，脾虚泄泻，下元不固，多梦遗精者慎用。

十、补益药

1. 人参

（1）来源：为五加科植物人参 *Panax ginseng* C.A. Mey.的干燥根和根茎。

（2）性能：甘、微苦，微温。归脾、肺、心、肾经。

（3）功效：大补元气，补脾益肺，生津止渴，安神益智。

（4）小儿肾脏病临床应用

1）体虚欲脱，肢冷脉微：本品味甘能补，有大补元气、复脉固脱之功，适用于大病、久病或大汗、大吐、大泻、大失血所致的元气虚极欲脱、气短神疲、脉微欲绝的重危证候，单用本品浓煎即可奏效（《景岳全书》独参汤）。治疗尿毒症末期出现气息微弱、汗出不止、脉微欲绝时，可用本品大剂量浓煎频服；伴四肢逆冷、汗出等亡阳征象者，常与附子同用，如《正体类要》参附汤。

2）脾肺气虚，食少倦怠，气短喘促：本品长于补脾肺之气，又有益肾气、助肾阳之功，凡肾系病证见有脾气亏虚、肺气亏虚、肺肾两虚、气血两虚等证者均可应用。治疗倦怠乏力，食少便溏等脾气虚弱诸症，与茯苓、白术、甘草同用，如《太平惠民和剂局方》四君子汤；治疗脾气虚衰，气虚不能生血而致的气血两虚，与熟地黄、当归等药同用，如《正体类要》八珍汤；治疗短气喘促，声低懒言等肺气虚弱诸症，与黄芪、五味子等同用，如《备急千金要方》补肺汤；治疗肾不纳气所致的短气虚喘或肺肾两虚所致的喘促日久，与蛤蚧、胡桃仁等同用，如《卫生宝鉴》人参蛤蚧散、《济生方》人参胡桃汤。

3）气虚外感：本品还常与解表药配伍，有扶正祛邪之功，可治疗肾病兼有气虚外感者，与柴胡、羌活、茯苓等同用，如《太平惠民和剂局方》人参败毒散。

（5）应用注意：挽救虚脱可用15～30g，宜文火另煎分次兑服。不宜与藜芦、五灵脂同用。

2. 党参

（1）来源：为桔梗科植物党参 *Codonopsis pilosula*（Franch.）Nannf.、素花党参 *Codonopsis pilosula* Nannf. var. *modesta*（Nannf.）L.T.Shen 或川党参 *Codonopsis tangshen* Oliv. 的干燥根。

（2）性能：甘，平。归脾、肺经。

（3）功效：健脾益肺，养血生津。

（4）小儿肾脏病临床应用：本品有补脾益肺之效，功似人参而力弱，可代替人参用于治疗肾系病证而有脾气亏虚、肺气亏虚及气血两虚等证。治疗中气不足之体虚倦怠、食少便溏等症，可配白术、茯苓等药物；治疗肺气亏虚之咳嗽气短、声低懒言等症，常与黄芪、蛤蚧等配伍；治疗气虚不能生血而见面色苍白或萎黄、头晕、乏力等症，常与当归、黄芪、熟地黄等同用。

（5）应用注意：不宜与藜芦同用。

3. 太子参

（1）来源：为石竹科植物孩儿参 *Pseudostellaria heterophylla*（Miq.）Pax ex Pax et Hoffm. 的干燥块根。

（2）性能：甘、微苦，平。归脾、肺经。

（3）功效：益气健脾，生津润肺。

（4）小儿肾脏病临床应用

1）脾虚体倦，肺燥干咳：本品有补脾肺之气，功似人参而力弱，治疗脾气虚弱，胃阴不足所致的食少倦怠、口干舌燥等，可配益脾气、养胃阴之石斛、山药等药；治疗肺阴不足所致的燥咳痰少、气短等，可与补肺气、养肺阴之麦冬、南沙参配伍。

2）病后虚弱，气阴不足，自汗口渴：本品性略偏寒凉，属补气药中之清补品，能养阴生津，适宜小儿热病之后，气阴两亏，倦怠自汗，口干口渴等。因其作用平和，临床常用作病后调补之药，可与黄芪、麦冬、五味子等同用。

4. 黄芪

（1）来源：为豆科植物蒙古黄芪 *Astragalus membranaceus*（Fisch.）Bge. var. *mongholicus*（Bge.）Hsiao 或膜荚黄芪 *Astragalus membranaceus*（Fisch.）Bge.的干燥根。

（2）性能：甘，微温。归脾、肺经。

（3）功效：补气升阳，固表止汗，利水消肿，生津养血，行滞通痹，托毒生肌。

（4）小儿肾脏病临床应用

1）脾肺气虚，食少倦怠，咳喘气短：本品为补益脾气之要药，可治疗肾病伴有倦怠乏力、食少便溏等脾气虚弱诸症，可配人参、白术等补气健脾药；治疗肾病综合征、慢性肾炎患者尿蛋白迁延不愈，证属脾虚升清无权者可重用本品，并与人参、升麻等药同用，如《脾胃论》补中益气汤；治疗气短喘促、声低懒言等肺气虚弱诸症，与人参、五味子等同用，如《永类钤方》补肺汤。

2）水肿，小便不利：本品既能启上源以通调水道，又能补脾气以运化水湿，标本兼治，实为气虚水肿之要药。治疗慢性肾炎、肾病综合征之脾虚水湿失运，浮肿、小便不利者，常配白术、防己等，如《金匮要略》防己黄芪汤。

3）表虚自汗：本品能补脾肺之气，益卫固表以止汗，治疗慢性肾脏疾病而见卫气不固，表虚自汗易于感冒者，与防风、白术等药同用，如《丹溪心法》玉屏风散；治疗脾肺气虚所致卫气不固，表虚自汗者，常配伍麻黄根、牡蛎等药，如《太平惠民和剂局方》牡蛎散。

4）血虚萎黄，气血两虚：本品具有养血之效，补气又利生血，为补气生血常用之品。治疗慢性肾衰竭而见气血两虚证及肾性贫血者，与当归配伍，如《兰室秘藏》当归补血汤。

（5）应用注意：蜜炙可增强其益气补中作用。

5. 白术

（1）来源：为菊科植物白术 *Atractylodes macrocephala* Koidz.的干燥根茎。

（2）性能：甘、苦，温。归脾、胃经。

（3）功效：健脾益气，燥湿利水，止汗，安胎。

（4）小儿肾脏病临床应用

1）脾虚食少，倦怠乏力：本品以益气健脾为主，兼能燥湿利水，前人誉之为"脾脏补气健脾第一要药"。治疗肾病而见脾虚食少、倦怠乏力等症者，与人参、茯苓等同用，如《太平惠民和剂局方》四君子汤。

2）脾虚湿停，痰饮水肿：本品苦温燥湿利水，甘温健脾助运，对肾病脾虚湿滞证有标本兼顾之效。肾病患者因脾虚或肾病及脾，制水无权出现痰饮水肿、小便不利，常用本品，如治疗脾虚中阳不振，痰饮内停者，可配伍茯苓、桂枝等药，如《金匮要略》苓桂术甘汤；治疗脾虚水肿，与茯苓、猪苓等药配伍，如《伤寒论》五苓散。

3）表虚自汗：本品既能益气健脾，又能固表止汗，可治疗肾脏病伴脾虚气弱，卫外不固，表虚自汗而易于感冒者，与黄芪、防风等药同用，如《丹溪心法》玉屏风散。

（5）应用注意：炒用可增强补气健脾止泻作用。

6. 山药

（1）来源：为薯蓣科植物薯蓣 *Dioscorea opposita* Thunb.的干燥根茎。

（2）性能：甘，平。归脾、肺、肾经。

（3）功效：补脾养胃，生津益肺，补肾涩精。

（4）小儿肾脏病临床应用：本品既能补脾、肺、肾之气，又能滋脾、肺、肾之阴，略兼收涩之性，可治疗肾脏病而见脾肺肾气虚、气阴两虚证。治疗肾病伴有脾胃虚弱，食少便溏，倦怠乏力等症者，与人参、茯苓等同用，如《太平惠民和剂局方》参苓白术散；治疗肺虚久咳或虚喘，常配脾肺双补之太子参、南沙参等药；治疗肾气虚，腰膝酸软，遗尿或夜尿频多，与地黄、山茱萸、茯苓等药同用，如《金匮要略》肾气丸；治疗肾阴虚，形体消瘦，腰膝酸软等症，与熟地黄、茯苓、牡丹皮等同用，如《小儿药证直诀》六味地黄丸。

（5）应用注意：麸炒山药功擅补脾健胃。

7. 甘草

（1）来源：为豆科植物甘草 *Glycyrrhiza uralensis* Fisch.、胀果甘草 *Glycyrrhiza inflata* Bat.或光果甘草 *Glycyrrhiza glabra* L.的干燥根和根茎。

（2）性能：甘，平。归心、肺、脾、胃经。

（3）功效：补脾益气，祛痰止咳，缓急止痛，清热解毒，调和诸药。

（4）小儿肾脏病临床应用

1）脾虚食少，倦怠乏力；心气不足，心悸气短；咳嗽痰多。本品味甘能补，入脾经，能补脾益气；入心经，能补益心气，益气复脉；入肺经，能润肺止咳，兼能祛痰平喘，凡肾脏病过程中出现心、肺、脾气虚之证，可随证配伍治之。治疗肾病患者脾胃虚弱，食少便溏，体倦乏力等症，常配人参、茯苓、白术，如《太平惠民和剂局方》四君子汤；治疗寒热虚实多种咳喘，有痰无痰，均可随证配之；治疗心气不足之脉结代、心动悸，与阿胶、地黄、人参等同用，如《伤寒论》炙甘草汤。

2）热毒疮疡，咽喉肿痛：本品生用性微寒，长于清热解毒，可用治肾脏病夹有热毒之证。治疗热毒疮疡，与金银花、当归、玄参同用，如《验方新编》四妙勇安汤；治疗热毒咽喉肿痛，常配伍桔梗，如《千金翼方》桔梗汤。

（5）应用注意：不宜与海藻、京大戟、红大戟、甘遂、芫花同用。本品有助湿壅气之弊，湿盛胀满、水肿者不宜用。大剂量久服可导致水钠潴留，引起浮肿。

8. 淫羊藿

（1）来源：为小檗科植物淫羊藿 *Epimedium brevicornu* Maxim.、箭叶淫羊藿 *Epimedium sagittatum*（Sieb. et Zucc.）Maxim.、柔毛淫羊藿 *Epimedium Pubescens* Maxim.或朝鲜淫羊藿 *Epimedium koreanum* Nakai.的干燥叶。

（2）性能：辛、甘，温。归肝、肾经。

（3）功效：补肾阳，强筋骨，祛风湿。

（4）小儿肾脏病临床应用：本品长于补肾阳，强筋骨，可治疗肾脏病因激素应用过量而致肾阳虚衰，筋骨痿软、神疲乏力、畏寒等，与熟地黄、杜仲、枸杞子等配伍，如《景岳全书》赞育丹。

（5）应用注意：阴虚火旺者不宜服。

9. 杜仲

（1）来源：为杜仲科植物杜仲 *Eucommia ulmoides* Oliv.的干燥树皮。

（2）性能：甘，温。归肝、肾经。

（3）功效：补肝肾，强筋骨，安胎。

（4）小儿肾脏病临床应用：本品长于补肝肾、强筋骨，对肾虚腰痛能达标本兼治之效。治疗肾脏病日久不愈，肝肾亏虚，腰膝酸痛，筋骨无力，与补骨脂、胡桃肉等同用，如《太平惠民和剂局方》青娥丸；治疗风湿腰痛冷重，与独活、桑寄生、细辛等同用，如独活寄生汤（《备急千金要方》）；治疗外伤腰痛，与川芎、桂心、丹参等同用，如杜仲散（《太平圣惠方》）；治疗妇女经期腰痛，与当归、川芎、芍药等配伍；治疗肾虚精微不固之蛋白尿，与菟丝子、山萸肉等同用，如《鲍氏验方》十补丸。

（5）应用注意：炒用破坏其胶质有利于有效成分煎出，故比生用效果好。本品为温补之品，阴虚火旺者慎用。

10. 菟丝子

（1）来源：为旋花科植物南方菟丝子 *Cuscuta australis* R.Br.或菟丝子 *Cuscuta chinensis* Lam.的干燥成熟种子。

（2）性能：辛、甘，平。归肝、肾、脾经。

（3）功效：补肝益肾，固精缩尿，安胎，明目，止泻；外用消风祛斑。

（4）小儿肾脏病临床应用：本品味辛能润、甘能补，药性平和，补而不峻、温而不燥，为平补阴阳之品，可治疗各种肾病见有肾元亏虚，精微外泄等证。治疗慢性肾脏病之肝肾亏虚，腰膝酸软，目昏耳鸣，与枸杞子、熟地黄、车前子等同用，如《太平惠民和剂局方》驻景丸。治疗慢性肾病蛋白尿不消，偏肾虚者，可与枸杞子、车前子、覆盆子等同用，如《丹溪心法》五子衍宗丸；治疗小便白浊、尿有余沥者，可配伍茯苓、石莲子，如《太平惠民和剂局方》茯苓丸。

（5）应用注意：本品为平补之药，但偏补阳，阴虚火旺，大便燥结、小便短赤者不宜服。

11. 冬虫夏草

（1）来源：为麦角菌科真菌冬虫夏草菌 *Cordyceps sinensis*（Berk.）Sacc.寄生在蝙蝠蛾科昆虫幼虫上的子座和幼虫尸体的干燥复合体。

（2）性能：甘，平。归肺、肾经。

（3）功效：补肾益肺，止血化痰。

（4）小儿肾脏病临床应用：本品为平补肾精之佳品，治疗各种肾脏病见有肾阳不足，精血亏虚之腰膝酸痛，可单用泡酒服，或与杜仲、淫羊藿、菟丝子等药同用。

（5）应用注意：有表邪者不宜用。

12. 当归

（1）来源：为伞形科植物当归 *Angelica sinensis*（Oliv.）Diels 的干燥根。

（2）性能：甘、辛，温。归肝、心、脾经。

（3）功效：补血活血，调经止痛，润肠通便。

（4）小儿肾脏病临床应用

1）血虚萎黄，眩晕心悸：本品为补血要药，治疗慢性肾衰竭、肾病综合征、慢性肾炎等多种肾病伴有贫血而见面色萎黄、眩晕心悸、唇爪无华等血虚证，与熟地黄、白芍、川芎同用，如《太平惠民和剂局方》四物汤。治疗气血两虚证，可与人参、黄芪同用，如《温疫论》人参养荣汤。

2）肠燥便秘：本品甘温质润，能补血以润肠通便，可治疗上述病证兼见肠燥便秘者，常配伍肉苁蓉、牛膝、升麻等药，如《景岳全书》济川煎。

（5）应用注意：本品味甘滑肠，故湿盛中满、大便泄泻者忌服。

13. 白芍

（1）来源：为毛茛科植物芍药 *Paeonia lactiflora* Pall.的干燥根。

（2）性能：苦、酸，微寒。归肝、脾经。

（3）功效：养血调经，敛阴止汗，柔肝止痛，平抑肝阳。

（4）小儿肾脏病临床应用

1）血虚萎黄，眩晕心悸：本品有补血养血之功，治疗肾脏病见有面色萎黄、眩晕心悸、唇爪无华等症，与当归、熟地黄等配伍，如《太平惠民和剂局方》四物汤。

2）胸胁、脘腹、四肢挛急疼痛：本品味酸，入肝经，能柔肝敛阴而止痛，可治疗肾脏病阴虚肝旺之证。治血虚肝郁，胁肋疼痛，与柴胡、当归等药同用，如《太平惠民和剂局方》逍遥散；治疗脾虚肝旺，腹痛泄泻，常配防风、白术等药，如《景岳全书》痛泻要方；治疗阴血虚，筋脉失养，手足挛急作痛，与甘草配伍，如《伤寒论》芍药甘草汤。

（5）应用注意：阳衰虚寒之证不宜用。不宜与藜芦同用。

14. 阿胶

（1）来源：为马科动物驴 *Equus asinus* L.的干燥皮或鲜皮经煎煮、浓缩制成的固体胶。

（2）性能：甘，平。归肺、肝、肾经。

（3）功效：补血滋阴，润燥，止血。

（4）小儿肾脏病临床应用

1）血虚萎黄，眩晕心悸：本品味甘质润，为血肉有情之品，为补血要药。治疗慢性肾衰竭、慢性肾炎和肾病综合征伴有贫血而见血虚萎黄、眩晕心悸、唇爪无华等血虚诸症，与当归、芍药等药同用，如《杂病源流犀烛》阿胶四物汤。

2）热病伤阴，心烦不眠：本品能滋养肺肝肾之阴，阴液亏虚诸证常用。治疗慢性肾炎因肾阴亏虚、水火失济而致心烦不眠，与黄连、白芍、鸡子黄等配伍，如《伤寒论》黄连阿胶汤。

3）尿血，血淋：本品味甘质黏，长于止血。治疗肾阴亏虚，湿热下注所致的热淋、血淋，与茯苓、滑石等同用，如《伤寒论》猪苓汤；治疗心移热于膀胱，迫血妄行而致的尿血、脉数、舌赤，与生地黄、当归、麦冬等配伍，如《医学心悟》阿胶散。

（5）应用注意：本品黏腻，有碍消化，故脾胃虚弱者慎用。

15. 制首乌

（1）来源：为蓼科植物何首乌 *Polygonum multiforum* Thunb.的干燥块根。

（2）性能：苦、甘、涩，微温。归肝、心、肾经。

（3）功效：补肝肾，益精血，化浊降脂。

（4）小儿肾脏病临床应用：本品长于补肝肾、益精血、强筋骨，为滋补良药。治疗肾病综合征、慢性肾炎而见血虚萎黄、眩晕心悸者，与当归、菟丝子、枸杞子等药配伍，如《积善堂方》七宝美髯丹；治疗慢性肾脏病，久病肝肾亏虚，腰膝酸软，眩晕耳鸣，头晕眼花，与杜仲、黑芝麻等同用，如《世补斋医书》首延寿丹。

（5）应用注意：制首乌补益力强，湿痰较重者不宜用；生首乌滑肠，大便溏泄者不宜用。

16. 枸杞子

（1）来源：为茄科植物宁夏枸杞 *Lycium barbarum* L.的干燥成熟果实。

（2）性能：甘，平。归肝、肾经。

（3）功效：滋补肝肾，益精明目。

（4）小儿肾脏病临床应用：本品能平补肝肾精血，可治疗肾系病证，如慢性肾炎、慢性肾衰竭、肾病综合征等，见有肝肾阴虚，腰膝酸痛，眩晕耳鸣，目昏不明等症，可单用熬膏服，如《寿世保元》枸杞膏；伴有肝肾阴虚或精亏血虚之两目干涩者，常配伍菊花、熟地黄、山茱萸等药，如《医级》杞菊地黄丸。

17. 墨旱莲

（1）来源：为菊科植物鳢肠 *Eclipta prostrata* L.的干燥地上部分。

（2）性能：甘、酸，寒。归肾、肝经。

（3）功效：滋补肝肾，凉血止血。

（4）小儿肾脏病临床应用

1）肝肾阴虚，眩晕耳鸣，腰膝酸软：本品能补益肝肾之阴，治疗肾脏病而见肝肾阴虚，眩晕耳鸣，腰膝酸软等症，可单用本品熬膏，如《医灯续焰》旱莲膏；或同女贞子配伍，如《医方集解》二至丸。

2）阴虚血热之尿血、衄血：本品既能补肝肾之阴，又可凉血止血，治疗慢性肾衰竭、慢性肾炎因阴虚血热而致的尿血、衄血等出血症，与车前草同用，如《沈氏尊生》二草丹。

（5）应用注意：脾胃虚寒、大便泄泻者忌用。

18. 女贞子

（1）来源：为木犀科植物女贞 *Ligustrum lucidum* Ait.的干燥成熟果实。

（2）性能：甘、苦，凉。归肝、肾经。

（3）功效：滋补肝肾，明目乌发。

（4）小儿肾脏病临床应用：本品味甘能补，善补益肝肾之阴，治疗肾脏病伴有肝肾阴虚，眩晕耳鸣，腰膝酸软，目暗不明等症，可配伍墨旱莲，如《医方集解》二至丸。

（5）应用注意：脾胃虚寒泄泻者忌服。

19. 鳖甲

（1）来源：为鳖科动物鳖 *Trionyx sinensis* Wiegmann 的背甲。

（2）性能：咸，微寒。归肝、肾经。

（3）功效：滋阴潜阳，退热除蒸，软坚散结。

（4）小儿肾脏病临床应用：本品为血肉有情之品，除能滋养肝肾之阴外，又兼能退热除蒸、潜阳息风，治疗阴虚发热有标本兼顾之功。治疗狼疮性肾炎、慢性肾炎等因邪伏阴分，阴液耗伤，夜热早凉，热退无汗者，与青蒿、牡丹皮、生地黄等同用，如《温病条辨》青蒿鳖甲汤；治疗慢性肾衰竭见阴虚风动，手足瘛疭者，与麦冬、阿胶、生地黄等同用，如《温病条辨》大定风珠。

（5）应用注意：脾胃虚寒，食少便溏者忌服。

十一、收涩药

1. 五味子

（1）来源：为木兰科植物五味子 *Schisandra chinensis*（Turcz.）Baill.的干燥成熟果实。

（2）性能：酸、甘，温。归肺、心、肾经。

（3）功效：收敛固涩，益气生津，补肾宁心。

（4）小儿肾脏病临床应用

1）遗尿尿频：本品味酸收敛、甘补益，入肾经，能补肾止遗，为治疗肾虚遗尿、尿频之常用药。治疗肾病综合征、慢性肾炎等因肾虚固涩无权而见蛋白尿经久不愈、夜尿频数等症，可配伍覆盆子、菟丝子、枸杞子等药物，如《医学入门》五子衍宗丸。

2）久咳虚喘：本品既能上敛肺气，又可下滋肾阴，为治疗久咳虚喘之要药。治疗肾系病证见有肺肾不足之喘咳，可配伍山药、山茱萸等药，如《医宗己任编》都气丸。

3）心悸失眠：本品既能补益心肾，又能宁心安神。治疗慢性肾炎，心肾阴血亏虚，心神失养，或心肾不交之虚烦心悸、失眠多梦，可配伍麦冬、酸枣仁、生地黄等药，如《摄生秘剖》天王补心丹。

（5）应用注意：凡表邪未解，内有实热，咳嗽初起，麻疹初期，均不宜用。

2. 山茱萸

（1）来源：为山茱萸科植物山茱萸 *Cornus officinalis* Sieb.et Zucc.的干燥成熟果肉。

（2）性能：酸、涩，微温。归肝、肾经。

（3）功效：补益肝肾，收敛固涩。

（4）小儿肾脏病临床应用

1）肝肾阴虚，眩晕耳鸣，腰膝酸痛：本品微温不燥，补而不峻，入肝肾经，能补肾气、益肾精，为平补阴阳之要药。治疗肾系病证见有肝肾阴虚，头晕目眩、腰酸耳鸣者，与熟地黄、茯苓、山药同用，如《小儿药证直诀》六味地黄丸；治疗肾阳不足，腰膝冷痛，小便不利等症，常配伍附子等药，如《金匮要略》肾气丸。

2）遗尿尿频：本品既可补益肝肾，又可收敛固涩，补益之中兼具封藏之效，治疗慢性肾炎、肾病综合征因肾虚膀胱失约之遗尿、尿频者，常同桑螵蛸、金樱子、覆盆子等配伍。

（5）应用注意：素有湿热而致小便淋涩者，不宜应用。

3. 金樱子

（1）来源：为蔷薇科植物金樱子 *Rosa laevigata* Michx.的干燥成熟果实。

（2）性能：酸、甘、涩，平。归肾、膀胱、大肠经。

（3）功效：固精缩尿，固崩止带，涩肠止泻。

（4）小儿肾脏病临床应用：本品有固精缩尿之效，治疗肾病综合征、慢性肾炎因肾虚膀胱失约而致的遗尿尿频、尿蛋白经久不愈等症，可配伍芡实，相须为用，如《仁存堂经验方》水陆二仙丹。

（5）应用注意：有实火、实邪者不宜应用。

4. 芡实

（1）来源：为睡莲科植物芡 *Euryale ferox* Salisb.的干燥成熟种仁。

（2）性能：甘、涩，平。归脾、肾经。

（3）功效：益肾固精，补脾止泻，除湿止带。

（4）小儿肾脏病临床应用：本品味甘能补、涩能收，归肾经，长于益肾固精。治疗肾病综合征、慢性肾炎因肾虚膀胱失约而致的遗尿尿频、尿蛋白经久不愈等症，可配伍金樱子，相须为用，如《仁存堂经验方》水陆二仙丹。

（程心玲 褚克丹 郑 健）

第八章 过敏性紫癜的护理与饮食管理

第一节 过敏性紫癜的护理

一、一般护理

HSP 患者日常要保持居住环境的空气流通，远离潮湿环境，维持病房空气新鲜，做好日常通风工作，保持室内干净、整洁，温度 18~22℃，湿度 50%~60%，每日定期通风 1~2h，保持室内空气新鲜，减少过敏原。被褥衣服经常晾晒，根据气温变化及时增添衣物，提高机体对环境的适应能力。肾型紫癜要多关注患儿小便的状况。

二、对症护理

（1）腹痛、呕吐护理：腹型过敏性紫癜患儿，呕血严重及便血者，要暂停进食，呕血情况下督促患儿头偏向一侧预防误吸，准备相关急救药品、器械，观察患儿生命体征的变化，实施止血、补液等治疗措施，纠正水电解质失衡，部分患儿或需要静脉营养以补充热量摄入。待呕血、便血消失后，再逐步进食少量流食，慢慢过渡到正常软食。患儿腹痛期间要求绝对卧床，观察并记录患儿呕吐及血便等情况，进行大便常规复查。腹痛患儿禁止揉按腹部，避免加重患儿出血表现。

（2）强化皮肤护理：患儿皮肤紫癜情况明显，需观察患儿皮疹的形态、颜色、数量、分布，是否反复出现等，做好患儿皮肤的清洁工作，勤修剪患儿指甲避免搔抓皮肤，降低出血、感染等情况的发生率。若皮肤瘙痒，可用中药熏洗，如有破溃及时用碘伏消毒处理，防止出血感染。衣着应宽松、柔软，以棉质为宜，新买的衣裤鞋袜一律清洗后穿，以减少对皮肤的刺激作用。

（3）关节护理：过敏性紫癜患儿中约 1/3 出现关节肿痛，多累及膝、踝、肘、腕等大关节，临床表现为关节肿胀、疼痛和活动受限。多在数日内消失而不留关节畸形，此时应叮嘱患儿卧床休息，保持关节功能位置，注意局部关节的制动与保暖。根据病情选择合适的理疗方法，教会患儿用放松、转移注意力、娱乐等方法减轻疼痛。保持患肢功能位置，协助患儿采取舒适体位，膝下可放置软枕，使膝关节处于伸展位。日常应注意观察患儿关节肿痛的时间、部位、程度，嘱患儿白天多卧床休息，避免患肢活动。根据医嘱使用肾上腺皮质激素来缓解关节疼痛，并给予适当的肌肉按摩，做好日常生活护理。

三、生活护理

1. 体质调护

先天禀赋与体质的形成密切相关，研究发现过敏体质具有遗传性，夫妻双方均为过敏体质则胎儿的过敏风险增高，母亲与之关系更为密切，且新生儿以皮肤过敏为主，因此过敏体质者生育前一定要做好体质调护。

2. 避开过敏原

（1）食物性过敏原：食物中某些特定的蛋白质是引起食物过敏的主要过敏原，常见食物有海鲜、鸡蛋、牛奶、花生、坚果；其次是大豆、小麦、鱼类、芝麻等，部分水果蔬菜如芒果、菠萝、莴苣、芹菜等。有研究表明，当机体处于高敏状态时，除鱼虾海鲜类、腥发动风类及辛香调味料等适当禁止食用外，添加食物的一般规律是：①首先从淀粉类食物开始；②若已明确有些食物过敏原，需要严格控制这种食物，遵循由单一至多种、由少至多的原则，每次少量增加一种食品，观察 2～3 天后无不良反应可增加另一种食物；③如果未发现明确的食物过敏原，应适当限制高蛋白质含量的食品，多食富含维生素 C、维生素 K 的食物。

（2）环境性过敏原：空气环境中常见的过敏原为粉尘、花粉、柳絮、尘螨、油漆、动物皮毛等。尘螨是 HSP 患儿主要的吸入性致敏原，防治过敏性紫癜重要的措施即尽量控制与尘螨的接触。患儿衣着应宽松舒适，以纯棉衣物较好，勤擦洗身体，避免皮疹处出现疱疹及局部皮肤感染。保持室内清洁，勤开窗通风，将被子、枕芯等经常在阳光下暴晒，经常清洗及消毒日常生活用品，如经常室内消毒、清洗和更换空调过滤器、使用蚕丝类床上用品并勤洗及定时除螨等措施，均可有效地减少室内尘螨。

3. 运动调护

急性期 HSP 患儿应静卧休息，保持肢体功能位，避免大幅度运动，避免磕碰伤，待患儿皮肤紫癜基本消退后，嘱患儿活动量应逐渐增加，避免跑步、蹦跳等剧烈运动，避免长时间双腿下垂，以防紫癜新发。患儿临床缓解后 3 个月内，禁止上体育课及跑步等剧烈运动，以避免加重紫癜及引起新发紫癜，注意调节情志。司秀影等对 542 例儿童过敏性紫癜回顾性分析发现患儿及家属的依从性较低，依从率仅为 58.67%（318/542），故临床中医护人员应更加注意向患儿家属详细介绍过敏性紫癜的疾病特点及注意事项，减轻患儿家属的焦虑，并取得患儿家属的治疗和调护方面的充分配合。恢复期患儿应注重进行适量的运动锻炼，以增强体质，提高机体免疫力，注重户外活动，以增强皮肤和呼吸道的抵抗力。体育锻炼能够加快气血流通，强筋健骨，提高机体免疫力。HSP 患者可以有针对性地选择运动项目进行锻炼，如八段锦、太极拳等。对于关节型紫癜要注意避免剧烈运动，防止损伤筋骨。

4. 情志调护

《素问·上古天真论》曰："恬淡虚无，真气从之，精神内守，病安从来。"HSP 作为一种反复发作性过敏性皮肤病，严重影响患儿精神状态及生活质量，且不良的情绪也会使疾病加重，故平素可通过培养兴趣爱好或其他方式来调畅情志，放松心情，做好患儿的心理护理。

第二节　过敏性紫癜的饮食管理

目前尚无明确证据证明食物过敏是导致 HSP 的病因，故仅在 HSP 胃肠道损害时需要注意控制饮食，以免加重胃肠道症状。HSP 腹痛患儿若进食可能会加剧症状，但是大部分轻症患儿可以进食少量少渣易消化的食物，严重腹痛或呕吐者需要营养要素饮食或暂时禁食，并给胃肠外营养支持治疗。幼儿身体功能发育尚未完善，肠道黏膜屏障不成熟，饮食不当容易引发食物过敏。研究显示母乳蛋白中所含的致敏成分与抗过敏成分几乎持平，在保证营养充足的情况下降低过敏率，而且有利于婴儿肠道吸收并促进肠道黏膜屏障成熟，所以推荐母乳喂养。

过敏性紫癜的饮食管理主要是通过对饮食添加的量、种类、顺序、时机等方面进行管理，其次，添加深度水解蛋白，保障患儿疾病期间的营养需求。

一、饮食计划

（一）食物添加的原则

总的原则是由少到多、由单一到复杂、由一种到多种。从量的变化和种类的变化添加食物，且每次只添加一种。若多种食物共同食用可引起病情反复，增加对具体过敏原确定的难度。非腹型紫癜患儿，如无便血、呕血等严重情况，如果对小麦、大米、玉米等可以耐受，则可采用从淀粉类开始食用。每日给米饭、面条、馒头、面汤等淀粉类食物，可少量添加糖或盐，腹部症状减轻后可以逐渐适量添加蔬菜和水果。症状稳定后可开始进食动物蛋白质，每天蛋白质摄入量控制在 2.0～2.5g/d，逐渐增加至 3.0～5.0g/d，每日动物蛋白质最高摄入量不得超过 5.0g，且食物添加原则为逐一添加，若食用过程中发生过敏反应或病情反复时应即刻停止食用容易过敏的食物。

（二）食物添加的顺序

参照过敏概率依次降低的顺序，食物添加总的顺序为谷物→蔬菜→水果→猪肉；添加蔬菜的顺序为青菜→花菜→黄瓜→土豆→西红柿等，暂不添加香菜、韭菜、芹菜、葱蒜；添加水果的顺序为苹果→香蕉→梨等，暂不添加草莓、菠萝；添加肉类的顺序为猪肉→鸡肉→鸭肉→牛肉；添加蛋白质类食物的顺序为瘦猪肉→鸡蛋→牛奶→淡水鱼类→其他蛋白质类食物。在大米、青菜、猪肉可以耐受的基础上，再加其他食物。疾病发病初期和急性发作期要叮嘱家长忌用蛋、奶、肉等容易过敏的食物，阻断患儿食用过敏原，阻碍抗体、抗原的结合，预防免疫反应的发生；病情稳定后，逐渐添加饮食，食物添加的顺序为大米粥→猪肉碎→水煮菜。在大米、青菜、猪肉能够耐受的基础上，再添加其他食物。恢复期的患儿可食用水果等食品，有助于提高机体的免疫能力，加速疾病的康复。

二、禁忌食物

（一）急性期

（1）皮肤型/关节型：对于单纯型（皮肤型）和（或）伴关节型紫癜患者，临床中急性期让患儿进食清淡营养和易消化饮食，慎食鱼虾海鲜类、腥发动风类等易引起高敏状态的食物及辛香刺激的调味料等物品。腥发动风之品指"发物"，既指一些含有激素样物质的动物性食品，又指一些含有异种蛋白的食物，此类食物有诱发过敏原引起变态反应性疾病再次发生的可能性，还指一些具有较强刺激性的食物。可食用猪瘦肉及水果，建议多吃一些富含维生素 C、维生素 K 的食物，维生素 C 有保护血管的作用，维生素 K 有利于凝血和止血。富含维生素 C、维生素 K 的食物有橘子、西红柿、苹果、菠菜、猕猴桃、白菜、猪肝等。

（2）腹型：对于严重的腹型紫癜发作期间应让患儿严格禁食，予静脉营养支持治疗，禁热敷、艾灸、揉腹、按腹等治疗，避免刺激肠道致血管炎加重充血、出血。待消化道症状消失后，给予食物应遵循易消化、流质到半流质再到固体、精粮到粗粮、单一到多种的原则。在大米、青菜、猪肉能够耐受的基础上，再添加其他食物。腹型紫癜患儿发作期间应绝对忌食坚果类食物，避免坚果碎渣刺伤充血、水肿的胃肠黏膜，引发或加重胃肠道出血。

（3）肾型：紫癜伴有肾损害（尿常规检出血尿、蛋白尿，甚至肾功能异常）者应予常规肾脏病的饮食护理，予低盐、低脂、优质蛋白饮食。

（二）缓解期

HSP缓解期患儿以清淡营养易消化为原则，根据祖国医学的"药食同源"理论及辨证施膳原则，可参照《紫癜风（过敏性紫癜）中医护理方案（试行）》，风盛血热证患儿宜食具有清热凉血功效的蔬果，如雪梨、丝瓜、苦瓜等；湿热蕴结证患儿宜食具有清热除湿功效的食品，如绿豆汤、山药、薏苡仁、冬瓜等；阴虚火旺证患儿宜食具有滋阴降火功效的蔬果，如山药、枸杞子、黄瓜等；气虚不摄证患儿宜食具有益气养血功效的蔬果，如红枣、桂圆等。

三、饮食管理中应注意的问题

过敏性紫癜患儿的消化道症状有可能出现不同程度的腹痛、腹泻、恶心、呕吐、血便等症状，应密切观察病情，伴有呕吐者应及时清除口鼻呕吐物以预防窒息，定期评估患儿神志、血压、有无头痛等，记录呕吐物及粪便的颜色、量及性质，必要时留取标本送检。腹痛时不得使用镇痛药、腹部热敷、强行按摩，可通过听轻松的音乐、画画等分散患儿注意力。添加食物要循序渐进，少食多餐，以清素少渣为基本原则。忌辛辣、刺激性食物。肾型过敏性紫癜患儿如果蛋白尿＞++时，除遵循一般饮食护理外，应另外给予一般肾脏病护理常规。

过敏性紫癜多见于青少年及学龄期儿童，由于过敏原不易确定，治疗中需要注意控制饮食，患儿往往不能耐受饮食限制而增加患儿病情反复的风险，但是单一食品和过度饮食限制也可能会引起患儿营养不良和（或）微量元素缺乏。有研究表明，合理的饮食管理可以降低复发的风险。坚持从少量开始，逐渐增加数量和品种，限制多渣的食物及多纤维素的食物。忌食食物过敏检查中已知的过敏食物，饮食尽量清淡易消化，鱼、虾、蟹、葱、姜等可以少量添加，逐步恢复正常。可食用含维生素C丰富的食物，如新鲜的蔬菜和水果来保护血管和降低血管通透性，如苹果、橘子、鲜枣、猕猴桃等。其次，告知家长激素类药物会导致胃酸及胃蛋白酶分泌增加，食物易消化吸收，所以患儿经常会出现吃不饱的感觉，这是药物的副作用所致，而不是吃得不够，所以一定要控制饮食量，多吃蔬菜水果以增加饱腹感，以免摄入过多淀粉及肉类，增加肠胃负担和过度肥胖。

饮食管理的优势在于：①根据患儿的病情状况确定饮食方案，并根据病情的恢复情况适当增加食品种类，每次只添加一种，避免多种食物共同食用引起复发，并且多种食物共同食用增加了对具体过敏原确定的难度。②当患儿出现皮疹或腹部症状复发的时候，需要停止食用该品种的食物，从而避免患儿病情进一步加重。

有研究表明，过敏性紫癜患儿饮食控制易于造成营养物质和微量元素缺乏，营养物质缺乏易影响儿童机体发育。有研究表明，深度水解蛋白奶粉能够大大提高营养摄入水平，改善营养状况。深度水解蛋白是牛乳蛋白被水解成肽段和少量游离氨基酸，很大程度上降低了牛奶蛋白的过敏原性，减少了高敏状态下变态反应的发生。在控制饮食的基础上加入低敏配方奶粉，可使 HSP 儿童的饮食结构趋向合理，营养素摄入均衡。而且深度水解奶粉对胃肠道无负担，能在有效降低蛋白质过敏的同时满足患儿生长发育所需营养。

有研究表明，长期禁食动物蛋白与 HSP 患儿皮疹反复及疾病复发无明显相关性。因此，建议 HSP 患儿急性期应做到清淡、易消化饮食，但不应长时间限制患儿摄入动物蛋白，应做到均衡饮食，逐渐增加运动量，增强体质。

（庄翔莉　郑　健）

第九章　过敏性紫癜的临床指南及评述

第一节　过敏性紫癜的中医临床指南及评述

国内关于过敏性紫癜的中医诊疗指南仅有 1 篇，即 2011 年由丁樱教授带头制订的《过敏性紫癜中医诊疗指南》。

过敏性紫癜是一种以小血管炎为主要病变的全身性血管炎综合征。以皮肤紫癜、消化道黏膜出血、关节肿痛和肾脏损伤（血尿、蛋白尿等）为主要临床表现。本病一年四季均可发生，但以冬春季节发病较多。各年龄段均可发病，以学龄儿童最为多见，3～14 岁为好发年龄。男孩多于女孩，男女发病比例为（1.4～2）：1。属于中医学"紫癜""紫癜风""葡萄疫""肌衄"等范畴。

一、诊断

（一）诊断要点

（1）发病前可有上呼吸道感染或服食某些食物、药物等病史。

（2）发病较急，紫癜多见于下肢远端及臀部，对称分布，形状不一，高出皮面，压之不褪色。可伴有荨麻疹、血管神经性水肿、游走性大关节肿痛、腹痛、便血及血尿、蛋白尿等。

（3）血小板计数多数正常或升高，出血时间、凝血时间、血块收缩时间均正常。

（4）应注意定期检查尿常规，可有镜下血尿、蛋白尿等肾脏损伤表现。肾组织活检可确定肾脏病变性质。

（二）实验室检查

血常规、尿常规、粪常规及隐血试验、肝肾彩超、24h 尿蛋白定量、尿放免、尿 N-乙酰-β-葡萄糖苷酶（NAG）、尿红细胞形态、毛细血管脆性试验、血块收缩试验、凝血五项、肝肾功能、免疫学检查、过敏原筛查等。

（三）鉴别诊断

本病可与特发性血小板减少性紫癜、链球菌感染后肾小球肾炎、风湿性关节炎、急腹症、急性肾炎、IgA 肾病等疾病相鉴别。

（四）辨证

1. 过敏性紫癜

（1）风热伤络证：紫癜以下肢和臀部为多，可伴荨麻疹，也可见于上肢，对称分布，颜色较鲜红，大小形态不一，可融合成片，或有痒感；并可见关节肿痛、腹痛、便血、尿血等症，前驱症状多为发热、微恶风寒、咳嗽、咽红、鼻衄、全身不适、食欲不振等；舌质红，苔薄黄，脉浮数。

（2）血热妄行证：起病急，皮肤瘀斑密集，甚则融合成片，色鲜红或紫红；可伴发热面赤、口干、渴喜冷饮、心烦失眠、衄血、便血或大便干结、小便黄赤；舌质红，苔黄略干，脉数有力。

（3）湿热痹阻证：皮肤紫斑色暗，或起疮，多见于关节周围，伴有关节肿痛灼热，尤以膝、踝关节多见，四肢沉重，肢体活动受限；可伴有腹痛、纳呆、渴不欲饮、大便不调、便血、尿血；舌质红，苔黄腻，脉滑数或弦数。

（4）阴虚火旺证：起病缓，病程长，皮肤紫癜时发时止，瘀斑色暗红；可伴低热盗汗、手足心热、心烦不宁、口燥咽干、头晕耳鸣、尿血；舌红少津，脉细数。

（5）气不摄血证：病程较长，紫癜反复发作，隐约散在，色淡，形体消瘦，面色不华，体倦乏力，头晕心悸，食少纳呆，便溏；舌淡，苔薄白，脉细弱或沉弱。

2. 紫癜性肾炎

（1）风热夹瘀证：起病急，皮肤紫斑，以下肢和臀部为多，对称分布，颜色鲜红，呈斑丘疹样，大小形态不一，可融合成片；可伴有发热、微恶风寒、咳嗽、流浊涕、咳黄痰、咽鲜红、鼻衄、尿血、便血；舌体有瘀斑，苔薄黄，脉浮数。

（2）血热夹瘀证：发病急骤，皮肤瘀点、瘀斑密布，此起彼落，色深紫红，甚则融合成片；可伴有心烦、口干欲饮、鼻衄、齿衄、便血、便秘、小便短赤；舌红绛或有芒刺，舌下脉络迂曲，苔薄黄或黄厚，脉数有力。

（3）阴虚夹瘀证：起病较缓，病程较长，紫癜时发时隐，色暗红，或紫癜已消退，低热，潮热盗汗，手足心热，口干喜饮，夜寐不安，咽暗红，大便干燥；舌红少津，舌体有瘀斑，少苔或无苔，脉细数。

（4）气阴两虚夹瘀证：起病较缓，病程较长，紫癜时发时隐，色暗红，或紫癜已消退，自汗盗汗，咽干唇裂，口渴喜饮，五心烦热，面色潮红，午后潮热，平日易感冒，倦怠乏力，少气懒言，纳差食少；舌体有瘀斑，舌红少津，少苔，脉细无力。

二、治疗

（一）治疗原则（推荐级别：E）

本病的治疗不外祛因和消斑两方面，可标本同治，症因兼顾。早期当以祛邪为主，迁延期则当顾护气阴为本，消除紫癜为标。实证以清热凉血为主，随证配用祛风通络、缓急和中；虚证以滋阴降火、益气摄血为主。紫癜为离经之血，皆属瘀血，故活血化瘀贯穿始终。

由于本病常见复发，是标证虽去而内脏功能尚未恢复之故，因此，紫癜消退后若有肾脏损害者，仍应继续调治，方能获得远期疗效。患儿应避免接触各种过敏原；出血量多时，应限制活动；忌辛热饮食，有消化道出血时，应禁食；同时应防治感染，驱除体内寄生虫。

（二）分证论治

1. 过敏性紫癜

（1）风热伤络证（推荐级别：D）

治法：祛风清热，凉血安络。

主方：银翘散加减。

常用药：金银花、连翘、牛蒡子、薄荷、荆芥、紫草、茜草、生地黄、牡丹皮等。

加减：若皮肤瘙痒者，加白鲜皮、地肤子、浮萍、蝉蜕；咳嗽者，加桑叶、菊花、前胡；便血者，加苦参、槐花炭；腹痛者，加广木香、赤芍；尿血者，加藕节炭、白茅根、大蓟、小蓟、旱莲草；关节肿痛者，加秦艽、防己、怀牛膝。

（2）血热妄行证（推荐级别：D）

治法：清热解毒，凉血化斑。

主方：犀角地黄汤加味。

常用药：水牛角、生地黄、牡丹皮、赤芍等。

加减：若皮肤紫斑多者，加丹参、荆芥、忍冬藤；便血者，加生地榆、血余炭、槐花炭；腹痛者，加广木香、白芍；尿血者，加大蓟、小蓟、白茅根、旱莲草；关节肿痛者，加忍冬藤、海风藤、怀牛膝；便秘者，加生大黄（后下）；目赤者，加青黛、菊花。

（3）湿热痹阻证（推荐级别：D）

治法：清热利湿，化瘀通络。

主方：四妙丸加味。

常用药：黄柏、苍术、牛膝、薏苡仁、生白术、木瓜、紫草、桑枝、独活等。

加减：若关节肿痛、活动受限者，加赤芍、鸡血藤、忍冬藤、海风藤、牛膝；泄泻者，加葛根、黄连、马鞭草；尿血者，加小蓟、石韦、白茅根；腹痛较甚者，可配用芍药甘草汤缓急止痛。

（4）阴虚火旺证（推荐级别：D）

治法：滋阴清热，凉血化瘀。

主方：大补阴丸加减。

常用药：熟地黄、龟板、黄柏、知母、牡丹皮、牛膝、蜂蜜等。

加减：若腰膝酸软甚者，加山茱萸、枸杞子、女贞子；尿血色红者，可另吞服琥珀粉、三七粉；低热者，加银柴胡、地骨皮以清虚热；盗汗者，加煅牡蛎、煅龙骨、五味子以敛汗止汗。

（5）气不摄血证（推荐级别：D）

治法：健脾益气，和营摄血。

主方：归脾汤加减。

常用药：党参、黄芪、白术、当归、龙眼肉、茯神、酸枣仁、远志等。

加减：若腹痛便血者，加乌梅、白芍、防风炭、生地榆；出血不止者，加鸡血藤、血余炭、阿胶；兼有风邪表证者，可酌加荆芥、防风、牛蒡子等疏风解表之品，但用量不宜大，以防化燥伤阴。

2. 紫癜性肾炎

（1）风热夹瘀证（推荐级别：E）

治法：祛风清热，活血化瘀。

主方：连翘败毒散加减。

常用药：当归、连翘、黄芩、麦冬、柴胡、前胡、生地黄、黄连、甘草等。

加减：若皮肤瘙痒者，加白鲜皮、地肤子等；腹痛者，加木香、芍药；便血者，加生地榆、苦参、槐花炭；尿血者，加藕节炭、白茅根、大蓟、小蓟、旱莲草。

（2）血热夹瘀证（推荐级别：D）

治法：清热解毒，活血化瘀。

主方：犀角地黄汤加味。

常用药：水牛角、生地黄、赤芍、牡丹皮、玄参、栀子、黄芩、紫草、连翘、甘草等。

加减：若皮肤紫斑多者，加知母、栀子、藕节炭、茜草炭、仙鹤草；鼻衄量多者，可酌加白茅根、炒蒲黄（包煎）、仙鹤草、三七粉（吞服）；齿衄者，加藕节炭；尿血者，加大蓟、小蓟；便血者，加生地榆、益母草。

（3）阴虚夹瘀证（推荐级别：D）

治法：滋阴清热，活血化瘀。

主方：知柏地黄汤加减。

常用药：生地黄、牡丹皮、山茱萸、茯苓、黄柏、知母、旱莲草、牛膝、泽兰等。

加减：若低热者，加银柴胡、青蒿、地骨皮；盗汗者，加煅牡蛎、煅龙骨、五味子；尿血者，加白茅根、小蓟、大蓟、仙鹤草；便血者，加生地榆、槐花炭。

（4）气阴两虚夹瘀证（推荐级别：E）

治法：益气养阴，活血化瘀。

主方：参芪地黄汤加减。

常用药：人参、黄芪、茯苓、生地黄、山药、山茱萸、牡丹皮、泽泻等。

加减：若口干咽燥者，加玄参、石斛、玉竹等；尿血者，加炒蒲黄（包煎）、藕节炭、小蓟、大蓟；便血者，加生地榆、槐花炭等。

（三）中成药

1. 口服中成药

（1）雷公藤多苷片：1～1.5mg/（kg・d），分2～3次口服。适用于过敏性紫癜反复不愈及各型紫癜性肾炎。单纯皮肤紫癜疗程2～3个月，紫癜性肾炎疗程3～6个月。（推荐级别：D）

（2）归脾丸（党参、炒白术、炙黄芪、炙甘草、茯苓、炙远志、炒酸枣仁、龙眼肉、当归、木香、大枣）：3～6岁1/3丸，6～9岁1/2丸，9岁以上1丸，1日2～3次。用于气不摄血证。（推荐级别：E）

（3）荷叶丸（荷叶、藕节、大蓟炭、小蓟炭、知母、黄芩炭、地黄炭、棕榈炭、焦栀子、白茅根、玄参、白芍、当归、香墨）：7岁以上儿童每次4.5g，1日2～3次，空腹温开水送服。用于血热妄行证。（推荐级别：E）

（4）肾炎康复片（西洋参、人参、地黄、炒杜仲、山药、白花蛇舌草、黑豆、土茯苓、

益母草、丹参、泽泻、白茅根、桔梗）：每次 5 片，1 日 3 次。适用于紫癜性肾炎气阴两虚证。（推荐级别：D）

2. 中药注射剂

（1）清开灵注射液（胆酸、珍珠母、猪去氧胆酸、栀子、水牛角粉、板蓝根、黄芩苷、金银花。辅料为依地酸二钠、硫代硫酸钠、甘油）：0.5ml/（kg·d），加入 5%葡萄糖注射液100～250ml 中静脉滴注，1 日 1 次，疗程 4 周。用于血热妄行证。（推荐级别：D）

（2）复方丹参注射液：0.5ml/（kg·d），加入 5%葡萄糖注射液 100～250ml 中静脉滴注，1 日 1 次，疗程 4 周。用于过敏性紫癜血热妄行证及各型紫癜性肾炎。（推荐级别：D）

【评述】

本指南对儿童过敏性紫癜和紫癜性肾炎的常见中医证型、治法、主方、常用药和中成药进行了规范，能很好地指导临床中医的诊疗工作。2021 年丁樱教授对河南省 14 809 例儿童过敏性紫癜中医证型与发病规律进行回顾性分析发现，上述 5 个过敏性紫癜中医分型中血热妄行证最多，约占 70%，气不摄血证较少见。过敏性紫癜患儿的合并症主要归类于肺系、脾系疾病，其中感冒占据首位。上呼吸道疾病多为外感风邪，或兼夹寒、热、湿等其他邪气致病。2023 年由丁樱教授带头制订的《儿童过敏性紫癜性肾炎中西医结合诊疗指南》对2011 年的上述诊疗指南进行修订和补充（详见《北京中医药大学学报》，2023 年 47 卷 1 期）。

山东中医药大学附属医院为配合国家中医药管理局中医诊疗标准化研究工作，对《儿童过敏性紫癜中医诊疗指南草案》在济南地区的适用性进行回顾性评价调查，制订《中医临床诊疗指南应用评价病例调查表》，随机收集 2012 年 4 月至 2014 年 4 月就诊于山东中医药大学附属医院儿科的过敏性紫癜患儿 115 例，对入选病例的临床资料进行统计分析。结果：①儿童过敏性紫癜病名诊断符合率为 100%。其中过敏性紫癜中医证型符合率为 90.91%，紫癜性肾炎中医证型符合率为 39.48%。②过敏性紫癜中医治则治法符合率为 81.82%，方药符合率为61.04%；紫癜性肾炎中医治则治法符合率为 34.21%，方药符合率为 39.47%。③儿童过敏性紫癜中医诊疗临床愈显率为 86.96%；安全性评价很好占 72.17%，较好占 27.83%；经济性评价很好占 69.56%，较好占 21.74%，一般占 8.70%。结论：该指南基本适用于临床，可作为临床医师治疗本病的规范方案，但需进一步完善；过敏性紫癜的辨证分型建议增加瘀血阻络型，紫癜性肾炎建议增加湿热夹瘀型、瘀血阻络型、脾肾阳虚型；建议增加调摄与预防内容。

应用雷公藤制剂治疗反复发作性过敏性紫癜，可以减少紫癜发作、改善胃肠道症状及预防肾脏损害，对紫癜性肾炎也有较好的临床疗效。国家食品药品监督管理局 2012 年发布的第 46 期《药品不良反应信息通报》，提醒雷公藤对儿童、育龄期有孕育要求者、孕妇和哺乳期妇女禁用；心、肝、肾功能不全者禁用；严重贫血、白细胞和血小板降低者禁用；胃、十二指肠溃疡活动期及严重心律失常者禁用。因此临床中应注意儿童使用的适应证及其安全性问题。

近年来，中药注射剂以其疗效好、起效快的优点被全国各大医院广泛使用，但因中药静脉制剂成分复杂，随着使用量的增加，其不良反应事件屡屡发生。《国家药品不良反应监测年度报告（2016 年）》指出，在中药不良反应/事件报告中中药注射剂占比达到 53.7%；2019年中药不良反应/事件报告中，注射给药占 45.5%；2020 年中药不良反应/事件报告中，注射给药占 33.3%。建议：静脉滴注应选择合适的稀释溶剂，以免导致本来溶解的物质重新析出，使得不溶解微粒增加；在静脉滴注前后注意冲管，以免与其他药物产生不良反应。

第二节 国内过敏性紫癜的西医诊疗指南及评述

国内关于 HSP（IgAV）的西医诊疗指南有 1 篇，即由中华医学会儿科学分会免疫学组于 2013 年制订并发布的《儿童过敏性紫癜循证诊疗建议》。本建议最大限度收集来自成人和儿科的原创性临床研究、国内外各种数据库的综合资料和诊疗指南、专家共识等文献资料，进行分析总结，并以此为基础形成诊治建议，首次从循证医学角度为国内儿科医师对 HSP 的临床诊疗提供依据和参考。本建议适用于有一定儿科疾病诊治基础或经验的儿科医师。在针对具体患儿时，本指南不是临床医师必须执行的诊治规范，临床医生应充分了解本病的最佳临床证据和现有医疗资源，采纳恰当的诊疗方案。

本指南参照 2001 年英国牛津循证医学的证据分级与推荐意见强度，将证据水平分为Ⅰ、Ⅱ、Ⅲ、Ⅳ和Ⅴ共 5 个级别，推荐等级分为 A、B、C、D 和 E 共 5 个等级（表 9-1）。本指南治疗中以［证据水平/推荐等级］表示。

表 9-1 证据水平及推荐等级

证据水平	
Ⅰ	大样本，随机研究，结论确定，假阳性或假阴性错误的风险较低
Ⅱ	小样本，随机研究，结论不确定，假阳性和（或）假阴性的风险较高
Ⅲ	非随机，同期对照研究
Ⅳ	非随机，历史对照研究和专家意见
Ⅴ	系列病例报道，非对照研究和专家意见

推荐等级	
A	至少 2 项Ⅰ级研究结果支持
B	仅有 1 项Ⅰ级研究结果支持
C	仅有Ⅱ级研究结果支持
D	至少有 1 项Ⅲ级研究结果支持
E	仅有Ⅳ级或Ⅴ级研究结果支持

一、流行病学

HSP 可发生于所有年龄段儿童，最小病例报道为 6 个月，但多见于 2～6 岁，75%的患者小于 8 岁，90%的患者小于 20 岁。以秋冬季节发病多见。国外统计儿童每年的发病率为（10.5～20.4）/20 万。我国台湾地区年发病率为 12.9/10 万，大陆地区尚无大宗流行病学发病率的数据报道。其中 4～6 岁发病率最高，达到每年 70.3/10 万。有报道男女发病率之比为 1.2∶1，黑色人种发病率较白色人种和亚洲人稍低。

二、病因

迄今为止，本病的病因及发病机制仍未完全阐明，病因可能涉及感染、免疫紊乱、遗传等因素。其发病机制以 IgA 介导的体液免疫异常为主，IgA1 沉积于小血管壁引起的自身炎症反应和组织损伤在 HSP 发病中起重要作用，特别是 IgA1 糖基化异常及 IgA1 分子清除障碍在 HSP 的肾脏损害中起着关键作用，紫癜性肾炎（Henoch-Schönlein purpura nephritis，HSPN）患儿血清半乳糖缺乏，IgA1 水平增高，大分子的 IgA1-IgG 循环免疫复合物沉积于肾脏可能是导致 HSPN 的重要发病机制。T 细胞功能改变、细胞因子和炎症介质的参与、凝血与纤溶机制紊乱、易感基因等因素在 HSP 发病中也起着重要作用。

（1）感染：上呼吸道感染常是 HSP 发生的触发因素。HSP 最常见的感染以 A 组β溶血性链球菌所致的上呼吸道感染最多见，幽门螺杆菌、金黄色葡萄球菌等感染可能也是 HSP 发病的原因之一。HSP 发生也可能与副流感、微小病毒 B19 等病毒感染有关，其他病原体包括肺炎支原体可能与 HSP 发生有一定相关性。

（2）疫苗接种：有文献报道某些疫苗接种，如流感疫苗、乙肝疫苗、狂犬疫苗、流脑疫苗、白喉疫苗、麻疹疫苗也可能诱发 HSP，但尚需可靠的研究证据论证。

（3）药物因素：有个案报道某些药物，如克拉霉素、头孢呋辛、米诺环素、环丙沙星、双氯芬酸、丙硫氧嘧啶、肼屈嗪、别嘌醇、苯妥英钠、卡马西平、异维 A 酸、阿糖腺苷、阿达木单抗（adalimumab）、依那西普（etanercept）等的使用也可能触发 HSP。

（4）食物因素：目前尚无明确证据证明食物过敏可导致 HSP。

（5）遗传因素：HSP 存在遗传好发倾向，不同种族人群的发病率也不同，白色人种的发病率明显高于黑色人种。近年来有关遗传学方面的研究涉及的基因主要有人类白细胞抗原（*HLA*）基因、家族性地中海基因、血管紧张素转换酶（*ACE*）基因、甘露糖结合凝集素基因、血管内皮生长因子基因、*PAX*2 基因、*TIM*-1 基因等。文献报道黏附分子 *P-selcltin* 表达增强及基因多态性如 *P-selcltin* 基因启动子-2223 可能与 HSP 发病相关。

三、临床特征

（1）皮疹：是 HSP 诊断的必需条件。典型的紫癜形成前可能是类似荨麻疹或红色丘疹的皮疹，四肢或臀部对称性分布，以伸侧为主。可逐渐扩散至躯干及面部，并可能形成疱疹、坏死及溃疡，也可出现针尖样出血点。另外，皮疹也可见于阴囊、阴茎、龟头、手掌及足底处。少于 5% 的 HSP 患儿有皮肤坏死。皮疹一般在数周后消退，可遗留色素沉着，但是会逐渐消退。35%～70% 的幼儿还可出现非凹陷性头皮、面部、手背或足背水肿，急性发作期部分患儿尚有手臂、腓肠肌、足背、眼周、头皮、会阴部等神经血管性水肿和压痛。

（2）关节症状：皮疹并不是所有患儿的主诉，有 30%～43% 的患儿以关节痛或腹痛起病，可长达 14 天无皮疹，极易误诊。关节受累发生率为 82%，以单个关节为主，主要累及双下肢，尤其是踝关节及膝关节，但鲜有侵蚀性关节炎发生。

（3）胃肠道症状：发生率为 50%～75%，包括轻度腹痛和（或）呕吐，但有时为剧烈腹痛，偶尔有大量出血、肠梗阻及肠穿孔。肠套叠是少见但很严重的并发症，发生率为 1%～5%。与特发性肠套叠典型回结肠位置相比，HSP 肠套叠 70% 的病例是回肠套叠，30% 是回结肠套叠。还可少见肠系膜血管炎、胰腺炎、胆囊炎、胆囊积水、蛋白丢失性肠病及肠壁下血肿至肠梗阻。

（4）肾脏损害：临床上肾脏受累发生率为 20%～60%。常见的有镜下血尿和（或）蛋白尿，肉眼血尿也常见，高血压可单发或合并肾脏病变，急性肾小球肾炎或肾病综合征表现占HSP 的 6%～7%，严重者可出现急性肾衰竭。

（5）其他系统表现：生殖系统受累以睾丸炎常见，男孩 HSP 发生率为 27%。神经系统受累占 2%，常见头痛，可出现抽搐、瘫痪、舞蹈症、运动失调、失语、失明、昏迷、蛛网膜下腔出血、视神经炎、吉兰-巴雷综合征，也有颅内占位、出血或血管炎报道，但较少见。儿童少见肺部改变（12%），有肺出血、肺泡出血及间质性肺炎的报道。也有患儿出现肌肉内出血、结膜下出血、反复鼻血、腮腺炎和心肌炎。

四、辅助检查

HSP 目前尚无特异性的诊断方法，相关辅助检查仅有助于了解病情和并发症，可根据病情选择下列检查。

（1）外周血检查：　白细胞正常或增加，中性粒细胞可增高。一般情况下无贫血，胃肠道出血严重时可合并贫血、血小板计数正常或升高。血沉正常或增快，C-反应蛋白升高。凝血功能检查通常正常，抗凝血酶原III可增高或降低，部分患儿纤维蛋白原含量、D-二聚体含量增高。

（2）尿常规：可有红细胞、蛋白、管型，重症者可见肉眼血尿。镜下血尿和蛋白尿为最常见的肾脏表现。

（3）血液生化检查：血肌酐、尿素氮多数正常，极少数急性肾炎和急进性肾炎表现者可升高。少数血谷丙转氨酶（ALT）、谷草转氨酶（AST）可升高。少数血磷酸肌酸激酶同工酶（CK-MB）可升高。血白蛋白在合并肾病或蛋白丢失性肠病时可降低。

（4）免疫学检查：部分患儿血清 IgA 升高，类风湿因子和抗中性粒细胞抗体可升高。

（5）影像学检查

1）超声检查：对于 HSP 消化道损伤的早期诊断和鉴别诊断起重要作用。高频超声检查HSP 急性期肠道损害显示病变肠壁水肿增厚，回声均匀减低，肠腔向心性或偏心性狭窄，其黏膜层及浆膜层呈晕环状低回声表现。彩色多普勒超声在皮肤紫癜出现前可显示受累的肠管节段性扩张、肠壁增厚、黏膜粗糙、肠腔狭窄、增厚肠壁血流丰富，也可显示肠系膜淋巴结肿大及肠间隙积液。HSP 排除肠套叠的检查首先腹部超声。

2）X 线及 CT 检查：HSP 合并胃肠道受累时，腹部 X 线可表现为肠黏膜折叠增厚、指纹征、肠袢间增宽，小肠胀气伴有多数气液平面，同时结肠和直肠内无气体；CT 表现为多发节段性肠管损害，受累肠壁水肿增厚、肠管狭窄、受累肠管周围常可见少量腹水。当 CT示多节段的跳跃性肠壁增厚、肠系膜水肿、血管充血及非特异性淋巴结肿大时，应考虑 HSP诊断。在诊断 HSP 并发症，如肠套叠、肠穿孔、肠梗阻时，CT 表现更具特征性，尤其肠系膜血管炎的诊断中，可见明显肠壁、血管壁水肿及增厚圈。注意对怀疑有肠套叠的 HSP 患者，行钡剂或空气灌肠对诊断和治疗意义不大，而且有可能会加重炎症，甚至导致肠穿孔，CT检查多在腹部 X 线及 B 超检查有疑问时适用。

3）内镜检查：消化道内镜能直接观察 HSP 患儿的胃肠道改变，严重腹痛或胃肠道大出血时可考虑内镜检查。内镜下胃肠黏膜呈紫癜样改变、糜烂和溃疡。典型者为紫癜样斑点、孤立性出血性红斑、微隆起、病灶间可见相对正常的黏膜。病变多呈节段性改变，主要累及胃、十二指肠、小肠和结肠，但往往以小肠为重，很少累及食管。侵犯部位以十二指肠黏膜改变最为突出，十二指肠降段不规则溃疡可能也是 HSP 在胃肠道的典型表现。

（6）皮肤活检：对于临床皮疹不典型或疑诊患者可行皮肤活检协助诊断。典型病理改变为白细胞碎裂性血管炎，血管周围有炎症变化，中性粒细胞和嗜酸性粒细胞浸润等情况。血管壁可有灶性坏死及血小板血栓形成，严重病例有坏死性小动脉炎、出血及水肿，胃肠道及关节等有类似的病理改变。免疫荧光可见 IgA、C3、纤维蛋白、IgM 沉积。

五、诊断标准

2006 年欧洲抗风湿病联盟（EULAR）和欧洲儿童风湿病学会（PReS）制订了儿童血管炎新的分类标准，本指南参照该标准。

HSP 的诊断标准（EULAR/PReS 统一标准）：可触性（必要条件）皮疹伴如下任何一条：①弥漫性腹痛；②任何部位活检示 IgA 沉积；③关节炎/关节痛；④肾脏受损表现［血尿和（或）蛋白尿］。

部分患儿仅表现为单纯皮疹而无其他症状，2012 年长沙儿童过敏性紫癜诊治专家座谈会根据国内情况建议：对于典型皮疹急性发作的患儿排除相关疾病可以做出临床诊断，对于皮疹不典型或未见急性期发作性皮疹者，仍需严格按标准诊断，必要时行皮肤活检。

六、治疗

HSP 具有自限性，单纯皮疹通常不需要治疗干预。治疗包括控制患儿急性症状和影响预后的因素，如急性关节痛、腹痛及肾损害。

（1）一般治疗：目前尚无明确证据证明食物过敏是导致 HSP 的病因，故仅在 HSP 胃肠道损害时需注意控制饮食，以免加重胃肠道症状。HSP 腹痛患儿若进食可能会加剧症状，但是大部分轻症患儿可以进食少量少渣易消化食物，严重腹痛或呕吐者需要营养要素饮食或暂时禁食并胃肠外营养支持治疗。

（2）抗感染治疗：急性期呼吸道及胃肠道等感染可适当给予抗感染治疗，注意急性期感染控制后抗感染治疗对 HSP 的发生并无治疗和预防作用。

（3）皮疹的治疗：皮疹很少需要治疗，目前尚无证据证明糖皮质激素治疗对皮疹的消退及复发有效，但有报道称糖皮质激素可用于皮肤疱疹和坏死性皮疹的治疗。

（4）关节症状的治疗：关节痛患儿可使用非甾体、抗炎药止痛治疗。另外，口服泼尼松［1mg/（kg·d），2 周后减量］可降低 HSP 关节炎患儿关节疼痛程度及疼痛持续时间［证据水平/推荐等级：Ⅰ/A］。

（5）胃肠道症状的治疗：糖皮质激素治疗可较快缓解急性 HSP 的胃肠道症状，缩短腹痛持续时间［证据水平/推荐等级：Ⅱ/B］。激素也应用于其他胃肠道症状，如低蛋白性水肿、胃肠蛋白丢失等。腹痛明显时需要严密监测患儿出血情况（如呕血、黑便或血便），出血严重时需行内镜进一步检查。严重胃肠道血管炎，有应用丙种球蛋白、甲泼尼龙静脉滴注及血浆置换或联合治疗有效的报道［证据水平/推荐等级：Ⅴ/E］。虽然 HSP 持续性或慢性腹痛不是很常见，但也有报道应用甲氨蝶呤和 MMF 取得了较好疗效［证据水平/推荐等级：Ⅲ/D］。

（6）紫癜性肾炎的治疗：紫癜性肾炎治疗参照中华医学会儿科学分会肾脏病学组制订的

相应诊疗指南。

（7）糖皮质激素的应用：糖皮质激素适用于 HSP 胃肠道症状、关节炎、血管神经性水肿、肾损害较重及表现为其他器官的急性血管炎患儿。目前认为激素对 HSP 胃肠道及关节症状有效。早期应用激素能有效缓解腹部及关节症状，明显减轻腹痛，提高 24 h 内的腹痛缓解率，可能降低肠套叠、肠出血的发生风险［证据水平/推荐等级：Ⅱ/B］。对腹部症状严重的患儿早期应用激素是有益的，有可能降低外科手术干预风险［证据水平/推荐等级：Ⅰ/B］。注意：HSP 患儿腹痛时应用激素治疗的同时要注意严密观察肠套叠、肠穿孔、腹膜炎等急腹症症状和体征［证据水平/推荐等级：Ⅲ/D］。多个随机对照试验证明早期应用糖皮质激素不能阻止 HSP 患儿肾病的发生［证据水平/推荐等级：Ⅱ/C］。也没有证据提示糖皮质激素能预防 HSP 的复发［证据水平/推荐等级：Ⅱ/C］，但能有效改善肾脏症状［证据水平/推荐等级：Ⅰ/A］。

有腹痛症状者推荐采用口服泼尼松治疗，1～2mg/kg（最大剂量 60mg）1～2 周，后 1～2 周减量。胃肠症状较重不能口服的患儿（持续腹痛、肠出血、肠系膜血管炎、胰腺炎等）、关节炎、血管神经性水肿及其他器官的急性血管炎病情较重者推荐静脉使用糖皮质激素：推荐使用短效糖皮质激素氢化可的松琥珀酸钠每次 5～10mg/kg，根据病情可间断 4～8h 重复使用；也可使用中长效糖皮质激素甲泼尼龙 5～10mg/（kg•d），急性器官血管炎病情严重者冲击治疗剂量可达 15～30mg/（kg•d），最大剂量小于 1000mg/d，连用 3 天，必要时 1～2 周后重复冲击 3 天；或地塞米松 0.3mg/（kg•d），严重症状控制后应改为口服糖皮质激素，并逐渐减量，总疗程推荐 2～4 周，注意疗程不宜过长。

（8）其他免疫抑制剂的应用：糖皮质激素治疗 HSP 反应不佳或依赖者加用或改用 MMF 后可改善胃肠道症状（包括腹痛和肠出血）、关节炎症状及皮疹反复发作［证据水平/推荐等级：Ⅴ/E］，也有采用静脉用甲泼尼龙和环磷酰胺冲击治疗 HSP 合并颅内血管炎、颅内出血及 HSP 合并肺泡出血的有效治疗病例报道［证据水平/推荐等级：Ⅴ/E］，以及环孢霉素 A 有效治疗 HSP 合并肺泡出血的病例报道［证据水平/推荐等级：Ⅴ/E］。近年 MMF、环磷酰胺、硫唑嘌呤、咪唑立宾、环孢霉素 A、他克莫司等免疫抑制剂常用于严重 HSPN 患者的治疗，但目前尚无较高的证据水平研究证明对 HSP 肾脏以外症状治疗的有效性，尚需进一步研究证实。有个案报道抗 CD20 单克隆抗体利妥昔单抗（rituximab）治疗严重慢性 HSP 可改善皮肤和肾脏症状，疗效有待进一步研究证实。

（9）静脉用丙种球蛋白：能明显改善 HSP 坏死性皮疹、严重胃肠道症状（包括腹痛、肠出血、肠梗阻）、脑血管炎（包括抽搐、颅内出血）的症状［证据水平/推荐等级：Ⅴ/E］，推荐剂量 1g/（kg•d）连用 2 天，或 2g/（kg•d）用 1 天，或 400mg/（kg•d）连用 4 天。由于缺乏良好的临床 RCT 研究证据，对于静脉用丙种球蛋白应用于治疗 HSP 的适应证和剂量还不确定，仍有待于高质量的临床研究证实。注意有报道部分患儿使用静脉用丙种球蛋白后出现肾衰竭，故临床不要盲目扩大使用指征，仅在 HSP 严重症状常规糖皮质激素无效时选用。

（10）血浆置换：适用于治疗急进性 HSPN（病理提示新月体肾炎），HSP 伴有严重合并症者。

单独血浆置换治疗可以明显提高肾小球滤过率［证据水平/推荐等级：Ⅴ/E］，改善急进性 HSPN 预后［证据水平/推荐等级：Ⅴ/E］；但对终末期肾衰竭治疗效果仍有争议，仍需对照研究［证据水平/推荐等级：Ⅴ/E］。

血浆置换可缓解 HSP 神经系统症状，可作为 HSP 合并严重神经系统并发症的一线治疗

[证据水平/推荐等级：Ⅴ/E]。HSP 合并肺肾综合征或反复肺出血时建议血浆置换［证据水平/推荐等级：Ⅴ/E］；有报道血浆置换联合免疫抑制剂治疗 HSP 合并多脏器功能衰竭后胃肠道出血停止，因此快速进展或危及生命的 HSP 推荐使用血浆置换联合免疫抑制剂治疗［证据水平/推荐等级：Ⅴ/E］。由于研究证据等级较低，研究结论尚需要大样本 RCT 研究证实。目前，对于轻-中度过敏性紫癜及肾炎的一线治疗方法仍以药物治疗为主。

（11）白细胞去除法：对于 HSP 糖皮质激素及静脉用丙种球蛋白治疗无效时使用，可改善皮疹及胃肠道症状［证据水平/推荐等级：Ⅴ/E］，由于病例少，确切疗效需进一步证实。

（12）临床常用的治疗评价

1）抗过敏、抑酸治疗：HSP 是一种自身免疫性小血管炎，从已知 HSP 发生机制上抗过敏及抑酸治疗并无理论基础来支持。通过检索关于 HSP 的抗过敏治疗后发现，大多数文献将抗过敏治疗作为 HSP 的基础治疗，却几乎对研究对象均没有给出过敏的基本定义标准，按 Jadad 量表评价文献均为低质量文献，结论的可靠性低，所以抗过敏治疗的作用缺乏相应的高质量试验依据证实，小样本研究未证实抗过敏药物赛庚啶有预防肾损害的作用。目前临床上采用的抑酸剂多为 H_2 受体拮抗剂，同样，由于研究文献总体质量过低，抑酸治疗的作用尚不明确。

2）肝素、双嘧达莫、阿司匹林治疗：一项 RCT 研究证实肝素有预防肾损害的作用［证据水平/推荐等级：Ⅲ/C］，确切疗效还需更多的研究证实。而小样本的研究未证实抗血小板药物双嘧达莫、阿司匹林有预防肾损害的作用，但研究的证据水平不高［证据水平/推荐等级：Ⅴ/E］。

七、预防

积极控制口腔、耳鼻喉感染，以及进行扁桃体及腺样体切除术对皮疹反复复发及 HSPN 的治疗有效，有研究发现在 40 例难治性 HSP 患者中，31 例积极控制口腔及耳鼻喉感染可促进其临床缓解，9 例效果不好者（反复发作、持续严重紫癜或出现肾炎表现者）采取切除扁桃体加用甲泼尼龙冲击治疗取得良好效果，均临床治愈。随访 2～10 年无复发［证据水平/推荐等级：Ⅴ/E］。

八、预后

过敏性紫癜的预后主要与消化道症状及肾炎有关，近期预后与消化道症状有关，远期预后与肾脏受累的严重程度有关。有研究认为消化道症状也会影响其远期预后，患 HSP 有腹痛表现和使用过糖皮质激素的患儿功能性胃肠病（FGID）发病率更高［证据水平/推荐等级：Ⅲ/D］。

过敏性紫癜患儿 20%～60% 发生 HSPN。总体发生终末期肾病（ESKD）的风险度小于 2%。有报道年龄大于 4 岁的患儿并发严重肾炎所占比例高达 80%，除了年龄外，严重的腹痛与胃肠道出血、紫癜持续超过 1 个月及血清 XIII 因子减少也是肾脏受累的危险因素。起病时表现为肾炎综合征、肾病综合征、肾炎型肾病患儿，5%～20% 发展为终末期肾病。以孤立性血尿或蛋白尿为早期发病表现者发生长期肾损伤的比例为 1.6%，以肾炎或肾病综合征为早期发病表现者发生长期肾损伤的比例为 19.5%，以肾炎及肾病综合征混合型为早期发病表现者发生长期肾损伤的比例为 45%～50%［证据水平/推荐等级：Ⅲ/D］。幼年时患过 HSP 的妊娠妇女易发生高血压、蛋白尿及子痫［证据水平/推荐等级：Ⅴ/E］。

九、随访

HSP 是自限性疾病，多数在 8 周内痊愈，但是一年内复发率为 30%～40%。儿童 HSP 肾脏损害 85%发生在病程 4 周内，91%发生在病程 6 周内，97%发生在 6 个月内［证据水平/推荐等级：Ⅰ/A］，因此建议对尿液分析正常患儿至少随访半年，随访半年后尿液检查无异常者少见长期肾损害发生，6 个月后尿液检查仍异常者需继续随访 3～5 年。

【评述】

（一）关于 HSP 的病因问题

黎书等认为以下证据提示 HSP 发生与感染有关：①其发病高峰常见于秋冬季，且常发生在上呼吸道感染后甚至流行于家庭成员之间；②发生感染的患儿发病率更高；③HSP 的自限性病程也与病毒感染是一致的；④90%的患者均在起病前 1～3 周有上呼吸道感染史，其中很多患者有链球菌感染病史；⑤患儿的血清学检查通常提示细菌或病毒感染，也包括一些少见的病毒。其中血清 ASO 阳性率国内报道为 7.23%～31.87%，国外报道为 12%～50%，咽拭子培养 A 组β溶血性链球菌阳性率为 17.3%～30%，支原体-IgM 阳性率为 13.62%～40%，其他病原体阳性率报道多少不等。一项 223 例 HSP 患者的前瞻性研究显示，链球菌感染率为 36%（包括 ASO、咽拭子培养及抗脱氧核糖核酸酶抗体检测），而其他病原体抗体（包括巨细胞病毒、呼吸道合孢病毒、肺炎支原体、柯萨奇病毒、腺病毒、流感病毒等）检测阳性率为 60%。HSP 表现为消化道症状者合并幽门螺杆菌感染的比例较高，Hp-IgM 或尿素 ^{13}C 呼气试验或胃黏膜活检快速尿素酶检测阳性结果为 58.3%～78.4%。胃镜下黏膜病变较重者幽门螺杆菌感染率高达 65%。但以上研究多为非随机、历史对照或非对照研究，尚缺乏可靠证据证明上述感染是 HSP 发生的直接病因，但可以确定 HSP 的发生与感染触发有关。

关于预防接种与 IgA 血管炎发生的潜在关系，2010 年 Good-man 等对 49 027 名接种脑膜炎球菌多糖疫苗的 16～20 岁青少年对象进行了接种后至 42 天的不良事件信息收集，数据表明接种疫苗与 IgA 血管炎发病之间无关联。2018 年 Piram 等回顾性分析了 167 例 IgA 血管炎儿童发病前一年内接种疫苗的情况，也表明接种疫苗可能不是儿童 IgA 血管炎发生的主要致病因素。2019 年发布的《特殊健康状态儿童预防接种专家共识之十四——IgA 血管炎与预防接种》提出以下几条建议。①可以接种：IgA 血管炎患者在痊愈后，可接种各类疫苗。②暂缓接种：IgA 血管炎患者使用免疫抑制剂治疗期间，暂缓接种减毒活疫苗，具体参照如下：对于中断免疫抑制剂治疗安全的患者，需根据所用免疫抑制剂的药代动力学决定暂缓接种的时间。大剂量糖皮质激素［泼尼松≥20mg/d 或＞2mg/（kg•d）］治疗结束后 1 个月、非生物制剂类的其他免疫抑制剂治疗结束后至少 3 个月可以接种减毒活疫苗。

有关 HSP 食物过敏方面的文献均为回顾性分析及病例研究，且多为国内文献，认为食物引起的变态反应是 HSP 发生的重要因素。但资料中均未提供 HSP 组患儿详细的过敏史情况，也缺少对研究对象过敏性定义的证据，故目前尚无明确证据证明食物过敏是导致 HSP 的原因之一。

（二）关于 HSP 的肾脏损害问题

近年来，随着尿微量蛋白检测的应用，有学者发现紫癜性肾炎患儿可在尿常规或尿蛋白定量尚未出现异常时，尿微量蛋白排泄已增加；对过敏性紫癜患儿的回顾性分析亦发现，尿微量白蛋白可早期提示肾脏损害。该指南将尿微量白蛋白增高列为紫癜性肾炎的诊断指标，以便早期诊断、早期治疗，即将儿童紫癜性肾炎的诊断标准修改为在过敏性紫癜病程 6 个月内出现血尿和（或）蛋白尿。其中血尿和蛋白尿的诊断标准如下。①血尿：肉眼血尿或镜下血尿。②蛋白尿：满足以下任一项者（1 周内 3 次尿常规蛋白阳性；24h 尿蛋白定量＞150mg；1 周内 3 次尿微量白蛋白高于正常值高限）。同时该指南对过敏性紫癜发病 6 个月后或更长时间发生肾损害的患儿，提出应争取进行肾活检，如为 IgA 系膜区沉积为主的系膜增生性肾小球肾炎，亦应诊断为紫癜性肾炎。尽管 97% 的患儿的肾损害发生在起病 6 个月内，但对这类肾损害发生时间相对较久的患儿诊断需慎重，以避免对其他肾脏疾病的漏诊、误诊。

HSP 患者的预后主要取决于该病肾脏损害的程度，研究报道约 1/3 的 HSP 患儿存在肾脏受累。既往临床判断 HSP 出现肾脏损害往往以尿常规检查结果异常，即出现血尿和（或）蛋白尿为标准，然而 Guo 与 Wang 对 13 例尿常规结果正常且无禁忌证的 HSP 患儿进行肾穿刺活检的组织病理学检查结果发现，其均存在组织病理学异常，而且以 II 级异常（单纯系膜增生）为主，部分有 IIIa 级异常（系膜增生，伴有＜50% 肾小球新月体形成或节段性病变）表现。国内学者发现，HSPN 患儿可在尿常规或尿蛋白定量检查结果尚未出现异常时，尿微量蛋白排泄已增加，由此提示早期隐匿肾脏损害。因此，即便尿常规结果正常，肾损害仍然可能存在。在三级医疗中心就诊的 HSPN 患儿，20% 在确诊 20 年后进展为慢性肾脏病（chronic kidney disease，CKD），而其发生 CKD 的风险通常与起始临床症状和组织学表现无关。若不高度重视 HSP 患儿的肾脏损害，对其进行长期密切随访和积极治疗，少数患儿可随时间推移在成年后进展为终末期肾病。即使尿常规检查结果轻微异常的 HSP 患儿，也存在此种风险。

目前对紫癜性肾炎常用的病理分级指标是参照 1974 年国际儿童肾脏病研究协作组（ISKDC）和 2000 年中华医学会儿科分会肾脏病学组的标准制订的。上述病理分级主要针对肾小球病变，未包括肾小管间质改变。近年来对紫癜性肾炎的临床及病理研究发现，肾小管间质损伤与紫癜性肾炎的疗效及转归密切相关。为了更准确地诊断紫癜性肾炎、评估疗效及预后，建议今后在现有病理分级基础上参照 Bohle 等的方法对肾小管间质进行病理分级：（+）级，轻度小管变形扩张；（++）级，间质纤维化、小管萎缩＜20%，散在炎性细胞浸润；（+++）级，间质纤维化、小管萎缩占 30%，散在和（或）弥漫性炎性细胞浸润；（++++）级，间质纤维化、小管萎缩＞50%，散在和（或）弥漫性炎性细胞浸润。也可采用国人对小儿紫癜性肾炎肾脏病理定量分析来评价肾脏病理损害。

（三）关于是否使用糖皮质激素的问题

是否使用糖皮质激素治疗，在儿童 HSP 治疗中是一个长期存在争议的问题。过去认为 HSPN 患儿大多可自然缓解，仅对症支持治疗是必要的。然而长期随访研究结果显示，部分 HSPN 可缓慢进展为 CKD，因此在无急进性肾炎的 HSPN 患儿中也应广泛使用激素治疗。目前，多数临床研究认为，HSP 需使用激素治疗，特别是有肾脏受累者。2010 年，国家卫生和计划生育委员会颁布的《过敏性紫癜等 6 种疾病诊疗指南》中指出，糖皮质激素在 HSP 中的使用指征为：①有严重消化道病变，如消化道出血；②表现为肾病综合征者；③急进性肾炎可采用甲泼尼龙冲击治疗。2012 年改善全球肾脏病预后组织在《临床实践指南：肾小球肾炎》中建议，对于持续蛋白尿＞1g/（d·1.73m²），已应用 ACEI 或 ARB 进行治疗，GFR＞50ml/（min·1.73m²）的 HSPN 患儿，应与 IgA 肾病治疗，即给予口服糖皮质激素治疗 6 个月。

《儿童过敏性紫癜循证诊疗建议》中推荐糖皮质激素适用于对 HSP 所致的胃肠道症状、关节炎、血管神经性水肿、肾损害较重及表现为其他脏器急性血管炎的 HSP 患儿进行治疗。然而迄今尚无 RCT 对激素治疗 HSPN 的确切疗效进行评价。目前开展的少量对激素在 HSPN 中应用的 RCT，其目的为观察激素是否可以预防 HSPN 的发生，且均为阴性结果。"建议"中提到"多个 RCT 证明糖皮质激素不能阻止 HSP 患者肾病的发生，亦无证据提示糖皮质激素能预防 HSP 复发"。研究显示，单纯口服糖皮质激素治疗对 HSPN 无显著疗效，而静脉输注甲泼尼龙冲击治疗后口服泼尼松则具有一定疗效。Kawasaki 等对 56 例组织病理学检查结果为Ⅲb 级异常以上的 HSPN 患儿采取静脉输注甲泼尼龙+尿激酶冲击疗法后再口服泼尼松龙治疗 6 个月，同时口服抗血小板药双嘧达莫及抗凝血药华法林，对所有受试者进行长达 18 年的随访研究的结果显示，最终 39 例 HSPN 患儿痊愈，10 例尿常规结果轻微异常，5 例有活动性肾脏疾病，1 例发生肾功能不全。

（四）关于儿童过敏性紫癜的免疫抑制剂使用

近年来，免疫抑制剂常被用于重症 HSPN 患者［肾病水平蛋白尿和（或）进行性肾功能减退］的治疗，包括环磷酰胺、硫唑嘌呤、环孢素 A、他克莫司、MMF 及雷公藤多苷等。然而，在肾功能恶化的 HSPN 患儿中，应用大剂量糖皮质激素和免疫抑制剂治疗仅有较低级别循证医学证据，如许多回顾性研究报道采用糖皮质激素（甲泼尼龙冲击治疗）、免疫抑制剂、抗凝血药及抗血小板聚集药物，上述药物单独或联合运用能显著改善患儿的肾功能。

（五）关于儿童过敏性紫癜的血液净化问题

HSPN 患儿血液循环中存在大量的免疫活性介质，如 IgA 分子循环免疫复合物、多种炎症因子、趋化因子及补体等，其与 HSPN 发病密切相关。血液净化治疗主要包括血液透析与血液灌流（hemoperfusion，HP）、血浆置换（plasma exchange，PE）及连续肾脏替代治疗（continuous renal replacement therapy，CRRT）等，其中 HP 和 PE 可有效清除循环免疫复合物、细胞因子及炎症因子等有害物质。血液净化治疗已在多种自身免疫病中得到广泛应用。长期随访研究报道，PE 作为儿童 HSPN 的独立治疗手段，可有效缓解病情，改善远期预后。在重症 HSP 的成年患者中，PE 联合激素治疗亦可快速缓解症状，并改善其长期预后。2012 年 KIGO 指南提出，HSPN 患儿中，对于＞50%新月体形成，血浆肌酐水平＞500μmol/L 的急进性肾炎者可在药物治疗基础上加用 PE 治疗。"建议"中对儿童 HSPN 的治疗，建议参照中华医学会儿科学分会肾脏病学组 2009 年制订并发布的《紫癜性肾炎的诊治循证指南》。该指南提出"对急进性肾炎或病理Ⅳ、Ⅴ级的 HSPN，除药物治疗外，PE 可有效去除患者血浆中抗体、补体及免疫反应介质等，从而缓解患儿病情进展。但其为小样本非 RCT，具体疗效尚有待进一步证实"。

由于 PE 对于新鲜冰冻血浆需求量大，且存在输入血液制品的各种风险，故目前采用 HP 取代 PE 治疗重症 HSPN 已成为趋势。从广义而言，HP 也是隶属于 PE 的一种技术。HP 不仅对有效清除毒物、药物中毒有良好疗效，而且对一些高细胞因子、高炎症因子血症疾病及多种免疫性疾病等也有较好效果。Guo 等对 50 例 HSPN 患儿在药物治疗基础上进行 HA280 树脂 HP 治疗，每日 1 次，连续 3 次治疗后，患儿血清 TNF-α、IL-1/IL-6 与白细胞三烯 B4、IgA 水平明显低于单纯药物治疗的对照组。在对重症 HSP 患儿进行 HP 的临床实践中，Chen 等发现，HP 可明显降低 HSP 复发率，对皮肤紫癜消退及腹痛缓解起效迅速。在对 90 例 HSPN 患儿随访 1 年的研究中还发现，HP 联合糖皮质激素治疗较单纯激素治疗能更为有效地治愈 HSPN，可显著缓解患儿急性期腹痛及关节痛。HP 基本可取代 PE 对重症 HSP 进行治疗，并且很有帮助，但应严格掌握其使用指征，避免过度治疗。Wu 等对符合以下条件之一的 HSP 患儿进行 HP 治疗并取得了较好疗效，可有效治疗 HSP 导致的如下疾病：①严重腹痛和（或）消化道出血；②HSPN（肾病型或危重型，或肾组织活检提示细胞新月体形成≥50%，或肾功能不全）；③皮疹严重，伴关节肿痛或活动受限；④病情反复、频繁复发或药物治疗欠佳者。

综上所述，对 HSP 患儿，即使尿常规检查结果仅少量蛋白尿或结果正常者，均可能存在隐匿性肾损害，少数有最终发展为终末期肾病的风险。故对所有 HSP 患儿均应长期密切监测肾脏损害，一旦发现应采取积极治疗措施。HSP 患儿需进行糖皮质激素治疗，但应建立在正规合理应用激素的基础之上。对采用药物治疗效果不佳的重症 HSPN 患儿，血液净化疗法，如 PE 及 HP 可有效缓解病情，是重症 HSP 的一种重要辅助治疗手段。2023 年由中华医学会儿科分会免疫学组制订的《中国儿童 IgA 血管炎诊断与治疗指南》对 2013 年的上述诊疗建议进行修订和补充（详见《中华儿科杂志》，2023 年 61 卷 12 期）。

第三节　国外 IgA 血管炎的诊疗指南

一、基于 2019 年欧洲共识的 IgA 血管炎的诊断和治疗建议——SHARE 倡议

IgA 血管炎（immunoglobulin A vasculitis，IgAV）是儿童时期最常见的全身性血管炎。2019 年欧洲儿童风湿病学的单一枢纽和接入点（Single Hub and Access point for paediatric Rheumatology in Europe，SHARE）小组主要针对 IgAV 的诊断和治疗提出指导建议，其中包括 7 条诊断建议、19 条儿童 IgAV 治疗建议。诊断建议涉及恰当应用皮肤和肾脏活检，肾脏检查和影像学检查，治疗建议包括合理应用止痛药、ACEI 及糖皮质激素。SHARE 倡议旨在为缺乏严重 IgAV、IgAV 肾炎经验的普通儿科医生或儿科风湿病学家、肾病学家提供实用工具，为不同国家的儿童提供最佳护理。

（一）IgAV 的诊断建议

表 9-2 总结了 IgAV 的诊断建议，包括实验室和更广泛的诊断检查。

1. IgAV 分类标准

IgAV 没有单一的诊断试验，诊断依赖于临床标准和实验室检查结果。因此，多年来制订了许多定义和分类疾病的标准，包括 ACR 分类标准和 Chapel Hill 共识会议定义。SHARE 专家组认识到每一项的优势，但一致同意将 EULAR/PRINTO/PReS 认可的 Ankara 2008 标准应

用于 IgAV 分类。这是因为它们是基于一个大型的国际患者登记册开发的，并且专门针对儿童期发病的疾病进行了验证。然而，分类标准不应用作诊断标准。

表 9-2　SHARE 对 IgAV 的诊断建议

序号	建议：诊断	证据水平（LoE）	推荐强度（SoR）
分类标准			
1.	EULAR/PRINTO/PReS 认可的 Ankara 2008 标准应用于 IgAV（以前称为 HSP）的分类	2A	B
皮肤活检			
2.	如果出现非典型皮疹和（或）排除其他诊断，应进行皮肤活检，包括 IgA 的特异性免疫荧光染色；下肢和臀部典型紫癜性皮疹患者不需要皮肤活检	4	D
3.	皮肤活检无 IgA 免疫荧光染色不能排除 IgAV 的诊断	3	C
肾活检			
4.	使用 eGFR 和尿液检测（血尿、UP：UC 或 UA：UC）分析肾脏受累情况	2B	C
5.	如果 IgAV 患者有中度蛋白尿 a 和（或）GFR 受损 b，应咨询儿科肾病专家	4	D
6.	如果 IgAV 患者有严重蛋白尿（>250mg/mmol，至少 4 周；即使严重蛋白尿持续时间较短也是活检的相对指征）、持续性中度（100~250mg/mmol）蛋白尿 c 或 GFR 受损 b，则应进行肾活检	2A	
超声检查			
7.	严重腹痛时，超声检查应由具有儿科专业知识的超声医生进行，以排除肠套叠	4	D

　　a. 中度蛋白尿：晨尿中尿蛋白比肌酐为 100~250mg/mmol；b. GFR 受损：<80ml/（min·1.73m^2）；c. 持续蛋白尿，根据严重程度定义，完整定义见表 9-3；注意，对于>250mg/mmol 的严重蛋白尿，肾活检也可在 4 周前考虑（肾活检的相对指征），持续>4 周视为肾活检的绝对指征。LoE：证据水平。1A：队列研究的 Meta 分析；1B：病例对照研究的 Meta 分析；2A：队列研究；2B：病例对照研究；3：非比较描述性研究；4：专家意见。SoR：推荐强度。A：基于 1 级证据；B：基于 2 级或从 1 级外推；C：基于 3 级或从 1 级或 2 级外推；D：基于 4 级或根据 3 级或 4 级专家意见推断。UP：UC：urine protein：urine creatinine ratio，尿蛋白比肌酐；UA：UC：urine albumin：urine creatinine ratio，尿白蛋白比肌酐。

2. 皮肤活检在诊断检查中的作用

　　IgAV 的典型皮肤病变是可触及的紫癜，主要（但不限于）出现在臀部和下肢。在皮肤活检中发现与 IgA 沉积相关的白细胞增生性血管炎有助于准确诊断 IgAV。然而，主要累及下肢和臀部的典型病变不需要皮肤活检。专家组一致同意，如果出现非典型皮疹（如广泛性皮疹或弥漫性皮疹），应进行皮肤活检，包括 IgA 的特异性染色，以排除其他诊断。在进行皮肤活检的地方，应该是最近的病变。皮肤活检无 IgA 免疫荧光染色不能排除 IgAV 的诊断。进行皮肤活检对于排除其他形式的血管炎（如 AAV）也很重要，尤其是对于最初可能表现为 IgAV 特征的较大儿童。

3. IgAV 肾炎的诊断检查

　　IgAV 的肾脏受累发生在 20%~80% 的儿童中，可表现为孤立的镜下和（或）肉眼血尿，伴或不伴蛋白尿、肾病和（或）肾病综合征。总的来说，轻度肾脏损伤的儿童预后良好。IgAV 诊断工作和持续疾病监测的关键目标是早期发现持续性肾脏受累，特别是 IgAV 肾炎。持续性肾脏炎症如果未被诊断，可能会发展为永久性肾脏损伤和瘢痕形成。然而，在血压正常、肾功能正常的儿童中，IgAV 肾炎的症状通常仅限于无临床症状的尿检异常，肾炎可以不经治疗而痊愈。如果没有基于证据的指导方针，这使得监测和适当管理变得困难。事实上，轻微尿液异常的患者发生永久性肾损害的长期风险较低（1.6%），但患有肾病和（或）肾病综合征的儿童发生永久性肾损害的风险显著上升（如高达 19.5%）。虽然轻度肾脏受累的儿童有发生严重长期并发症的风险，但在肾小球新月体病变＞50% 的新月体肾炎儿童中，进展为慢性肾病的风险为 5%～20%。

因此，在诊断和整个随访过程中，必须对所有疑似 IgAV 的儿童进行前瞻性肾脏受累调查。重要的是，采用标准化的 IgAV 监测途径可以促进对儿童的安全性、有效性监测。具体而言，专家组同意应通过血压测量、晨尿分析和估计肾小球滤过率（estimated glomerular filtration rate，eGFR）评估肾功能来调查肾脏受累情况。eGFR 是使用 Schwartz 公式利用血浆肌酐和身高计算得出的，与单独使用血浆肌酐相比，eGFR 可以提供更准确的肾功能估计，并根据体表面积进行校正。晨尿分析应包括血尿、白蛋白尿和（或）蛋白尿的定量、尿白蛋白比肌酐或尿蛋白比肌酐。此外，即使最初的血压测量和尿液分析正常，也需要监测血压和尿液至少 6～12 个月。

虽然使用这种方法对儿童肾脏状况进行常规监测是合适的，而且 IgAV 的自然病程意味着大多数肾脏受累者最初会康复，但需要有一个安全、适当的阈值，以便转诊获得儿科肾病专家的意见。表 9-3 提供了专家小组同意的关于 IgAV 肾炎和蛋白尿严重程度的定义。轻度 IgAV 肾炎表明 eGFR 正常和轻度、中度蛋白尿。根据国际儿童肾脏疾病研究 IgAV 肾炎的组织学分类，它通常对应于肾活检无明确指征，或者肾脏病理 I 级（微小变化），或 II 级（仅系膜变化）的组织学证据。然而，对于中度蛋白尿（尿蛋白比肌酐为 100～250mg/mmol）和（或）eGFR 受损 [＜90ml/（min·1.73m²）]，专家组一致认为应咨询儿科肾病医生。

表 9-3　IgAV 肾炎严重程度的定义

严重程度	定义
轻度	正常肾小球滤过率（GFR）[a] 伴轻度[b] 或中度蛋白尿[c]
中度	肾小球新月体百分比＜50% 和 GFR 受损[d] 或严重持续性蛋白尿[e]
重度	肾小球新月体百分比＞50% 和 GFR 受损[d] 或严重持续性蛋白尿[e]
持续性蛋白尿	UP：UC＞250mg/mmol，持续 4 周
	UP：UC＞100mg/mmol，持续 3 个月
	UP：UC＞50mg/mmol，持续 6 个月

a. 正常 GFR：＞80ml/（min·1.73m²）；b. 轻度蛋白尿：尿蛋白比肌酐＜100mg/mmol（晨尿）；c. 中度蛋白尿：尿蛋白比尿肌酐为 100～250mg/mmol（晨尿）；d. GFR 受损：＜80ml/（min·1.73m²）；e. 严重持续性蛋白尿：＞250mg/mmol，至少持续 4 周。对于使用不同单位的患者，这些转换可用于确定等效的临界分数：1g/24h 蛋白尿（24h 尿液收集）=100mg/mmol 的尿蛋白比尿肌酐（UP：UC）（晨尿）=70mg/mmol 的尿白蛋白比肌酐（UA：UC）（晨尿）。这近似于尿试纸检测时的 150mg/dl 的蛋白尿，但不能替代实验室 UP：UC 或 UA：UC。

专家组考虑了疑似 IgAV 肾炎患者的肾活检指征。建议在 eGFR 受损或存在严重或持续性蛋白尿的情况下进行肾活检（持续性的定义取决于蛋白尿的严重程度）。应考虑进行肾活检的其他适应证包括急性肾损伤伴肾功能恶化是快速进行性肾小球肾炎的一部分临床表现；在任何时间点出现肾病（如大量蛋白尿、低白蛋白血症和水肿）或肾炎（如 eGFR 受损、高血压、血尿/蛋白尿）表现的患者。中度 IgAV 肾炎（表 9-3）通常相当于肾脏病理 III 级；严重的 IgAV 肾炎通常与儿童肾脏疾病组织学分类国际研究中的 IV 或 V 级相对应，新月体百分比＞50%。

4. IgAV 胃肠道受累的诊断性检查

IgAV 与广泛的胃肠道特征相关，包括胃炎、十二指肠炎、胃肠黏膜溃疡和紫癜。脐周和（或）上腹部疼痛是常见的，尤其是进食时，出血通常是隐匿性的，尽管它可能与黑便有关。然而，到目前为止，肠套叠是最严重和最常见的外科并发症，通常表现为肠梗阻或肠绞痛。因此，专家组一致认为，在出现严重腹痛的情况下，超声检查应由具有儿科专业知识的超声医生进行，以排除肠套叠。

（二）IgAV 的治疗建议

1. 止痛药的使用

约 78% 的患儿出现关节痛和（或）急性关节炎。在急性期，疼痛可能很严重，但对肾毒性的考虑往往限制了抗炎镇痛药的使用。专家组一致认为，非甾体抗炎药（NSAID）和（或）对乙酰氨基酚并非 IgAV 肾炎患者或仅表现为镜下血尿的 IgAV 肾炎患者的禁忌证。对于 IgAV 中 NSAID 引起胃肠道出血的风险，专家组没有足够的证据提出任何明确的建议，但一般而言，存在活动性胃肠道出血的情况下禁止使用 NSAID。高达 60% 的患儿可能发生弥漫性腹痛，此时需要镇痛，在评估潜在的手术并发症时，应毫不拖延地进行镇痛。

2. 糖皮质激素的应用

一般来说，大多数 IgAV 患者只需要支持性治疗和足够的镇痛。然而，一些患儿可能需要糖皮质激素来治疗。除了 IgAV 肾炎（表 9-4），存在以下并发症时（如睾丸炎、脑血管炎、肺出血和严重胃肠道损伤）也应考虑糖皮质激素治疗。其他严重的器官或危及生命的血管炎表现需要添加细胞毒性免疫抑制剂，甚至如 SHARE 小组针对罕见全身性血管炎所建议的那样进行血浆置换。

对于严重腹痛和（或）直肠出血的患者，也可以考虑糖皮质激素治疗（表 9-4），尽管缺乏可靠的研究数据来指导这项建议。临床试验数据表明，糖皮质激素可降低早期 IgAV 腹痛的强度，并缩短持续时间。然而，其他研究表明，与鼻胃减压术、肠外营养和抗生素等支持性治疗相比，泼尼松治疗没有明显优势。

表 9-4 SHARE 关于 IgAV 治疗的建议

序号	建议：治疗	证据水平（LoE）	推荐强度（SoR）
止痛			
1	IgAV 相关关节疼痛应给予足够的镇痛 [a]	4	D
2	若 IgAV 患者肾功能正常，NSAID 可以使用，不禁忌	4	D
3	IgAV 相关腹痛应给予足够的镇痛	4	D
糖皮质激素使用			
4	以下情况需要用糖皮质激素治疗：①睾丸炎；②脑血管炎；③肺出血；④其他严重的器官或危及生命的血管炎表现	4	D
5	对于严重腹痛和（或）直肠出血的患者（排除肠套叠），可以考虑糖皮质激素治疗	4	D
6	口服糖皮质激素（泼尼松龙/泼尼松）的剂量为 1～2mg/（kg·d）	4	D

续表

序号	建议：治疗	证据水平 （LoE）	推荐强度 （SoR）
7	对于严重病例，推荐静脉使用甲泼尼龙 10～30mg/(kg·d)，最大剂量 小于 1000mg/d，连用 3 天	4	D
8	预防性使用糖皮质激素治疗，以防止 IgAV 肾炎的进展是没有必要的	1B	A

IgAV 肾炎

9	当开始治疗 IgAV 肾炎时，应咨询儿科肾病医生	4	D
10	在缺乏支持 IgAV 肾炎治疗的可靠证据的情况下，迫切需要一项治疗 IgAV 肾炎的随机对照试验	4	D
11	在 IgAV 肾炎中应考虑 ACEI，以预防持续性蛋白尿患者的继发性肾小 球损伤	4	D
12	口服泼尼松龙应作为轻度 IgAV 肾炎患者的一线治疗药物	4	D
13	硫唑嘌呤（AZA）、霉酚酸酯（MMF）和（或）甲泼尼龙冲击可作为 肾活检后 IgAV 肾炎患者的二线治疗	4	D
14	口服泼尼松龙和（或）甲泼尼龙冲击应作为中度 IgAV 肾炎患者的一线 治疗	4	D
15	AZA、MMF 或静脉注射环磷酰胺（CTX）可用于中度 IgAV 肾炎患者 的一线或二线治疗	4	D
16	不能常规推荐环孢素或口服 CYC 用于中度 IgAV 肾炎	4	D
17	与其他严重的系统性小血管炎一样，对于重度 IgAV 肾炎，建议静脉注 射 CTX 联合甲泼尼龙冲击和（或）口服泼尼松龙作为一线治疗	4	D
18	AZA 和 MMF 联合类固醇治疗可作为重度 IgAV 肾炎患者的维持治疗	4	D
19	IgAV 肾炎的治疗方法如图 9-1 所示	4	D

a. 服用 NSAID 时，充足的液体摄入是必不可少的。LoE：证据水平。1A：随机对照研究的 Meta 分析；1B：随机对照研究的 Meta 分析；2A：没有随机化的对照研究；2B：准实验研究；3：描述性研究；4：专家意见。SoR：推荐强度。A：基于 1 级证据；B：基于 2 级或从 1 级外推；C：基于 3 级或从 1 级或 2 级外推；D：基于 4 级或根据 3 级或 4 级专家意见推断。

推荐的口服泼尼松剂量 1～2mg/(kg·d)，服用 1～2 周后在 2 周内完成减量。对于严重病例（如严重脑、肺或胃肠道受累），推荐静脉使用甲泼尼龙 10～30mg/(kg·d) 冲击，最大剂量小于 1000mg/d，连用 3 天。

由于对照研究表明，在疾病早期接受糖皮质激素治疗的患者与未接受糖皮质激素治疗的患者发生肾脏受累的概率一样高，因此不需要预防性糖皮质激素治疗来预防 IgAV 肾炎的发展。

（三）IgAV 肾炎的治疗建议

1. 一般治疗

关键的事项是避免永久性肾损伤，但是目前缺乏关于 IgAV 肾炎治疗的高质量证据，专家组强调迫切需要进行治疗 IgAV 肾炎的随机对照试验。越来越多的证据支持肾素-血管紧张素阻滞剂对蛋白尿患者有益，因此，对于肾脏受累伴持续性蛋白尿（>3 个月）的 IgAV 患儿，无论他们是否接受泼尼松或其他免疫抑制治疗，专家组建议应考虑使用 ACEI 或 ARB 来预防和（或）限制继发性肾小球损伤。

2. IgAV 肾炎的针对性建议（图 9-1）

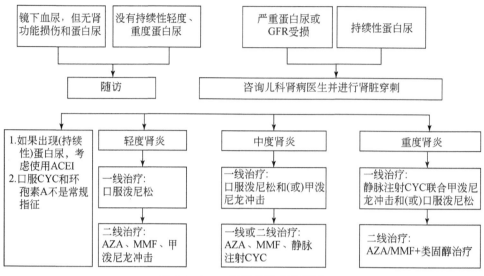

图 9-1　IgAV 肾炎的治疗流程图

（1）轻度 IgAV 肾炎的治疗建议：对于轻度 IgAV 肾炎患者，口服泼尼松龙应作为一线治疗。然而，一些患者可能存在持续性蛋白尿（表 9-3），推荐联用硫唑嘌呤（azathioprine，AZA）、霉酚酸酯（mycophenolate mofetil，MMF）或环孢素作为二线治疗或糖皮质激素保护剂。也可考虑甲泼尼龙冲击，但临床对于轻度 IgAV 肾炎患者很少使用。

（2）中度 IgAV 肾炎的治疗建议：对于中度 IgAV 肾炎患者，口服泼尼松或甲泼尼龙冲击应作为一线治疗。根据肾活检组织病理学结果，联用 AZA、MMF 或静脉注射 CTX 也可用于中度 IgAV 肾炎的一线或二线治疗。没有足够的证据推荐常规使用环孢素或口服 CTX 治疗中度 IgAV 肾炎。

（3）重度 IgAV 肾炎的治疗建议：重度 IgAV 肾炎的治疗与肾脏受累的全身性小血管炎相似，如 AAV，通常采用大剂量糖皮质激素和静脉注射 CTX 诱导病情缓解，低剂量糖皮质激素联合 AZA 或 MMF 作为维持治疗。由于缺乏支持这种方法的证据，因此建议仅在专家监督下对这些严重受影响的个体进行治疗，特别是在诱导和维持治疗阶段的持续时间、如何和何时停止治疗及如何监测治疗反应（或缺乏治疗反应）方面。

二、2021 年版 KDIGO 关于 IgA 血管炎的推荐意见

IgAV 的肾脏受累在组织病理学上与肾脏局限性疾病免疫球蛋白 A 肾病（immunoglobulin A nephropathy，IgAN）的肾脏受累难以区分。本指南概述了成人 IgAV 相关性肾炎（IgAV-associated nephritis，IgAVN）的管理指南，并为 1～18 岁儿童提供了实践指南。IgAVN 的证据基础极其有限，因此严重依赖于从 IgAN 到 IgAVN 的外推数据，尽管我们仍然不清楚这两种疾病之间的关系。对于如何治疗肾外器官受累，特别是胃肠道血管炎和肺出血，我们没有提出具体建议，这些疾病可能危及生命，需要独立于任何肾脏受累的免疫抑制治疗（图 9-2）。

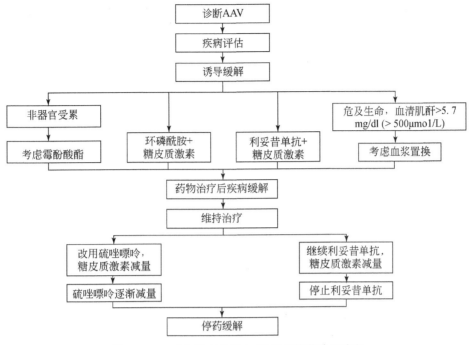

图 9-2　KDIGO 指南关于 AAV 治疗推荐建议流程

（一）IgAV 诊断注意事项

（1）与儿童不同的是，成人 IgAV 的诊断没有国际公认的标准，IgAV 的临床诊断通常参照儿童的诊断标准。

（2）对于患有 IgAV 典型血管炎性皮疹的成人，如果临床表现为持续性和（或）严重肾炎、快速进展性肾小球肾炎、蛋白尿＞ 1g/d 和（或）肾功能受损，则应进行肾活检。

（3）评估所有成年 IgAV 患者的继发原因。

（4）通过结合年龄和性别的筛查实验检查，评估所有成年 IgAV 患者的恶性肿瘤情况。

（二）IgAV 的预后

IgAV 预后的考虑因素：①来自有限数量的小型登记处的回顾性数据已将未控制的高血压和就诊时的尿蛋白量，以及随访期间的高血压和平均尿蛋白量确定为成人 IgAV 肾脏预后不良的预测因素。②在 IgAV 中还未对牛津分型的适用性进行验证。③国际关于 IgAN 的预测工具不是为 IgAV 的预测而设计的。

（三）IgAV 肾炎的预防

（1）我们不推荐使用糖皮质激素预防 IgAV 肾炎（该建议高度重视中等质量的证据，证明使用糖皮质激素的风险对预防 IgAV 肾炎没有额外的好处）。

（2）权衡利弊：糖皮质激素使用相关风险不能产生明显益处，是工作组不能支持其用于预防 IgAV 肾炎的原因。

（3）证据的质量：本建议基于来自 RCT 的中等质量证据。在 IgAV 患者中比较泼尼松与安慰剂或支持疗法的随机对照试验尚未报告关键和重要的结果，如全因死亡率、肾衰竭和完全缓解。有中等质量的证据表明肾脏疾病的发展和持续，但存在研究的局限性（不充分的分配隐蔽性）和极少数事件的不精确性。

（4）根本原因：没有关于预防成人 IgAVN 进展的有效性的 RCT 数据。然而，在儿童中有大量证据表明，在肾外 IgAV 中预防性使用糖皮质激素并不能降低肾脏受累的发生率。在352 例 IgAV 患儿的随机对照试验中，早期使用泼尼松龙治疗并不能降低发病 12 个月后蛋白尿的患病率。这一结论与一项纳入 171 名患儿的研究一致，表明早期使用泼尼松龙并不能阻止肾炎的发展。对 5 项随机对照试验进行荟萃分析，其中 789 名儿童在发病后 6 个月和 12个月探索了短期糖皮质激素（2~4 周）预防持续性肾炎的效果，结果显示，在发病时使用糖皮质激素对持续性肾炎的发病无预防作用。

（四）针对没有发生急进性肾小球肾炎（RPGN）的 IgAVN 患者的治疗注意事项

（1）评估心血管风险，必要时开始适当的干预。

（2）提供生活方式建议，包括戒烟、体重控制和适当的锻炼。

（3）没有显示特定的饮食干预会改变 IgAVN 的结果。

（4）治疗国际规定的血压目标：KDIGO 建议收缩压目标设为 <120mmHg（使用标准化的诊室测量血压）。

（5）如果蛋白尿 >0.5g/d，用最大耐受剂量的 ACEI 或 ARB 治疗。

（6）如果有临床试验，提供参与。

（五）对于存在 CKD 高风险的 IgAVN 患者的治疗建议

尽管给予最大程度的支持治疗，但 IgAVN 患者仍有进展为 CKD 的高风险。尽管接受了最大耐受剂量的 RAS 阻断剂治疗至少 3 个月，并且达到了 KDIGO 推荐血压目标至少 3 个月（KDIGO 推荐血压目标：成年患者的目标收缩压 <120mmHg；通过动态血压监测，儿童的目标 24h 平均动脉压 ≤ 年龄、性别和身高的第 50 个百分位），对于尿蛋白持续 >1g/d 的患者是进展为 CKD 的高危人群。

（1）没有足够的证据支持使用牛津分型 MEST-C 评分来确定 IgAVN 患者是否应进行免疫抑制治疗。

（2）肾活检中出现新月体病变不是免疫抑制剂开始使用的指征。

（3）在所有考虑免疫抑制剂治疗的患者中，应详细告知患者每种药物的风险和益处，并认识到 $eGFR<50ml/(min \cdot 1.73m^2)$ 的患者更可能出现不良治疗效果。

（4）对于那些希望尝试免疫抑制治疗的患者，糖皮质激素治疗如 IgAN 所述。建议：尽管接受了最大限度的支持治疗，但仍处于进展性 CKD 高风险的患者应考虑进行为期 6 个月的糖皮质激素治疗。必须与患者讨论治疗引起毒性的重要风险，尤其是 $eGFR<50ml/(min \cdot 1.73m^2)$ 的患者。糖皮质激素对于 IgA 肾病的临床获益尚未明确，对于 $eGFR<30ml/(min \cdot 1.73m^2)$、糖尿病、BMI $>30kg/m^2$、感染（结核）、继发性疾病（肝硬化）、活动性消化性溃疡、精神疾病及骨质疏松的患者需要谨慎使用。

（六）特殊情况

1. IgAV 合并 RPGN

免疫抑制的潜在风险和益处应在个体患者层面进行评估，并与患者进行讨论。同意接受治疗的患者应按照 AAV 指南进行治疗。伴有 RPGN 的 IgAV 及其他 IgAVN 可能与显著的肾外受累（肺、胃肠道和皮肤）相关，这可能决定替代免疫抑制策略。没有足够的数据来确定血浆置换治疗 IgAVN 合并 RPGN 的疗效。然而，无对照病例研究描述了在糖皮质激素治疗中增加血浆置换具有增加危及生命或器官的 IgAV 患者恢复的作用。临床医生可参考美国血浆置换学会关于 IgAV 血浆置换的建议指南。

（1）初始治疗

1）建议使用糖皮质激素联合环磷酰胺或利妥昔单抗作为初始治疗（1B）。对于 GFR 显著降低或迅速下降［SCr＞4mg/dl（＞354μmol/L）］的患者，支持利妥昔单抗和糖皮质激素的数据有限。诱导治疗首选环磷酰胺和糖皮质激素。在这种情况下，也可以考虑利妥昔单抗和环磷酰胺的联合应用。利妥昔单抗和环磷酰胺诱导治疗的考虑见表 9-5。

表 9-5　利妥昔单抗和环磷酰胺诱导治疗的考虑

首选利妥昔单抗	首选环磷酰胺
儿童和青少年	利妥昔单抗难以获得时
更年期前的妇女和有生育要求的男子、体弱的老年人	严重肾小球肾炎［SCr＞4mg/dl（＞354μmol/L）］，可考虑两次环磷酰胺静脉冲击与利妥昔单抗联合应用
糖皮质激素减量尤其重要	
复发性疾病	
PR3-ANCA 病	

RAVE 试验中未包括 SCr＞4mg/dl（＞354μmol/L）的患者，因此在严重肾脏疾病中，利妥昔单抗联合糖皮质激素诱导治疗的数据有限，环磷酰胺仍然是诱导缓解的首选药物。在严重肾病患者中，注射利妥昔单抗 4 周和 2 次环磷酰胺静脉注射冲击与糖皮质激素联合使用可能是静脉冲击环磷酰胺 3~6 个月的替代方案。在 RITUXVAS 试验中，该方案的缓解率和不良事件发生率与环磷酰胺相似。

2）选择环磷酰胺给药途径的注意事项见表 9-6。

表 9-6　选择环磷酰胺给药途径的注意事项

静脉注射环磷酰胺	口服环磷酰胺
1. 已经有中等累积剂量环磷酰胺的患者	1. 成本是一个重要因素
2. 白细胞计数较低的患者	2. 难以进入输液中心
3. 随时可以进入输液中心	3. 依从性不是问题
4. 依从性可能是一个问题	

3）对于仍在透析且没有任何肾外疾病表现的患者，3 个月后停止免疫抑制治疗。

4）关于口服糖皮质激素逐渐减量的建议见表 9-7。

表 9-7　在 PEXIVAS 试验方案中糖皮质激素减量方案

周	<50kg	50～75kg	>75kg
1	50	60	75
2	25	30	40
3～4	20	25	30
5～6	15	20	25
7～8	12.5	15	20
9～10	10	12.5	15
11～12	7.5	10	12.5
13～14	6	7.5	10
15～16	5	5	7.5
17～18	5	5	7.5
19～20	5	5	5
21～22	5	5	5
23～52	5	5	5
>52	研究者的当地治疗实践		

　　环磷酰胺诱导后，口服泼尼松龙应在 6 个月前减至 5mg/d。利妥昔单抗诱导后，泼尼松龙可在 6 个月内停用。第一周口服泼尼松龙的剂量为 1mg/(kg·d)，然后按照顺序减少（表 9-7）。静脉注射甲泼尼龙最初广泛用于病情较重的患者，总剂量为 1～3g。这种方法不是基于证据的，可能会导致糖皮质激素毒性。

　　5）免疫抑制剂治疗的建议见表 9-8。

表 9-8　对免疫抑制剂量的建议

口服环磷酰胺	静脉注射环磷酰胺	利妥昔单抗	利妥昔单抗联合静脉注射环磷酰胺	MMF
2mg/(kg·d)持续 3 个月，对于正在进行的疾病活动，最多持续 6 个月	在第 0、2、4、7、10、13 周时冲击剂量为 15mg/kg（如需要，冲击至第 16、19、21、24 周）	375mg/(m²·w)×4 周，或在第 0、2 周时给予 1g	利妥昔单抗 375mg/(m²·w)，持续 4 周，同时在第 1、2 周时给予环磷酰胺15mg/kg 冲击 或者利妥昔单抗在第 0、2 周时 1g，同时给予环磷酰胺 500mg/2w×6 周	2000mg/d（分剂量），疗效反应差时可增加到 3000mg/d
年龄减量： 60 岁，1.5mg/(kg·d) 70 岁，1.0mg/(kg·d) GFR<30ml/(min·1.73m²)，减少 0.5mg/(kg·d)	年龄减量： 60 岁，12.5mg/kg 70 岁，10mg/kg GFR<30ml/(min·1.73m²)，减少 2.5mg/kg			

　　6）对于 SCr>5.7mg/dl（500μmol/L）需要透析或 SCr 迅速升高的患者，以及存在低氧血症的弥漫性肺泡出血患者，考虑进行血浆置换。

甲泼尼龙与血浆置换治疗肾血管炎的试验（MEPEX）表明，血浆置换治疗的严重肾病患者［SCr＞5.7mg/dl（＞500mmol/L）］的肾脏预后有所改善。此外，一项关于增加血浆置换的 Meta 分析显示，在诊断后 3 个月和 12 个月，ESKD 的发生率降低。PEXIVAS 试验未能证明血浆置换延迟了 GFR＜50ml/（min·1.73m²）或肺泡出血的 AAV 患者发生 ESKD 或死亡的时间，平均随访时间为 2.9 年。对 PEXIVAS 数据集和荟萃分析的事后研究可能产生与未来建议相关的结果。然而，包括 PEXIVAS 研究在内，尚未对严重肾病患者［SCr＞5.7mg/dl（＞500mmol/L）］血浆置换的效果进行 Meta 荟萃分析。目前，对于 GFR＜50ml/（min·1.73m²）的患者，不建议常规使用血浆置换，但对于表现更严重的患者［SCr＞5.7mg/dl（＞500mmol/L），尤其是少尿患者］或早期死亡率较高的肺泡出血和低氧血症患者，可以考虑使用血浆置换。

（2）维持治疗：在诱导缓解（1C）后推荐使用利妥昔单抗或硫唑嘌呤和低剂量糖皮质激素维持治疗。

1）环磷酰胺诱导后，应使用硫唑嘌呤加小剂量糖皮质激素或不含糖皮质激素的利妥昔单抗维持治疗预防复发（1C）。硫唑嘌呤加小剂量糖皮质激素的最佳持续时间尚不清楚，但应在诱导缓解后 18 个月至 4 年。

2）在利妥昔单抗诱导后，大多数患者应给予维持性免疫抑制治疗。根据观察报告和RITAZAREM 研究中未发表的数据，该工作组倾向于利妥昔单抗维持治疗。RITAZAREM 研究表明，在利妥昔单抗诱导复发 AAV 后，与硫唑嘌呤维持治疗（RITAZAREM）相比，利妥昔单抗维持治疗降低了主要和次要疾病的复发率。硫唑嘌呤联合糖皮质激素可以作为一种替代方案。给药方案：完全缓解时口服 500mg，每日 2 次，此后第 6、12、18 个月 500mg，每日 1 次（MAINRITSAN 方案）；或诱导缓解后在首次及第 4、8、12、16 个月时分别静脉注射 1000mg。利妥昔单抗维持的最佳持续时间尚不清楚，但迄今为止的研究评估了缓解后 18个月的持续时间。

3）利妥昔单抗维持的最佳持续时间尚不清楚，但迄今为止的研究评估了缓解后 18 个月的持续时间。常规使用口服糖皮质激素或口服免疫抑制剂与利妥昔单抗维持治疗没有任何作用。

4）对于那些不能耐受硫唑嘌呤和 MMF，且 GFR 在 60ml/min 以上者，建议应用甲氨蝶呤进行维持治疗。

5）选择利妥昔单抗或硫唑嘌呤进行 AAV 维持治疗的注意事项见表 9-9。

表 9-9　使用利妥昔单抗或硫唑嘌呤进行 AAV 维持治疗的考虑因素

利妥昔单抗	硫唑嘌呤
疾病复发	IgG 低于 300mg/dl
PR3-ANCA	HBsAg 阳性
身体虚弱的老年人	利妥昔单抗使用受限
糖皮质激素减量尤其重要	
硫唑嘌呤过敏	

6）AAV 维持治疗药物的使用剂量和持续时间的建议见表 9-10。

（3）复发的治疗：复发患者应重新诱导治疗，最好使用利妥昔单抗。根据其严重程度，复发可以分为严重复发和轻微复发，前者是指危及生命或重要脏器的复发，此时应根据初始治疗指南进行治疗；包括应用糖皮质激素、环磷酰胺，必要时应用血浆置换治疗。关于环磷酰胺的累积剂量问题，目前还没有一个确切的"安全"界值。在决定是否再次使用环磷酰胺时，应考虑已给予的环磷酰胺的累积剂量。超过 36g 累积剂量与恶性肿瘤的发生有关。在 RAVE 试验的事后分析中，与环磷酰胺相比，接受利妥昔单抗治疗的复发患者的缓解率更高，尤其是 PR3-AAV 患者。因此，利妥昔单抗是复发 AAV 的首选药物。

表 9-10　AAV 维持治疗的免疫抑制剂量和持续时间

利妥昔单抗	硫唑嘌呤	MMF
计划给药方案： 1. 完全缓解时为 500mg，每日 2 次，此后第 6、12、18 个月 500mg，每日 1 次（MAINRITSAN 方案*） 2. 诱导缓解后静脉注射 1000mg，此后第 4、8、12、16 个月再次静脉注射 1000mg（RITAZAREM*方案）	完全缓解时为 1.5～2mg/(kg·d)，直到确诊后 1 年，然后每 3 个月减少 25mg	在完全缓解时 2000mg/d（分次服用），持续 2 年
	在完全缓解时延长硫唑嘌呤至诊断后 4 年；从 1.5～2mg/(kg·d) 开始，持续 18～24 个月，然后剂量减至 1mg/(kg·d)，直至诊断后 4 年，然后每 3 个月逐渐减量 25mg。糖皮质激素也应以 5～7.5mg/d 维持 2 年，然后每 2 个月缓慢减量 1mg	

　　* RITAZAREM 方案：适用于复发 AAV；MAINRITSAN 方案：适用于在全身性 AAV 中使用利妥昔单抗维持缓解；RITAZAREM：利妥昔单抗与硫唑嘌呤作为维持 AAV 缓解的治疗。

　　对于非严重复发的患者，应增加免疫抑制剂，同时避免使用环磷酰胺。除了 MMF 与糖皮质激素联合用于复发患者诱导治疗的随机对照试验外，没有强有力的证据支持其他方案。然而，如果使用 MMF 治疗非严重复发者，未来复发率会增加，糖皮质激素暴露也会相应增加；因此，在目前的指南中，利妥昔单抗是首选。

2. 儿童 IgAV 肾炎

　　儿童被定义为年龄＜18 岁，众所周知，青春期后儿童 IgAV 肾炎在某些方面可能具有与成人 IgAN 相似的病程和治疗反应，但目前没有足够的数据建议将他们作为成人 IgAN 进行管理。欧洲联盟倡议最近公布了儿童 IgAVN 管理的适应证。

　　（1）没有数据支持使用糖皮质激素预防 IgAV 患儿的肾炎。

　　（2）10 岁以上的儿童更常出现非肾病范围的蛋白尿和肾功能受损，在肾脏活检延迟和治疗延迟超过 30 天时，可能会出现更多慢性组织学病变。

　　（3）大多数患肾炎的儿童会在发病后 3 个月内发病。需要进行 6 个月以上尿液检测，最好是 12 个月。

　　（4）IgAVN 和持续性蛋白尿超过 3 个月的儿童应使用 ACEI 或 ARB 治疗。应咨询儿科肾病医生。

　　（5）肾病范围蛋白尿、GFR 受损或持续中度（＞1g/d）蛋白尿的儿童应进行肾活检。

　　（6）轻度或中度 IgAVN 患儿应使用口服泼尼松或甲泼尼龙冲击。

　　（7）患有肾病综合征和（或）肾功能迅速恶化的 IgAVN 患儿的治疗方法与快速进展型 IgAN 患儿相同。

（七）研究建议

（1）应在 IgAVN 中验证牛津分型 MEST-C 评分和国际 IgAN 预测工具。

（2）与 IgAN 不同，目前在 IgAVN 中很少有新疗法的临床试验。BIOVAS 试验（非 ANCA 血管炎的生物制剂）可能是规模最大的一次，将对来自英国和爱尔兰 15 个血管炎中心的 140 名难治性血管炎（包括 IgAV）患者（儿童和成人）开展 3 种不同的生物制剂（英夫利昔单抗、托珠单抗和利妥昔单抗）的研究。

（3）根据初步观察数据，表明利妥昔单抗具有潜在益处，建议在 IgAV 中进行利妥昔单抗的前瞻性 RCT 研究。

（4）建议目前正在进行 IgAN 评估的药物也应在成人和儿童中进行 IgAVN 安全性和有效性测试。

第四节　紫癜性肾炎的临床指南及评述

国内关于紫癜性肾炎（Henoch-Schönlein purpura nephritis，HSPN）的临床指南是 2017 年由中华医学会儿科学分会肾脏病学组制订的《紫癜性肾炎诊治循证指南（2016）》，对规范国内儿童紫癜性肾炎的临床诊治起到了积极作用。本指南主要适用于具有一定儿童肾脏病专业基础及接受过儿童肾脏专业培训或研修的临床儿科医师，尤其是为儿科肾病专科医师提供临床参考。

本指南中的证据水平及推荐等级同 2009 年版，参照欧洲心血管病学提出的证据水平和推荐等级（表 9-11），证据水平分 3 级，推荐等级分 4 级，在指南中以［证据水平/推荐等级］表示。

表 9-11　证据水平及推荐等级

证据水平	证据来源
A	源于多个 RCT 或系统综述、Meta 分析
B	源于单个的随机临床试验或大样本非随机临床研究
C	源于专家共识和（或）小样本研究、回顾性研究及注册登记的资料

推荐等级	含义
Ⅰ级	证据和（或）共识对于诊断程序或治疗是有确定疗效的、可实施的和安全的
Ⅱa级	对治疗的有效性具有分歧，但主要是有效的证据
Ⅱb级	对治疗的有效性具有分歧，但主要是疗效欠佳的证据
Ⅲ级	对治疗是无效的甚至是有害的证据

一、紫癜性肾炎的诊断

（一）诊断标准

在过敏性紫癜病程 6 个月内，出现血尿和（或）蛋白尿。其中血尿和蛋白尿的诊断标准如下。

（1）血尿：肉眼血尿或1周内3次镜下血尿红细胞≥3个/HP。

（2）蛋白尿：满足以下任一项者。①1周内3次尿常规定性示尿蛋白阳性；②24小时尿蛋白定量＞150mg或尿蛋白/肌酐（mg/mg）＞0.2；③1周内3次尿微量白蛋白高于正常值［证据水平：B］。

极少部分患儿在过敏性紫癜急性病程6个月后，再次出现紫癜复发，同时首次出现血尿和（或）蛋白尿者，应争取进行肾活检，如为IgA系膜区沉积为主的系膜增生性肾小球肾炎，仍可诊断为紫癜性肾炎［证据水平：C］。

（二）临床分型

①孤立性血尿型；②孤立性蛋白尿型；③血尿和蛋白尿型；④急性肾炎型；⑤肾病综合征型；⑥急进性肾炎型；⑦慢性肾炎型。

（三）病理分级

肾活检病理检查是判断肾脏损伤程度的金标准，目前常采用1974年ISKDC和2000年中华医学会儿科学分会肾脏病学组制订的病理分级指标。近年来对紫癜性肾炎的临床及病理研究发现，肾小管间质损伤与紫癜性肾炎的疗效及转归密切相关［证据水平：B］。

1. 肾小球病理分级

Ⅰ级：肾小球轻微异常。

Ⅱ级：单纯系膜增生，分为：①局灶节段性；②弥漫性。

Ⅲ级：系膜增生，伴有＜50%肾小球新月体形成和（或）节段性病变（硬化、粘连、血栓、坏死），其系膜增生可为：①局灶节段性；②弥漫性。

Ⅳ级：病变同Ⅲ级，50%～75%的肾小球伴有上述病变，分为：①局灶节段性；②弥漫性。

Ⅴ级：病变同Ⅲ级；＞75%的肾小球伴有上述病变，分为：①局灶节段性；②弥漫性。

Ⅵ级：膜增生性肾小球肾炎。

2. 肾小管间质病理分级

（-）级：间质基本正常。

（+）级：轻度小管变形扩张。

（++）级：间质纤维化、小管萎缩＜20%，散在炎性细胞浸润。

（+++）级：间质纤维化、小管萎缩占20%～50%，散在和（或）弥漫性炎性细胞浸润。

（++++）级：间质纤维化、小管萎缩＞50%，散在和（或）弥漫性炎性细胞浸润。

二、紫癜性肾炎的治疗

紫癜性肾炎患儿的临床表现与肾病理损伤程度并不完全一致，后者能更准确地反映病变程度及远期预后。没有条件获得病理诊断时，可根据其临床分型选择相应的治疗方案。

1. 激素及其他免疫抑制剂治疗

（1）孤立性血尿或病理Ⅰ级：专家建议，仅对过敏性紫癜进行相应治疗，镜下血尿目前未见有确切疗效的文献报道。应密切监测患儿病情变化，目前建议需延长随访时间［证据水平/推荐等级：C/Ⅱa]。

（2）孤立性微量蛋白尿或合并镜下血尿或病理Ⅱa级：国外研究报道较少，KDIGO指南建议对于持续蛋白尿>0.5~1g/(d·1.73m²)的紫癜性肾炎患儿，应使用ACEI或ARB治疗。由于ACEI和ARB类药物有降蛋白尿的作用［证据水平/推荐等级：A/Ⅰ］，本指南建议可常规使用。尽管国内有多项关于雷公藤多苷治疗有效的报道，但目前雷公藤多苷药品说明书明确提示儿童禁用，故本指南不再建议儿童使用雷公藤多苷治疗。

（3）非肾病水平蛋白尿或病理Ⅲb、Ⅲa级：KDIGO指南建议对于持续蛋白尿>1g/(d·1.73m²)、已应用ACEI或ARB治疗、GFR>50ml/(min·1.73m²)的患儿，给予糖皮质激素治疗6个月。目前国内外均有少数病例报道使用激素或联合免疫抑制剂治疗的报道［证据水平/推荐等级：C/Ⅱa］，但对该类患儿积极治疗的远期疗效仍有待大规模多中心随机对照研究及长期随访。

（4）肾病水平蛋白尿、肾病综合征、急性肾炎综合征或病理Ⅲb、Ⅳ级：KDIGO指南建议对于表现为肾病综合征和（或）肾功能持续恶化的新月体性紫癜性肾炎患儿应用激素联合环磷酰胺治疗。该组患儿临床症状及病理损伤均较重，均常规使用糖皮质激素治疗，且多倾向于激素联合免疫抑制剂治疗，其中疗效相对肯定的是糖皮质激素联合环磷酰胺治疗［证据水平/推荐等级：A/Ⅰ］。若临床症状较重、肾脏病理呈弥漫性病变或伴有>50%新月体形成者，除口服糖皮质激素外，可加用甲泼尼龙冲击治疗，15~30mg/(kg·d)，每日最大量不超过1.0g，每日或隔日冲击，3次为1个疗程［证据水平/推荐等级：B/Ⅱa］。

此外有研究显示，激素联合其他免疫抑制剂如环孢素A［证据水平/推荐等级：C/Ⅱa］、霉酚酸酯［证据水平/推荐等级：C/Ⅱa］、硫唑嘌呤［证据水平/推荐等级：B/Ⅱa］等亦有明显疗效。

2. 可供选择的治疗方案

（1）糖皮质激素联合环磷酰胺冲击治疗：泼尼松1.5~2mg/(kg·d)，口服4周后改为隔日口服，4周后渐减量，在使用糖皮质激素基础上应用环磷酰胺静脉冲击治疗，常用方法为：① 8~12mg/(kg·d)，静脉滴注，连续应用2天、间隔2周为1个疗程；②一次500~750mg/m²，每个月1次，共6次。环磷酰胺累积量≤168mg/kg。

（2）糖皮质激素联合钙调蛋白抑制剂：环孢素A口服4~6mg/(kg·d)，每12h一次，于服药后1~2周查血药浓度，维持谷浓度在100~200μg/L，诱导期3~6个月，诱导有效后逐渐减量。有报道，对于肾病水平蛋白尿患儿若同时存在对泼尼松、硫唑嘌呤、环磷酰胺耐药时，加用环孢素A治疗可显著降低尿蛋白。

（3）糖皮质激素联合MMF：MMF 20~30mg/(kg·d)，分2次口服，3~6个月后渐减量，总疗程12~24个月。

（4）糖皮质激素联合硫唑嘌呤：硫唑嘌呤2mg/(kg·d)，一般疗程8个月至1年。近年国内临床应用逐渐减少，多为国外应用报道。

除以上免疫抑制剂外，日本及我国还有关于激素联合咪唑立宾［证据水平/推荐等级：C/Ⅱa］或来氟米特［证据水平/推荐等级：C/Ⅱa］治疗有效的临床报道，但均为小样本临床试验，具体疗效仍有待临床大规模多中心RCT研究验证。

（5）急进性肾炎或病理Ⅴ级、Ⅵ级：这类患儿临床症状严重、病情进展较快，治疗方案和前一级类似，现多采用三至四联疗法，常用方案为甲泼尼龙冲击治疗1~2个疗程后口服泼尼松+环磷酰胺（或其他免疫抑制剂）+肝素+双嘧达莫。亦有甲泼尼龙联合尿激酶冲击治疗+口服泼尼松+环磷酰胺+肝素+双嘧达莫治疗的文献报道［证据水平/推荐等级：C/Ⅱa］。

除药物治疗外，有个案报道，扁桃体切除及血浆置换可有效治疗急进性肾炎或病理改变严重者［证据水平/推荐等级：C/Ⅱa］，但其为小样本非随机研究，确切疗效仍有待进一步证实。

3. 其他辅助治疗

在以上分级治疗的同时，对于有蛋白尿的患儿，无论是否合并高血压，KDIGO 指南均建议加用 ACEI 和（或）ARB 类药物［证据水平/推荐等级：A/Ⅰ］。此外，可加用抗凝血药和（或）抗血小板聚集药，多为口服双嘧达莫 3～5mg/(kg·d)，以改善患儿高凝状态［证据水平/推荐等级：C/Ⅱa］。此外尚有报道对于重症紫癜性肾炎患儿，加用尿激酶治疗［证据水平/推荐等级：C/Ⅱa］。目前关于抗凝血药和（或）抗血小板聚集药、丙种球蛋白等辅助治疗是否有效仍存有争议。

关于抗凝治疗，目前国内外报道倾向于抗凝血药有助于重症紫癜性肾炎病情缓解，但用药指征及用药方式、临床凝血指标监测等方面仍缺乏循证证据。

目前有少数报道采用扁桃体切除［证据水平/推荐等级：C/Ⅱa］治疗肾病水平蛋白尿、病理Ⅲ级及以上的紫癜性肾炎患儿，其疗效尚无定论，仍有待研究。此外，由于血浆置换等能够有效清除免疫复合物、细胞因子等炎症介质，迅速缓解症状，减少蛋白尿、减轻肾损伤。现有少数研究报道，对重症紫癜性肾炎患儿，血浆置换可显著改善预后［证据水平/推荐等级：C/Ⅱ］，同样需临床循证医学证据支持。

三、紫癜性肾炎的预防

近 5 年的 Meta 分析和大规模多中心 RCT 研究均提示激素不能有效预防过敏性紫癜肾损害的发生，故不建议常规使用激素预防过敏性紫癜肾损害发生［证据水平/推荐等级：A/Ⅲ］。此外，对于抗凝血药和（或）抗血小板聚集药对过敏性紫癜患儿肾损害的预防作用存有争议。目前少数研究示双嘧达莫、阿司匹林等不能有效预防过敏性紫癜肾损害，但早期应用抗凝血药肝素可减轻或延缓肾损害发生、缓解肾脏受累症状。

四、紫癜性肾炎的随访

紫癜性肾炎虽有一定自限性，但仍有部分患儿病程迁延，甚至进展为慢性肾功能不全。不同随访中心数据不一致，有随访研究［平均随访时间 6.2（0.6～22.0）年］显示，在肾病水平蛋白尿的紫癜性肾炎患儿中，约 20%最终发展为慢性肾功能不全，因此现在认为对于紫癜性肾炎患儿应延长随访时间，尤其是对于起病年龄晚、临床表现为肾病水平蛋白尿或肾组织病理损伤严重的患儿应随访至成年期［证据水平：B］。

【评述】

过敏性紫癜急性病程 6 个月后，再次出现紫癜复发，同时首次出现血尿和（或）蛋白尿。对这类肾损害发生时间相对较久的患儿在缺少病理资料时，临床诊断需慎重，以免漏诊、误诊其他肾脏疾病。蛋白尿方面，2016 版指南加入了尿蛋白/肌酐（mg/mg）作为蛋白尿诊断标准之一，该项目检测快捷简便，目前国内外均已广泛开展。此外，目前越来越多的单位开展尿微量蛋白检测，尿微量白蛋白是早期肾损害的敏感指标，但随机尿中微量白蛋白可能受尿液稀释等多种因素影响引发误差。近年来在糖尿病肾病早期诊断中，尿微量白蛋白/肌酐和尿蛋白排泄率逐渐成为重要指标。此外，少数实验研究发现，尿 NAG、尿微球蛋白、尿单核细胞趋化蛋白-1（MCP-1）等作为肾脏早期损伤的指标对临床诊断亦有一定价值，在临床中可结合实际情况予以参考。

关于免疫抑制剂的应用问题，霉酚酸酯是重症紫癜性肾炎患儿可选免疫抑制剂之一，近年来可见回顾性分析和病例报道的文献。2014 年 Nikibakhsh 等报道，3 例重症紫癜性肾炎患儿（2 例临床呈快速进展性肾炎，1 例呈肾炎性肾病综合征），均对激素治疗无效，加用霉酚酸酯后能显著减少蛋白尿、保护肾功能。2012 年 Du 等报道了 12 例肾病水平蛋白尿的紫癜性肾炎患儿，因激素耐药并拒绝使用环磷酰胺，应用霉酚酸酯能有效缓解临床症状。因缺乏高级别循证医学证据，在本指南中霉酚酸酯列为可选方案之一，也期待开展临床随机对照试验以验证其疗效。

关于钙调蛋白抑制剂：①环孢素 A：目前钙调蛋白抑制剂治疗紫癜性肾炎报道较多的仍是环孢素 A，文献仍以回顾性分析和病例报道为主。2011 年 Park 等对 29 例临床表现为肾病综合征的紫癜性肾炎患儿采用激素联合环孢素 A 治疗，所有患儿于环孢素 A 使用后均能逐渐撤减激素至停用，平均随访 3.7（1.2～12.9）年，其中 23 例临床持续缓解，仅 6 例表现为环孢素 A 依赖。Jauhola 等将 24 例肾病水平蛋白尿或新月体肾炎患儿，部分随机分为 2 组，与甲泼尼龙冲击治疗相比，环孢素 A 疗效更佳。2014 年国内 Lin Xu 等评估环孢素 A 联合中/低剂量泼尼松治疗进行性 IgA 肾病的疗效。将 96 名患者分为两组，与仅给予泼尼松组相比，环孢素 A 联合泼尼松组 24h 尿蛋白下降更为显著。个案报道显示，对于难治性重症紫癜性肾炎患儿，或对多种免疫抑制剂耐药的患儿，加用环孢素 A 可有效缓解蛋白尿。因此，2016 版指南建议对重症紫癜性肾炎患儿可联用环孢素，期待临床随机对照试验以进一步提供循证医学证据。②他克莫司：在 2012 年中华医学会儿科学分会肾脏病学组牵头对全国 40 家医院儿童紫癜性肾炎诊治现状的调研中发现，部分单位应用他克莫司治疗中重度蛋白尿的紫癜性肾炎患儿，但目前少有文献报道，有待进一步研究。关于硫唑嘌呤，近年国内临床应用逐渐减少，多为国外应用报道，部分紫癜性肾炎患儿，联用硫唑嘌呤可有效缓解临床蛋白尿，有待多中心、RCT 研究。

第五节　儿童过敏性紫癜的中医诊治临床路径

2011 年国家中医药管理局研究制订了小儿紫癜（过敏性紫癜）等儿科 7 个病种的中医临床路径以提高中医临床疗效，规范中医诊疗行为。内容主要包括以下几个方面。

一、过敏性紫癜中医临床路径住院表（表 9-12）

表 9-12 小儿紫癜（过敏性紫癜）中医临床路径住院表单

适用对象：第一诊断为紫癜（过敏性紫癜）（TCD 编码：BEZ240、ICD-10 编码：D69.004）。

患者姓名：_____ 性别：____ 年龄：____ 门诊号：_____ 住院号：_____

发病日期：___年__月__日 住院日期：___年__月__日 出院日期：___年__月__日

标准住院日：≤18 天 实际住院日：___天

时间		___年__月__日（第 1 天）	___年__月__日（第 2～3 天）
主要诊疗工作		□询问病史与体格检查 □采集中医四诊信息 □进行中医证候判断 □完成病历书写及病程记录 □初步拟定诊疗方案 □完善辅助检查	□采集中医四诊信息 □完成入院检查 □上级医师查房，评估病情，调整和补充诊疗方案 □完成病历书写及病程记录 □注意防治并发症
重要医嘱		**长期医嘱：** □儿科护理常规 □分级护理 □辨证膳食指导 □中医辨证 □口服中药汤剂 □中成药治疗 □静脉滴注中成药注射液 □中药熏蒸法 □基础治疗 **临时医嘱：** □血常规、尿常规、便常规+隐血 □体液免疫、细胞免疫功能检测 □凝血功能 □24h 尿蛋白定量、尿放免检测 □肝功能、肾功能、电解质 □其他检查 □对症处理	**长期医嘱：** □儿科护理常规 □分级护理 □辨证膳食指导 □中医辨证 □口服中药汤剂 □中成药治疗 □静脉滴注中成药注射液 □中药熏蒸法 □基础治疗 **临时医嘱：** □完善入院检查 □对症处理
主要护理工作		□护理常规 □入院护理评估 □完成护理记录 □观察并记录病情变化 □进行入院健康教育及交代检查前注意事项 □饮食、日常护理指导 □配合监护和急救治疗	□制订规范的护理措施 □饮食指导 □密切观察病情，注意紫癜、腹痛情况
病情变异记录		□无 □有，具体原因： 1. 2.	□无 □有，具体原因： 1. 2.
护士签字			
医师签字			

续表

时间	____年__月_日（第4～17天）	____年__月_日（住院第18天，出院日）
主要诊疗工作	□采集中医四诊信息 □进行中医证候判断 □上级医师查房，根据病情调整治疗方案，确定出院时间 □完成上级医师查房记录及病程记录 □防治并发症 □复查相关检查项目	□完成出院记录 □向患者交代出院注意事项及随诊方案 □通知出院 □开具出院带药 □书写出院小结，预约复诊日期
重要医嘱	**长期医嘱：** □儿科护理常规 □分级护理 □辨证膳食指导 □中医辨证 □服中药汤剂 □中成药治疗 □静脉滴注中成药注射液 □中药熏蒸法 □基础治疗 **临时医嘱：** □复查异常检查 □对症处理	**出院医嘱：** □出院带药 □门诊随诊
主要护理工作	□观察病情变化 □指导患者饮食添加 □健康宣教	□交代出院后注意事项，进行出院宣教 □指导出院带药的煎法服法 □指导出院随访 □协助办理出院手续
病情变异记录	□无 □有，具体原因： 1. 2.	□无 □有，具体原因： 1. 2.
护士签字		
医师签字		

二、小儿紫癜（过敏性紫癜）中医临床路径

（一）适用对象

中医诊断：第一诊断为紫癜（TCD 编码：BEZ240）。

西医诊断：第一诊断为过敏性紫癜（ICD-10 编码：D69.004）。

（二）诊断依据

1. 疾病诊断

（1）中医诊断标准：参照新世纪教材《中医儿科学》（汪受传主编，中国中医药出版社，2002年）。

主要症状：皮肤、黏膜出现瘀斑、瘀点，对称分布。

次要症状：常伴关节疼痛，腹痛，严重者可出血、鼻衄、齿衄、呕血、便血、尿血等。起病急骤，发病前常有感染等诱因。

（2）西医诊断标准：参照《临床诊疗指南——小儿内科学分册》（吴希如主编，中华医学会编著，人民卫生出版社，2005年）。

1）皮肤瘀点，多见于下肢及臀部，呈对称分布、分批出现、大小不等、压之不褪色，可融合成片，反复发作。

2）常伴有胃肠道症状，如恶心、呕吐、腹痛，严重者可呕血、便血。

3）可有关节疼痛，多为一过性，不留关节畸形。

4）肾脏症状，如蛋白尿、血尿等。

5）血小板计数无明显下降。

单纯皮肤紫癜者，称为皮肤型；皮肤紫癜伴有消化道症状者为腹型，伴有关节症状者为关节型，伴有血尿和（或）蛋白尿者为肾型，伴有皮肤紫癜以外两种以上表现者为混合型。

2. 证候诊断

参照"国家中医药管理局'十一五'重点专科协作组紫癜（过敏性紫癜）诊疗方案"。

（1）风热伤络证：起病较急，皮肤紫斑色较鲜红，呈腰部以下对称性分布，略高出皮肤，或有痒感。伴有发热，腹痛，关节酸痛等症。舌尖红，苔薄黄，脉浮数。

（2）血热妄行证：起病较急，皮肤出现瘀点、瘀斑，色泽鲜红或紫红，或伴鼻衄、齿衄、便血、尿血，同时见心烦、口渴、便秘，或有发热，或伴腹痛，或伴关节疼痛。舌红，脉数有力。

（3）阴虚火旺证：皮肤有青紫点或斑块，时发时止。手足烦热，颧红咽干，或午后潮红，盗汗，伴有鼻衄、齿衄。舌红、少苔，脉细数。

（4）气不摄血证：病程较长，皮肤紫斑反复发作，色淡。面色㿠白，神倦乏力，头晕目眩，心悸少寐。舌淡，苔薄白，脉细弱。

（三）治疗方案的选择

参照"国家中医药管理局'十一五'重点专科协作组紫癜（过敏性紫癜）诊疗方案"。

（1）诊断明确，第一诊断为小儿紫癜（过敏性紫癜）。

（2）患儿适合，监护人同意接受中医治疗。

（四）标准住院日

≤18天。

（五）进入路径标准

（1）第一诊断必须符合紫癜（TCD 编码：BEZ240）和过敏性紫癜（ICD-10 编码：D69.004）的患者。

（2）患儿同时具有其他疾病，若在治疗期间无须特殊处理也不影响第一诊断的临床路径流程实施时，可以进入路径。

（3）出现严重腹痛、呕血、便血、肾脏损伤者，不进入本路径。

（六）中医证候学观察

四诊合参，收集该病种不同证候的主症、次症、舌脉特点。注意证候的动态变化。

（七）入院检查项目

1. 必需的检查项目

（1）血常规、尿常规、便常规+隐血。

（2）体液免疫、细胞免疫功能检测。

（3）凝血功能。

（4）肝功能、肾功能、电解质。

（5）心电图、胸部 X 线片。

2. 可选择的检查项目

根据病情需要而定，如 24h 尿蛋白定量、尿放免检测；过敏原测定、C 反应蛋白（CRP）、尿 NAG、血沉、可提取性抗原（ENA）抗体谱、血型、肝胆肾脏彩超检查、乙肝五项、丙肝抗体、自身免疫系统疾病筛查，如抗核抗体（ANA）、抗双链 DNA 抗体（ds-DNA）；输血前检查；发热或疑有感染者可选择病原学检查。

（八）治疗方法

1. 辨证选择口服中药汤剂

（1）风热伤络证

治法：疏风清热，凉血活血。

推荐方药：银翘散加减。金银花、连翘、淡竹叶、薄荷、防风、牛蒡子、黄芩、生地黄、玄参、赤芍、紫草、丹参、川芎、水牛角、地肤子、徐长卿。

（2）血热妄行证

治法：清热解毒，凉血化瘀。

推荐方药：犀角地黄汤加味。水牛角、生地黄、牡丹皮、赤芍、紫草、玄参、黄芩、丹参、川芎、紫草、地肤子、徐长卿、甘草。

（3）阴虚火旺证

治法：滋阴降火，凉血化瘀。

推荐方药：知柏地黄丸加减。熟地黄、黄柏、知母、山药、山茱萸、牡丹皮、泽泻、茯苓、丹参、川芎、紫草、旱莲草。

（4）气不摄血证

治法：益气健脾摄血。

推荐方药：归脾汤加减。黄芪、生地黄、山茱萸、山药、茯苓、泽泻、牡丹皮、丹参、川芎、紫草等。

（5）兼证（症）加减

1）血瘀明显：加积雪草、丹参、红花、水蛭、桃仁、泽兰等。

2）兼湿热：加蒲公英、石韦、车前子、萹蓄等。

3）兼湿浊：加黄连、大黄、蒲公英、附子等。

4）腹痛者加佛手、香橼皮、白芍、砂仁、木香等。

5）关节肿痛者加秦艽、忍冬藤、牛膝、桑枝等。

2. 辨证选择中药注射液及口服中成药

（1）丹参制剂：有血瘀表现者选丹参制剂（复方丹参片、丹参酮胶囊、香丹注射液、丹红注射液等）加入5%葡萄糖溶液中静脉滴注。

（2）清开灵、穿心莲内酯或热毒宁：加入5%葡萄糖溶液中静脉滴注，适合于兼有风热症状者。

（3）中成药：血瘀明显者可使用复方丹参片；胃肠道有出血者可选用云南白药胶囊；有风热证者可选用蒲地蓝消炎口服液、小儿清热宁口服液等。紫癜反复发作者可选择雷公藤多苷片。

3. 中药熏蒸疗法

根据临床辨证分型选择不同治法方药，参考用方如下。

（1）血热妄行和阴虚火旺证可选用生地黄、牡丹皮、赤芍、紫草、当归、地肤子、苦参、红花。

（2）风热伤络证可选用苦参、百部、赤芍、当归、荆芥、防风、地肤子、红花。根据患儿的不同年龄设定适宜温度和时间。

4. 儿科基础治疗

（1）营养支持疗法可选用维生素、电解质等。

（2）合并感染时可短期使用抗感染药物，如抗生素、抗支原体药物、抗病毒药物等。

5. 护理调摄

（1）一般护理：包括房间和床铺卫生，监测生命体征等。

（2）饮食护理：忌食容易引起过敏的食品；忌食辛辣、海腥发物和煎炸、炙烤、油腻、硬固之品；根据患儿体质制订饮食计划。

（3）情志护理：向患者介绍本病知识，减轻其紧张及恐惧心理，保持心态稳定，树立战胜疾病的信心。

（九）出院标准

（1）病情稳定，无大量新出皮肤紫癜。

（2）关节痛等临床症状消失。

（3）没有需要住院治疗的并发症。

（十）有无变异及其原因分析

（1）病情加重，需要延长住院时间，增加住院费用。

（2）治疗过程中由于病情变化，出现了严重的并发症（如严重腹痛、呕血、便血、尿检明显异常、胃肠道穿孔等），需进行积极对症处理，退出本路径。

（3）因患儿及家属意愿而影响本路径的执行，退出本路径。

（十一）疗效评价

1. 中医证候学评价

通过中医四诊信息动态分析，观察中医证候改变（表 9-13）。

表 9-13　中医症状评价

评价指标	评分标准	分值
皮肤紫癜	无皮肤紫癜，2 周内无新出，或运动后有数个针尖样的皮内紫癜	0
	散在皮肤紫癜，形态较小，3～5 天有少量、针尖样新出	1
	中等量皮肤紫癜，形态较大，突出皮面，3～5 天有稍多、较大的紫癜新出	2
	大量皮肤紫癜，或部分融合成片，有溃烂，3～5 天有较多、较大的紫癜新出	3
腹痛	无腹痛	0
	有腹痛，可忍受，持续时间短	1
	腹痛明显，不能忍受，持续时间较长，需要药物治疗	2
	腹痛剧烈，不能忍受，持续时间长，被动体位，必须用药物治疗	3
关节疼痛	无关节肿痛	0
	关节痛而不肿，疼痛可忍受，生活正常，睡眠无干扰	1
	轻度关节肿胀，或疼痛明显，要求服用镇痛药物，睡眠受干扰	2
	明显关节肿胀，或疼痛剧烈，不能忍受，需用镇痛药物，不能入睡	3
总分	累计后得分：	
疗效评价	□痊愈 □显效 □有效 □无效	

2. 疾病病情变化评价

临床缓解：皮肤紫癜消失，关节疼痛、腹痛消失，评价点之前 1 周无反复。

显效：关节疼痛、腹痛消失，皮肤紫癜反复次数、出现数量较前明显减少 50%以上。

有效：关节疼痛、腹痛消失，皮肤紫癜反复次数、出现数量较前减少 30%～50%。

无效：紫癜仍反复发作，出现次数、数量与治疗前减少<30%或较前加重。

附：小儿紫癜风（过敏性紫癜-皮肤型）中医临床路径住院表单（表 9-14）

表 9-14 小儿紫癜风（过敏性紫癜-皮肤型）中医临床路径住院表单

适用对象：第一诊断为紫癜风（过敏性紫癜）（TCD 编码：BEZ240、ICD-10 编码：D69.004）。

患者姓名：____性别：___年龄：___门诊号：_____住院号：_____

发病日期：___年_月_日_时__分 住院日期：___年__月__日 出院日期：___年__月__日

标准住院日：≤14 天 实际住院日：____天

时间	_____年__月__日（第1天）	_____年__月__日（第2~3天）
主要诊疗工作	□询问病史与体格检查 □采集中医四诊信息 □进行中医证候判断 □完成病历书写及病程记录 □初步拟定诊疗方案 □完善辅助检查 □完成病情评估，签署相关告知书 □密切观察病情，防治并发症 □与家属交代病情及注意事项	□采集中医四诊信息 □完成入院检查及辅助检查 □上级医师查房，评估病情，调整和补充诊疗方案 □完成病历书写及病程记录 □注意防治并发症
重要医嘱	长期医嘱： □儿科护理常规 □分级护理 □辨证膳食指导 □中医辨证 □口服中药汤剂 □中成药治疗 □静脉滴注中成药注射液 □中药熏蒸及耳穴疗法 □西医对症治疗 临时医嘱： □血常规、尿常规、便常规+隐血 □体液免疫、细胞免疫功能检测 □凝血功能 □24h 尿蛋白定量、尿放免检测 □肝功能、肾功能、电解质 □其他检查 □对症处理	长期医嘱： □儿科护理常规 □分级护理 □辨证膳食指导 □中医辨证 □口服中药汤剂 □中成药治疗 □静脉滴注中成药注射液 □中药熏蒸及耳穴疗法 □西医对症治疗 临时医嘱： □完善入院检查 □对症处理
主要护理工作	□护理常规 □入院护理评估 □完成护理记录 □观察并记录病情变化 □进行入院健康教育及交代检查前注意事项 □饮食、日常护理指导 □配合监护和急救治疗	□制订规范的护理措施 □饮食指导 □密切观察病情，注意紫癜、腹痛情况
病情变异记录	□无 □有，具体原因： 1. 2.	□无 □有，具体原因： 1. 2.
护士签字		
医师签字		

时间	_____年___月__日（第4～14天）	_____年___月__日（住院第14天，出院日）
主要诊疗工作	□采集中医四诊信息 □进行中医证候判断 □上级医师查房，根据病情调整治疗方案，确定出院时间 □完成上级医师查房记录及病程记录 □防治并发症 □复查相关检查项目	□完成出院记录 □向患者交代出院注意事项及随诊方案 □通知出院 □开具出院带药 □书写出院小结，预约复诊日期
重要医嘱	**长期医嘱：** □儿科护理常规 □分级护理 □辨证膳食指导 □中医辨证 □口服中药汤剂 □中成药治疗 □静脉滴注中成药注射液 □中药熏蒸及耳穴疗法 □西医对症治疗 **临时医嘱：** □复查异常检查 □对症治疗	**出院医嘱：** □出院带药 □门诊随诊
主要护理工作	□观察病情变化 □指导患者饮食添加 □健康宣教	□交代出院后注意事项，进行出院宣教 □指导出院带药的煎法服法 □指导出院随访 □协助办理出院手续
病情变异记录	□无 □有，具体原因： 1. 2.	□无 □有，具体原因： 1. 2.
护士签字		
医师签字		

三、儿童紫癜性肾炎中医临床路径（2018年版）

路径说明：本路径适用于明确诊断为紫癜性肾炎的住院患者。

（一）适用对象

第一诊断为紫癜性肾炎（ICD-10编码：D69.005[+]）。

（二）诊断依据

1. 疾病诊断

诊断标准：参照《紫癜性肾炎诊治循证指南（2016）》（中华医学会儿科学分会肾脏病学组发布）。

在过敏性紫癜病程 6 个月内，出现血尿和（或）蛋白尿。其中血尿和蛋白尿的诊断标准分别如下。

1）血尿：肉眼血尿或 1 周内 3 次镜下血尿红细胞≥3 个/HP。

2）蛋白尿：满足以下任一项者。①1 周内 3 次尿常规定性示尿蛋白阳性；②24h 尿蛋白定量＞150mg 或尿蛋白/肌酐（mg/mg）＞0.2；③ 1 周内 3 次尿微量白蛋白高于正常值。

极少部分患儿在过敏性紫癜病程 6 个月后，出现血尿和（或）蛋白尿者应争取进行肾活检，如为 IgA 系膜区沉积为主的系膜增生性肾小球肾炎，则亦可诊断为紫癜性肾炎。

2. 临床分型

（1）孤立性血尿型。

（2）孤立性蛋白尿型。

（3）血尿和蛋白尿型。

（4）急性肾炎型。

（5）肾病综合征型。

（6）急进性肾炎型。

（7）慢性肾炎型。

3. 病理分级

（1）肾小球病理分级

Ⅰ级：肾小球轻微异常。

Ⅱ级：单纯系膜增生。分为：①局灶节段性；②弥漫性。

Ⅲ级：系膜增生，伴有＜50%肾小球新月体形成和（或）节段性病变（硬化、粘连、血栓、坏死），其系膜增生可分为：①局灶节段性；②弥漫性。

Ⅳ级：病变同Ⅲ级，50%～75%的肾小球伴有上述病变，分为：①局灶节段性；②弥漫性。

Ⅴ级：病变同Ⅲ级，＞75%的肾小球伴有上述病变，分为：①局灶节段性；②弥漫性。

Ⅵ级：膜性增生性肾小球肾炎。

（2）肾小管间质病理分级

（-）级：间质基本正常。

（+）级：轻度小管变形扩张。

（++）级：间质纤维化、小管萎缩＜20%，散在炎性细胞浸润。

（+++）级：间质纤维化、小管萎缩占 20%～50%，散在和（或）弥漫性炎性细胞浸润。

（++++）级：间质纤维化、小管萎缩＞50%，散在和（或）弥漫性炎性细胞浸润。

4. 证候诊断

参照《中医内科常见病诊疗指南　西医疾病部分》（中华中医药学会发布，2008 年）。

紫癜性肾炎临床常见证候如下。

（1）主证

1）湿热内侵证：尿中多泡沫，小便短赤，血尿、蛋白尿；脘闷纳呆，疲倦乏力，头身困重；或颜面下肢水肿；或紫癜反复，皮损溃烂；或关节肿痛；舌质红，舌苔黄腻，脉滑数。

2）阴虚火旺证：病程较长，紫癜消退，尿中多泡沫，小便短赤，血尿、蛋白尿；腰膝酸软，咽干口燥，手足心热，盗汗，头晕耳鸣，面色潮红，咽部暗红，或紫癜反复发作，量少色淡；舌质嫩红，苔少或无，脉细数。

3）肺脾气虚证：病程较长，紫癜消退；尿中多泡沫，蛋白尿、血尿；或有浮肿，多汗，乏力，气短懒言，口淡不渴，平日易感冒，感染后加重；或紫癜反复发作，量少色淡；舌淡有齿痕，苔白，脉沉细。

4）气阴两虚证：病程较长，紫癜消退；尿中多泡沫，小便短赤，血尿、蛋白尿；多汗，乏力，常易感冒，手足心热，盗汗，面色潮红；舌红少津，苔薄或无，脉细无力。

5）脾肾阳虚证：病程日久，尿中多泡沫，蛋白尿、血尿；全身浮肿，尿少，畏寒肢冷，面色㿠白，神疲乏力，纳差，便溏；舌体胖，边有齿痕，苔白，脉沉细或弱。

（2）兼证

1）血瘀证：皮肤紫癜，关节疼痛，腹痛，肌肤甲错。舌质紫暗或有瘀斑，脉（细）涩。或凝血功能检查中纤维蛋白原、D-二聚体增高，凝血酶原时间缩短。

2）风热证：鼻塞，流涕，咳嗽，咽红，或伴发热，或皮肤紫癜，色红，细碎，舌红，苔薄白，脉浮数。

3）血热证：病程短，皮肤紫癜，色赤红或紫红，量大；或腹痛，大便鲜血，小便黄或赤；舌质红或紫红，舌苔黄干，脉洪数或弦滑。

（三）治疗方案的选择

（1）诊断明确，第一诊断为紫癜性肾炎。

（2）患者适合并接受中医治疗。

（四）标准住院日

≤14天。

（五）进入路径标准

（1）第一诊断必须符合紫癜性肾炎（ICD-10编码：D69.005⁺）的患者。

（2）患者同时具有其他疾病诊断，若在治疗期间无须特殊处理，也不影响第一诊断的临床路径流程实施时，可以进入路径。

（3）出现严重腹痛、呕血、便血者，不进入该路径。

（六）中医证候学观察

四诊合参，收集该病种不同证候的主症如血尿、蛋白尿、尿中泡沫；次症如皮肤紫癜、关节肿痛、腹痛、纳食情况、面色及体力情况、有无发热等及舌脉特点。注意证候的动态变化。

（七）入院检查项目

1. 必需的检查项目

血常规+C 反应蛋白（CRP）、尿常规、大便常规+隐血、体液免疫（IgG、IgA、IgM、C3、C4）、细胞免疫（T 细胞亚群）功能检测、凝血五项、24h 尿蛋白定量、肝肾功能、血糖、血脂、电解质、抗链球菌溶血素 O、感染性疾病筛查［乙肝、丙肝、梅毒、人类免疫缺陷病毒（HIV）］、心电图、胸部 X 线片、胃肠道彩超、泌尿系彩超、左肾静脉 B 超检查、自身免疫系统疾病筛查，如抗核抗体（ANA）、ENA 抗体谱、尿 NAG、尿放免检测。

2. 可选择的检查项目

根据病情需要和医院条件而定，如肾脏病理检查、过敏原测定、血沉、血型；发热或疑有感染者可选择病原学检查。

（八）治疗方法

1. 辨证选择口服中药汤剂

（1）主证

1）湿热内侵证

治法：清热利湿。

推荐方药：小蓟饮子加减。生地黄、小蓟、滑石、蒲黄、藕节、淡竹叶、当归、山栀子、炙甘草。或具有清热解毒利湿功效的中成药、中药注射液。

2）阴虚火旺证

治法：滋阴清热。

推荐方药：知柏地黄丸加减。熟地黄、黄柏、知母、山药、山茱萸、牡丹皮、泽泻、茯苓、丹参、墨旱莲、女贞子。

3）肺脾气虚证

治法：益气健脾。

推荐方药：玉屏风散合六君子汤加减。黄芪、防风、白术、人参、茯苓、陈皮、法半夏、熟地黄、山茱萸。或具有益气健脾功效的中成药、中药注射液。

4）气阴两虚证

治法：益气养阴。

推荐方药：参芪地黄汤加减。太子参、黄芪、茯苓、熟地黄、山茱萸、山药、泽泻、牡丹皮、白术、益母草。或具有益气养阴功效的中成药、中药注射液。

5）脾肾阳虚证

治法：温阳利水。

推荐方药：真武汤加减。茯苓、炒白术、白芍、制附子（先煎）、黄芪、党参、当归、陈皮、车前子（包煎）、炙甘草等。

（2）兼证

1）血瘀证

治法：活血化瘀。

推荐方药：四物汤加减。川芎、当归、熟地黄、牛膝、桃仁、甘草等。或具有活血化瘀功效的中药注射液。

2）风热证

治法：疏风清热。

推荐方药：银翘散加减。连翘、金银花、桔梗、薄荷、淡竹叶、甘草、荆芥等。或具有疏风清热功效的中成药。

3）血热证

治法：清热解毒凉血。

推荐方药：犀角地黄汤加减。水牛角（先煎）、生地黄、赤芍、牡丹皮、黄芩、蒲公英、白茅根、藕节、甘草等。或具有清热解毒功效的中成药、中药注射液。

2. 辨证选择中药注射液及口服中成药

3. 其他中医特色疗法

（1）艾灸疗法

方法：穴位局部常规消毒后，艾灸仪贴片贴于相应的穴位，调节温度（45℃左右，以患儿耐受为宜），施灸时间为30min，1天1次，1周为1个疗程。用于2岁以上的患儿。

常用穴位：肾俞、复溜、足三里、脾俞、气海、腰阳关等。

适应证：适用于所有证型患者。

（2）耳穴压豆疗法

方法：将王不留行籽贴压在耳穴（双侧）上，每次揉按各穴15min左右，以增强刺激，1天1次，1周为1个疗程。

常用穴位：耳尖、神门、肺、脾、肾、三焦、皮质下。

适应证：适用于所有证型患者。

（3）低频脉冲疗法

方法：调节电流强度，以引起明显的震颤感而不致痛为宜，先施以弱电流消除患儿紧张情绪，再将电流调到治疗量，强度调节在20～60Hz，每次30min，1天1次，1周为1个疗程。用于2岁以上的患儿。

常用穴位：关元、水道、肾俞、膀胱俞、阴陵泉、三阴交、足三里、涌泉。

适应证：适用于所有证型患者。

（4）中药熏蒸疗法：对皮肤紫癜较多者，可选择应用中药熏蒸床进行中药熏蒸药浴治疗。

4. 西药治疗

参考中华医学会儿科学分会肾脏病学组发布的《紫癜性肾炎诊治循证指南（2016）》，用药如下。

（1）基础治疗：营养支持疗法可选用维生素、电解质、白蛋白、血浆等；合并感染时可短期使用抗感染药物，如抗生素、抗病毒药物等。高凝倾向者给予抗凝治疗。

（2）ACEI或ARB：适用于孤立性少量蛋白尿或合并镜下血尿或病理Ⅱa级者。

（3）激素及其他免疫抑制剂治疗

1）非肾病水平蛋白尿或病理Ⅱb、Ⅲa级：建议对于持续蛋白尿>1g/（d·1.73m^2），已应用ACEI或ARB治疗，GFR>50ml/（min·1.73m^2）的患儿，给予糖皮质激素治疗6个月。

2）肾病水平蛋白尿、肾病综合征、急性肾炎综合征或病理Ⅲb、Ⅳ级：建议糖皮质激素联合免疫抑制剂治疗。临床类型较重、肾脏病理呈弥漫性改变或新月体比例较高者，可加用糖皮质激素冲击治疗。

3）急进性肾炎或病理Ⅴ级、Ⅵ级：糖皮质激素冲击1～2个疗程后，口服糖皮质激素联合免疫抑制剂及抗凝治疗。

5. 护理调摄

（1）一般护理：包括房间和床铺卫生、监测生命体征等。

（2）饮食护理：忌食容易引起过敏的食品；忌食辛辣、海腥发物和煎炸、炙烤、油腻、硬固之品；根据患者体质制订饮食计划。

（3）生活护理：嘱患儿注意休息，防寒保暖，避免因外感后引起疾病反复加重病情；患儿病期不要到公共场合活动，急性期病情重者应卧床休息，经常更换体位，防止血栓等并发症形成。

（4）情志护理：加强对患儿家长的疾病宣教，减轻患儿家长及患儿紧张恐惧心理，保持心态稳定，树立战胜疾病的信心。

（九）出院标准

（1）病情稳定，血尿、蛋白尿减轻或消失。

（2）皮肤紫癜、关节痛、腹痛等临床症状减轻或消失。

（3）没有需要住院治疗的并发症。

（十）有无变异及其原因分析

（1）治疗过程中病情加重，需要延长住院时间，增加住院费用的患者，退出本路径。

（2）治疗过程中由于病情变化，出现了严重的并发症（如呕血、便血、急腹症等），需进行积极对症处理，退出本路径。

（3）因患者及家属意愿而影响本路径的执行者，退出该路径。

（十一）疗效评价

1. 评价标准

参照《中药新药临床研究指导原则》（2002年）中药新药治疗慢性肾炎的临床研究指导原则的疗效评价标准拟定如下标准。

（1）中医证候疗效标准

临床缓解：中医临床症状、体征消失或基本消失，证候积分率≥95%。

显效：中医临床症状、体征明显改善，证候积分率≥70%。

有效：中医临床症状、体征均有好转，证候积分率≥30%。

无效：中医临床症状、体征无明显改善，甚或加重，证候积分率<30%。

（2）疾病综合疗效评价标准

临床缓解：皮肤紫癜、肉眼血尿、水肿、腹痛、关节疼痛等症状与体征完全消失，尿红细胞消失，尿蛋白转阴，24h尿蛋白定量<0.15g，肾功能恢复或保持正常，持续3个月以上。

显效：皮肤紫癜、肉眼血尿、水肿、腹痛、关节疼痛等症状与体征基本消失，尿蛋白减少≥50%，尿红细胞减少≥50 %，肾功能恢复或保持正常，持续 3 个月以上。

有效：症状与体征明显好转，尿红细胞减少≥25%，尿蛋白减少≥25%，肾功能改善或维持原水平，持续 3 个月以上。

无效：未达到上述标准。

2. 评价方法

（1）儿童紫癜性肾炎中医证候积分，见表 9-15～表 9-19。

表 9-15　湿热内侵证中医证候积分表

主症	计分标准				计分
	无（0分）	轻（2分）	中（4分）	重（6分）	
血尿	无	镜下血尿，尿红细胞<+	镜下血尿，尿红细胞+～++	肉眼血尿，尿红细胞≥+++	
蛋白尿	无	尿中有泡沫，尿蛋白<1.0g/d	尿中有较多泡沫，尿蛋白 1.0～3.0g/d	尿蛋白>3.0g/d	
尿中泡沫	无	尿中少量泡沫，消失较快	尿中中等量泡沫，经久不消	尿中大量泡沫，经久难消	
次症	无（0分）	有（2分）			
小便短赤					
水肿					
脘闷纳呆					
疲倦乏力					
头身困重					
皮肤紫癜					
关节肿痛					
腹痛					
肌肤甲错					
发热					
咽红					
舌苔黄腻					
合计					

表 9-16　阴虚火旺证中医证候积分表

主症	计分标准				计分
	无（0分）	轻（2分）	中（4分）	重（6分）	
血尿	无	镜下血尿，尿红细胞<+	镜下血尿，尿红细胞+～++	肉眼血尿，尿红细胞≥+++	
蛋白尿	无	尿中有泡沫，尿蛋白<1.0g/d	尿中有较多泡沫，尿蛋白 1.0～3.0g/d	尿蛋白>3.0g/d	
尿中泡沫	无	尿中少量泡沫，消失较快	尿中中等量泡沫，经久不消	尿中大量泡沫，经久难消	

续表

次症	无（0分）	有（2分）
小便短赤		
腰膝酸软		
咽干口燥		
手足心热		
盗汗		
头晕耳鸣		
面色潮红		
咽部暗红		
皮肤紫癜		
关节肿痛		
腹痛		
肌肤甲错		
发热		
苔少或无		
合计		

表 9-17 肺脾气虚证中医证候积分表

主症	计分标准				计分
	无（0分）	轻（2分）	中（4分）	重（6分）	
血尿	无	镜下血尿，尿红细胞<+	镜下血尿,尿红细胞+~++	肉眼血尿，尿红细胞≥+++	
蛋白尿	无	尿中有泡沫，尿蛋白<1.0g/d	尿中有较多泡沫,尿蛋白 1.0~3.0g/d	尿蛋白>3.0g/d	
尿中泡沫	无	尿中少量泡沫,消失较快	尿中中等量泡沫,经久不消	尿中大量泡沫,经久难消	

次症	无（0分）	有（2分）
浮肿		
多汗		
乏力		
气短懒言		
口淡不渴		
易感冒		
皮肤紫癜		
肌肤甲错		
舌淡有齿痕		
合计		

表 9-18　气阴两虚证中医证候积分表

主症	计分标准				计分
	无（0分）	轻（2分）	中（4分）	重（6分）	
血尿	无	镜下血尿，尿红细胞<+	镜下血尿，尿红细胞+~++	肉眼血尿，尿红细胞≥+++	
蛋白尿	无	尿中有泡沫，尿蛋白<1.0g/d	尿中有较多泡沫，尿蛋白1.0~3.0g/d	尿蛋白>3.0g/d	
尿中泡沫	无	尿中少量泡沫，消失较快	尿中中等量泡沫，经久不消	尿中大量泡沫，经久难消	
次症	无（0分）	有（2分）			
小便短赤					
多汗乏力					
易感冒					
手足心热					
盗汗					
面色潮红					
皮肤紫癜					
肌肤甲错					
发热					
舌红少津					
合计					

表 9-19　脾肾阳虚证中医证候积分表

主症	计分标准				计分
	无（0分）	轻（2分）	中（4分）	重（6分）	
血尿	无	镜下血尿，尿红细胞<+	镜下血尿，尿红细胞+~++	肉眼血尿，尿红细胞≥+++	
蛋白尿	无	尿中有泡沫，尿蛋白<1.0g/d	尿中有较多泡沫，尿蛋白1.0~3.0g/d	尿蛋白>3.0g/d	
尿中泡沫	无	尿中少量泡沫，消失较快	尿中中等量泡沫，经久不消	尿中大量泡沫，经久难消	
次症	无（0分）	有（2分）			
浮肿尿少					
畏寒肢冷					
面色㿠白					
神疲乏力					
纳差便溏					
皮肤紫癜					
肌肤甲错					
舌有齿痕					
合计					

（2）中医证候积分疗效评定标准

证候积分率=（治疗前的证候积分-治疗后的证候积分）/治疗前的证候积分×100%

（3）实验室检查指标：包括尿液分析、尿沉渣红细胞计数、24h尿蛋白、肾功能检测等。

（4）根据患者入院与出院当天病情，按照疗效标准进行疗效评价。

附：儿童紫癜性肾炎中医临床路径住院表单（表9-20）

表9-20 儿童紫癜性肾炎中医临床路径住院表单

适用对象：第一诊断为紫癜性肾炎（ICD-10 编码：D69.005⁺）

患者姓名：_____ 性别：____ 年龄：____ 门诊号：_____ 住院号：_____

发病时间：____年__月__日__时__分 住院日期：____年__月__日 出院日期：____年__月__日

标准住院日：≤14 天 实际住院日：____天

时间	____年___月___日 （入院第1天）	____年___月___日 （住院第2～3天）
主要诊疗工作	□询问病史与体格检查 □采集中医四诊信息 □进行中医证候判断 □完成病历书写及病程记录 □初步拟定诊疗方案 □完善辅助检查 □完成病情评估，签署相关告知书 □密切观察病情，防治并发症 □与家属沟通交代病情及注意事项	□采集中医四诊信息，进行中医证候判断 □完成入院检查 □上级医师查房：汇报病情及检查结果，评估病情，调整和补充诊疗方案 □完成病历书写及病程记录 □注意防治并发症 □向患者及家属交代病情及注意事项 □需要肾穿刺者，完成肾穿刺术前评估，并签署肾活检知情同意书，行肾穿刺术 □中医辨证治疗 □必要的西药治疗
重点医嘱	长期医嘱： □儿科护理常规 □分级护理1级、2级，病重者监护 □辨证膳食指导，低敏饮食，腹痛者半流质饮食 □中医辨证治疗（1次/日） □口服中药汤剂 □其他中医药特色疗法（□艾灸疗法□耳穴压豆疗法□低频脉冲疗法□中药熏蒸疗法） □口服中成药 □静脉滴注中药注射液 □西医治疗 　□基础治疗 　□糖皮质激素 　　□原剂量　□剂量减少 　□免疫抑制剂 　　□原剂量　□剂量减少 　□ACEI或ARB 　　□原剂量　□剂量减少 □其他对症治疗 临时医嘱： □血常规、尿常规、大便常规+潜血 □肝肾功能、血糖、血脂、电解质、抗"O" □C反应蛋白（CRP） □凝血五项 □免疫球蛋白（IgG、IgA、IgM、C3、C4）+补体、T细胞亚群 □ANA、ds-DNA □感染性疾病筛查（乙肝、丙肝、梅毒、HIV） □24h尿蛋白定量、尿放免 □心电图 □胸部X线片 □泌尿系及胃肠道彩超、左肾静脉B超检查 □肾脏病理等其他检查依患者情况而定	长期医嘱： □儿科护理常规 □分级护理1级、2级，病重者监护 □辨证膳食指导，低敏饮食，腹痛者半流质饮食 □中医辨证治疗（1次/日） □口服中药汤剂 □其他中医药特色疗法（□艾灸疗法□耳穴压豆疗法□低频脉冲疗法□中药熏蒸疗法） □口服中成药 □静脉滴注中药注射液 □西医治疗 　□基础治疗 　□糖皮质激素 　　□原剂量　□剂量减少 　□免疫抑制剂 　　□原剂量　□剂量减少 　□ACEI或ARB 　　□原剂量　□剂量减少 □其他对症治疗 临时医嘱： □继续完善入院检查 □复查必要的检查项目 □肾穿刺术

主要护理 工作	□护理常规 □护理分级 1 级、2 级 □入院护理评估 □完成护理记录 □观察并记录病情变化及治疗过程 □进行入院健康教育及交代检查前注意事项 □饮食、日常护理指导 □配合监护和急救治疗 □静脉抽血及检查标本的留取	□配合治疗 □制订规范的护理措施 □饮食指导与心理护理 □密切观察病情，注意紫癜、腹痛情况 □皮肤与关节护理 □肾穿刺术后护理
病情 变异 记录	□无 □有，原因： 1. 2.	□无 □有，原因： 1. 2.
责任护士 签名	时间	时间
医师 签名	时间	时间

时间	＿＿年＿月＿日 （住院第 4～13 天）	＿＿年＿月＿日 （住院第 14 天，出院日）
主 要 诊 疗 工 作	□采集中医四诊信息 □进行中医证候判断 □上级医师查房及诊疗评估、调整中医治疗 □完成上级医师查房记录及病程记录 □治疗效果、预后评估 □防治并发症 □复查相关检查项目 □与家属沟通交代病情及注意事项	□上级医师查房，同意其出院 □完成出院记录 □明确患者病情复发和加重的危险因素 □形成个体化中医防治方案 □预后和出院评估 □向患者交代出院注意事项及随诊方案 □填写出院卡，通知住院处 □开具出院带药 □书写出院小结，预约复诊日期
重 点 医 嘱	**长期医嘱：** □儿科护理常规 □分级护理 1 级、2 级，病重者监护 □辨证膳食指导，低敏饮食，腹痛者半流质饮食 □中医辨证治疗（2 次/周） □据辨证调整口服中药汤剂 □按疗程使用中医药特色疗法（□艾灸疗法　□耳穴压 　豆疗法　□低频脉冲疗法　□中药熏蒸疗法） □口服中成药 □静脉滴注中药注射液 □西医治疗 　□基础治疗 　□糖皮质激素 　　□原剂量　□剂量减少　□剂量增加　□冲击治疗 　□免疫抑制剂 　　□原剂量　□剂量减少　□剂量增加　□免疫抑制 剂种类调整 　□ACEI 或 ARB 　　□原剂量　□剂量减少　□剂量增加 　□其他对症治疗 **临时医嘱：** □复查必要的检查项目 □肾组织病理学检查 □病情变化时随时进行中医辨证 □对症治疗	**出院医嘱：** □出院带药 □门诊随诊 □开具复查化验单

续表

主要护理工作	□配合治疗 □完成护理记录 □观察并记录病情变化及治疗过程 □生活指导与心理护理 □指导患者饮食添加 □健康宣教	□交代出院后注意事项，进行出院宣教 □指导出院带药的煎法服法 □指导出院随访 □协助办理出院手续
病情变异记录	□无 □有，原因： 1. 2.	□无 □有，原因： 1. 2.
护士签名	时间	时间
医师签名	时间	时间

（郑　健　黄岩杰）

第十章　过敏性紫癜的临床与基础研究

第一节　临床研究与发展

一、循证医学在儿童过敏性紫癜研究中的应用

循证医学是遵循最佳科学依据的医学实践过程，循证医学的核心是高质量的临床研究证据，证据是循证医学的基石。中医强调"辨证施治"，类似于西方医学通过药物遗传学为每一位患者找到最适合的药物。中医通常的"引经据典""方药加减""医案汇编与整理注释"等都是循证医学思路和理念的雏形。近 40 多年来，中西医结合多学科、多层次地开展从临床基础到临床应用、从宏观到微观、从理论到实践的系统综合研究，经历了从临床个案总结、经验总结、临床回顾总结、西医诊断、中医治疗疗效观察等过程。陈香美教授近年提出了"发挥中西医结合优势提高 IgA 肾病的临床疗效"，并带领她的团队开展了大量中西医结合治疗 IgAN 的临床研究，积累了宝贵的经验。陈香美教授团队对肾华片治疗 IgAN 进行了前瞻性、多中心、双盲双模拟、随机对照研究，共纳入 131 例患者，治疗 12 周，发现肾华片与对照组福辛普利疗效相近，且观察期间未发现明显不良反应，证实了肾华片能有效降低尿蛋白，改善临床症状，稳定肾功能，且安全性好。

中南大学湘雅二医院的儿科肾脏病专科党西强等通过检索有关过敏性紫癜药物治疗的中外文献，以系统评价、Meta 分析、RCT 为纳入标准，并对其方法学质量评估后进行分析。共检索有关过敏性紫癜药物治疗中外文献共 927 篇（包括含两种以上药物的重复文献），通过阅读标题、摘要或全文，对临床应用治疗儿童紫癜性肾炎的八类药物进行了系统评价。研究结果：①应用抗过敏药物干预者疗效明显优于未用者，应用抗过敏药物干预者疗效明显优于西咪替丁干预者，应用抗过敏药物干预者疗效明显优于糖皮质激素干预者或与糖皮质激素干预者差异无统计学意义。②H_2 受体拮抗剂治疗过敏性紫癜与采用包括激素在内的综合治疗相比，可显著提高治疗的有效率。③联合抗凝治疗措施有助于缓解重型紫癜性肾炎患儿的病情，改善患儿的预后。④临床应用 ACEI 类药物如卡托普利、贝那普利佐治紫癜性肾炎安全、有效。⑤本系统评价支持早期应用糖皮质激素预防小儿过敏性紫癜肾损害的发生。⑥目前霉酚酸酯主要用于激素足量治疗和（或）环磷酰胺（CTX）冲击治疗后尿蛋白仍未转阴者，或病理类型较重的紫癜性肾炎，如新月体形成和局灶性硬化伴坏死。⑦雷公藤多苷为主的中药治疗紫癜性肾炎可明显改善患儿的临床症状，降低蛋白尿及血尿水平，提高治疗有效率，降低复发率。⑧CTX 冲击治疗是临床表现为肾病综合征的紫癜性肾炎较好的治疗方案，CTX 与激素联合应用较单独使用激素治疗疗效可靠，可提高临床缓解率。⑨加用静脉用丙种球蛋白治疗紫癜性肾炎较激素更有助于改善皮疹和消化道症状，对于减轻 HSP 的肾脏损害，保护肾功能有一定作用。

　　基于已有的随机对照试验和系统回顾分析，目前尚无公认推荐的统一方案治疗紫癜性肾炎。党西强等根据以上系统评价，对紫癜性肾炎的治疗有如下建议：①紫癜性肾炎的治疗要根据患儿的临床表现和病理分型个体化治疗：抗过敏药物、H_2受体拮抗剂、ACEI类药物及双嘧达莫可以作为紫癜性肾炎的基础用药，对于控制皮疹、关节痛、腹痛等症状有一定疗效，且无明显毒副作用；对于持续皮疹、严重腹痛和皮疹复发的患儿可以早期应用糖皮质激素预防和减轻肾脏损害，推荐剂量为泼尼松 1～2mg/(kg·d)，第2周开始减量，疗程2周左右；同时可加用 IVIG，量可选用 200～400mg/(kg·d)，连用5天，但应密切注意有无可能的肾脏毒性；对临床表现为孤立性血尿或蛋白尿者应尽早争取肾脏病理检查，如病理分型为Ⅰ级，可暂不予其他特殊治疗，继续随诊；如肾脏病理分型为Ⅱ级以上或临床表现为急性肾炎型，可加用雷公藤多苷以改善患儿的临床症状，减轻蛋白尿及血尿水平，推荐剂量为 1mg/(kg·d)，疗程3个月；对长期持续蛋白尿，或临床表现为肾病综合征者应加用激素治疗，首选泼尼松 1～2mg/(kg·d)，4～8周后减量；对于激素足量治疗4～8周无明显缓解的肾病综合征患儿，或病理类型在Ⅱb级以上者，可以在激素基础上加用 CTX 冲击治疗，推荐剂量 8～12mg/(kg·d)，连续2天，每半个月1次，共用6～8次，以提高临床缓解率；如 CTX 冲击治疗后尿蛋白仍未转阴或是 CTX 不良反应较大，可以改用 MMF 口服治疗，推荐剂量为 20～30mg/(kg·d)，分2～3次口服，疗程6个月；对于临床表现为急进性肾炎或是病理改变为Ⅱb级以上的重型紫癜性肾炎患儿，应予积极治疗，采用甲泼尼龙、CTX 和抗凝药物三联疗法，抗凝药物可选用肝素或尿激酶，甲泼尼龙剂量为 15～30mg/(kg·d)（最大量 1 g/d），连用3天为1个疗程，必要时隔1～2周再用1～2个疗程，疗程之间以泼尼松 2mg/kg，隔日顿服，以后逐渐减量。②药物治疗的同时要注意休息、饮食和避免接触可能的过敏原。治疗过程中要监测患儿的症状及生化指标，警惕药物毒副作用的产生，必要时减量、停用或者更换药物。

　　雷公藤多苷是较为公认治疗紫癜性肾炎的中药提取物，因此相关的循证医学研究质量相对较高。其中比较有代表性的一篇系统评价报道是浙江中医药大学吴亚琴等通过检索雷公藤多苷治疗小儿紫癜性肾炎的 RCT 研究，共纳入16个 RCT，总人数1086人，结果：①完全缓解率：雷公藤多苷联用糖皮质激素优于单用激素；CTX 联用激素优于雷公藤多苷联用激素。②总缓解率：将血尿、蛋白尿与基线值相比下降50%作为缓解基准时，在常规治疗基础上用或不用雷公藤多苷治疗差异无统计学意义，而当将血尿、蛋白尿与其基线值相比下降30%作为基准时，差异有统计学意义；雷公藤多苷联用激素较单用激素组有优势；CTX 联用激素优于雷公藤多苷联用激素。③复发率：雷公藤多苷联用激素较单用激素组能降低疾病复发率。④不良反应：肝损害发生率方面，单用雷公藤多苷未见肝损害，联用激素后出现了肝损害；血白细胞下降发生率方面，单用雷公藤多苷未见血白细胞下降，联用激素后反见血白细胞下降，雷公藤多苷或 CTX 联用激素均未见血白细胞下降。结论：雷公藤多苷可在一定程度上缓解紫癜性肾炎的血尿、蛋白尿症状，联用糖皮质激素能协同紫癜性肾炎的疗效且可降低疾病复发率。就肝损害及血白细胞下降等不良反应而言，雷公藤多苷总体安全。

　　李桂新等采用 Meta 分析法评价传统中药联合现代西药治疗儿童过敏性紫癜的临床疗效和安全性。通过检索中国知网（CNKI）、维普中文科技期刊数据库、万方数据库、中国生物医学文献服务系统（CBM）、PubMed 外文数据库，收集有关传统中药联合现代西药治疗儿童过敏性紫癜的随机临床对照研究的文献，把符合纳入标准的44篇文献共4216例患者作为

Meta 分析的对象,选择临床症状疗效作为效应指标,采用 RevMan 5.3 软件进行统计学分析。Meta 分析结果显示传统中药联合现代西药在改善过敏性紫癜症状方面与西药组比较差异有统计学意义,无明显不良反应,与单独使用西药治疗比较,临床总体有效率 OR=4.74,95% CI=(3.75,6.01),$P<0.05$,临床显效率 OR=3.03,95% CI=(2.63,3.49),$P<0.05$。结论:传统中药联合现代西药治疗儿童过敏性紫癜有效,安全性较高,较单独使用西药更有优势,可为临床用药提供参考。

二、真实世界研究在儿童过敏性紫癜研究中的应用

（一）真实世界研究的概况

循证医学是医学研究中的一场革命,所得出结论的可靠性显著高于经验研究,尤以多中心大样本随机对照试验得出的结论备受青睐,因此现代医学广泛运用循证医学的结论指导临床诊疗。近年来,循证医学逐步深入发展,但由于方法学的限制,其优势未能充分发挥,某些来自 RCT 的高级别临床证据缺乏实际应用价值。与此同时,真实世界研究（RWS）受到越来越多医学研究人员的关注。RWS 必须围绕相关科学问题,基于真实世界的数据,综合运用临床/药物、流行病学、生物统计学、循证医学、药物经济学等多学科方法技术,整合多种数据资源而开展研究。

1. 真实世界研究的相关术语

（1）真实世界研究（real world study，RWS）：是指针对预设的临床问题,在真实世界环境下收集与研究对象健康有关的数据或基于这些数据衍生的汇总数据,通过分析,获得药物的使用情况及潜在获益-风险临床证据的研究过程。

（2）真实世界数据（real world data，RWD）：是指来源于传统临床试验以外,来自真实医疗环境,反映实际诊疗过程和真实使用条件下的患者健康状况和（或）医疗服务提供相关的数据。

（3）真实世界证据（real world evidence，RWE）：通过对适用的真实世界数据进行恰当和充分的分析所获得的关于药物使用情况和潜在获益-风险的临床证据。

（4）人用经验：中药人用经验通常在临床实践中积累,具有一定的规律性、可重复性和临床价值,包含了在临床用药过程中积累的对中药处方或者制剂临床定位、适用人群、用药剂量、疗效特点和临床获益等的认识和总结。

（5）回顾性数据库研究（retrospective databasestudies，RDS）：基于回顾性数据库的数据,是根据研究目的,采用流行病学、医学统计学等方法技术开展的研究,常用的研究设计包括横断面研究、队列研究、病例对照研究等。

（6）外对照或外部对照（external control）：又称合成对照（synthetic controls）,是将接受试验治疗的一组研究对象与本研究以外的一组研究对象进行比较,而不是与分配到不同治疗组的患者组成的内部对照组进行比较。按时间轴上与试验组的重合关系可以分为历史外对照、同期外对照及混合外对照。

（7）目标值法（objective performance criteria，OPC）：目标值指专业领域内公认的被试产品的有效性、安全性、性能评价指标所应达到的标准。OPC 又称单组目标值法或单组目标值对照法,即采用目标值作为理论对照值,将试验结果与理论值比较的一种方法,属于外部

对照范畴。

2. RWS 主要设计类型

RWS 主要设计类型较多，通常分为观察性研究和试验性研究。观察性研究，也称回顾性数据库研究，是利用累积的常规医疗和健康信息，采用流行病学方法形成真实世界证据，解决临床医疗和决策问题的研究，主要应用于药物上市后疗效评价、安全性监测、新适应证的拓展等。包括横断面研究、病例系列研究、前瞻/回顾/双向队列研究、巢式病例对照研究等，不同的设计类型可解决不同的研究问题。试验性研究主要指实效性临床试验和以 RWE 为外部对照的单臂试验。实效性临床试验（PCT），又称实用性临床试验，指尽可能接近真实医疗环境的临床试验，是介于 RCT 和 RWS 之间的研究类型，一般归属于 RWS 范畴。PCT 可以实现一种治疗措施与另一种措施在真实医疗环境下的比较，或新治疗措施与常规治疗在特定条件下的比较，其目的在于评价某种干预措施在常规临床实践中的效果，为临床或卫生政策决策提供证据。根据入组方式的不同，可以是自然选择入组的 PCT，也可以是随机化入组的实效性随机对照试验（PRCT）。单臂试验主要指不设立平行对照组，而仅采用外部对照，对受试药物进行描述和评价的设计类型。以 RWE 为外部对照的单臂试验，常用于中药研发的早期及上市后研究阶段（Ⅰ期/Ⅱ期）等。此外，中药新药Ⅳ期临床试验，为研究在广泛应用条件下品种的安全性和有效性，也可采用单臂设计。

此外，一些新的设计（如续断性时间序列）也被用于观察性真实世界研究。

3. 真实世界研究的评价

（1）真实世界研究的评价原则：依据《真实世界证据支持药物研发和审评的指导原则（试行）》，评价真实世界证据应依从两个主要原则：一是真实世界证据是否可以支持需要回答的临床问题；二是已有的真实世界数据是否通过科学的研究设计、严谨的组织实施及合理的统计分析得到所需的真实世界证据。对真实世界证据的质量评价，首先应明确研究类型及生成证据的类型；其次评估其研究设计类型可能存在的偏倚风险和证据综合时需要考虑的方法学要素，不同类型真实世界证据质量的评价方法中各种评价工具分别体现了各研究类型中需着重考虑的偏倚风险；最后充分考虑证据的内部真实性和外部真实性，根据评价原则、设计类型和证据综合的评价方法进行综合评价。中医药真实世界证据还需要结合中医药自身的特点进行评价。

（2）真实世界研究常见偏倚：真实世界研究的常见偏倚包括三大类。①选择性偏倚：入院率偏倚、罹患率偏倚、存活者治疗性选择偏倚、检出征候偏倚、无应答偏倚、志愿者偏倚、易感性偏倚、时间效应偏倚、渠道偏倚、健康使用者偏倚、特发性偏倚、病程长度偏倚、竞争风险；②信息偏倚：错分偏倚、调查员偏倚、观察者偏倚、难以测量的时间偏倚、测量偏倚、非死亡时间偏倚、诱导偏倚、因果倒置、校正中介作用；③混杂偏倚：适应证混杂、合并用药混杂、沾染与干扰。

4. 真实世界研究的优势与局限

（1）真实世界研究具备多种优势：① 真实世界研究对研究对象常采用相对较少的排除条件，使纳入人群有较好的代表性，研究结果外部真实性相对更好。②真实世界研究样本量通常较大，利于解决罕见疾病和事件所带来的问题，也可更好地处理治疗效应在不同人群之间的差异。③真实世界研究采集的数据可利用快速数据设计技术实现多个研究目标，效率较高。④真实世界研究相对传统临床随机对照试验，尽量减少人为干预、容易被研究对象接受，较容易通过伦理审查，成本-效益更优。⑤最重要的是真实世界研究提供了传统随机对照试验无法提供的证据，包括真实环境下干预措施的疗效，长期用药的安全性、依从性，疾病负担等证据，是对传统临床研究模式的重要补充。

（2）真实世界研究的局限：真实世界研究自身也存在一定局限，这些局限来自于数据本身和相关设计。针对治疗结局的评价，除实效性随机对照试验外，观察性真实世界研究由于没有采用随机设计方案，组间的基线、预后差异总是或多或少地存在，可能导致结果偏倚；即便使用复杂的统计学方法尽量消除可能的混杂，其在最大程度上也仅能处理已知的混杂因素（无法处理未知的混杂）。此外，数据的准确性、完整性是真实世界研究可能存在的另一主要问题。这在基于回顾性数据库开展研究时，问题尤其突出。样本量增大和使用复杂的统计学处理并不能消除数据质量本身缺陷可能导致的偏倚。最后，基于回顾性数据的真实世界研究还面临事后分析、数据挖掘是否满足因果准则的问题。不同设计和不同数据来源的真实世界研究，其表现出来的优势和不足是有差异的。研究者需要针对具体问题进行谨慎分析和理解利弊。

5. 真实世界研究在中医领域的主要应用

（1）RWS 适用于中药安全性评价：随着中药临床应用的快速增长，中药安全性问题引起国内外的广泛关注。而中药上市前的临床研究受到"理想"条件下的研究设计和实施环境的制约，难以全面反映安全性信息（尤其是一些发生率低的不良反应和迟发不良反应）及特殊人群（如老年人、儿童、妊娠或哺乳期妇女、肝肾功能异常患者）用药情况，也不能适应全生命周期风险管控的要求；另外，由于历史原因，有的中药未经过严格的临床评价，而上市后安全性评价也未受到重视，导致安全性可知性差，说明书中安全性信息欠缺等问题。目前中药安全性 RWS 主要包括医院注册登记（医院集中监测）、医院信息系统（hospital information system，HIS）及自发报告的回顾性研究等。

（2）适用于发现中医药临床作用规律：由于中药成分的复杂性，RCT 很难明确其临床疗效特点和作用规律，导致中成药普遍存在适应证宽泛、定位不够明确等问题，说明书不能很好地指导临床医师合理用药，也影响了临床疗效的发挥。在这种情况下，有必要通过上市后评价来进一步明确临床优势、定位目标人群，进一步明确适应证和给药方案。此外，对医疗机构医院制剂的评估、中成药二次开发和大品种培育都需要上市后的研究数据，深化对产品价值的认识，为研究指明方向。近年来，国内已通过 RWS 开展优势人群特征分析、疾病证型分布、阶段性用药规律、疾病远期预后等研究。通过充分利用健康医学大数据，RWS 不但能够补充传统临床试验的证据链，且能发现规律、提出假说，从而为进一步临床研究找准切入点。

（3）适用于非药物疗法的效果评价：传统 RCT 是临床疗效评价的重要手段，但其在非药物疗法评价（如手术、器械技术、物理疗法等）中有明显局限性，随机和盲法常常难以实施。相对而言，规范可靠的 RWE 可能作为传统 RCT 证据的补充，在非药物研究领域有一定优势。例如，针灸作为中医药体系中应用最广的非药物疗法，已在 183 个国家和地区推广应用。2017年 2 月 11 日中国针灸学会针灸病例注册登记研究联盟正式成立，标志着大型针灸真实世界研究正式启动，联盟启动了"国际针灸病例注册登记研究平台"项目，开展具有针灸特色的病例注册登记研究，将成为针灸 RWD 的重要来源之一。此外，对推拿、拔罐、刮痧等其他中医非药物疗法同样可以开展 RWS，不断明确其临床价值和适用病证。

（4）适用于"治未病"技术的评价："治未病"作为中医学的特色优势，应对当前慢性病增长的挑战具有潜在优势。然而，中医药治未病干预种类繁多、目标人群分散，相关临床研究开展较少，缺乏具有指导实践并规范操作的证据支持。而开展临床试验研究成本高、难度大，不适合长期预防性干预的疗效评价，RWS 可以弥补传统研究的不足。以真实世界研究和中医治未病标准化研究为主题，探索如何在真实环境下开展中医治未病的科学研究，有望推动中医药"治未病"证据产出，规范临床应用，从而彰显中医在疾病预防领域的特色作用。

（5）适用于以终点事件为指标的研究：由于慢性病潜伏期长、难以治愈且影响因素广泛，常常采用复杂干预、长期用药等措施，但医疗资源耗费大，药物不良反应及患者依从性问题也很突出。此外，对一些疾病中间指标进行控制，并不一定给患者在终点结局（如死亡、中风等）或生命质量等方面带来获益，因此需要多中心、大样本、长时程的以重大终点事件为评价指标的临床试验。中医药防治慢性病具有方案灵活、作用温和、成本较低且患者依从性好等优势。随着大型人群队列研究的开展，结合健康档案和重大疾病筛查数据，将为开展RWS 评价中医药长期临床疗效提供条件，将有利于产出以生存时间、死亡、中风等重大终点事件为指标的疗效证据。

（6）适用于中西药相互作用的评价：由于中药成分复杂，其药代特征及作用机制难以解析，中药与西药之间交互作用的临床评价仍受到方法学限制，中西药联合应用的疗效及安全性证据不足。如中西药联用相关的增效减毒、潜在不良作用、效益与风险评估等，采用传统的临床试验方法来评价有较大难度。在临床实践中，中药和西药联合使用非常普遍，临床医师积累了丰富的经验，也产生了大量的真实世界数据，而这些数据具备回答中西药联用产生的临床价值或潜在风险的价值。因此，采用 RWS 方法评价中西药相互作用具有可行性和必要性。采用信息化手段，整合医院 HIS 系统、健康体检和移动终端产生的数据，建立中西药联合使用真实世界研究平台。

（7）适用于中药饮片疗效的评估：饮片是中医临床治疗和中成药制造的基础。与化学药原料不同，中药饮片受到产地、种植、采收、加工、炮制等诸多因素影响，饮片成分差异大，也会导致临床疗效不稳定。然而，目前对饮片的疗效评估一直依靠经验或简单的化学成分分析，对炮制、道地药材、颗粒饮片、破壁饮片等功效上的差异，缺乏在临床层面的证据。随着道地药材研究的深入、质量标准提升及溯源体系的完善，为中药饮片质量可控和临床疗效评价提供了可能。2019 年 9 月，中国药学会中药临床评价专业委员会正式启动了 10 万例配方颗粒安全性 RWS 项目，是国内首次开展的大规模全品种颗粒剂安全性评价 RWS。

（8）适用于 RCT 的优化设计：RCT 通常被认为是用于确定干预和疗效因果关系的"金标准"，因其对纳入人群（patient，P）、干预手段（intervention，I）、对照设置（control，C）及结局指标（outcome，O）有严格的要求，实施过程偏倚控制也很严谨，使得研究具有较高的内部真实性，用于因果关系的推断。临床试验方案的 4 个要素（PICO）看似简单，但真正要达到科学、合理、可行的要求，却是非常难的过程。因为样本量的估算需要一个预期疗效，如果没有既往的数据供参考，样本量可能存在较大偏差，影响研究结果；对患者特征、病情轻重及并发症等问题认识不清，可能会削弱干预措施的功效或增加用药风险；对疾病转归及指标变化缺乏认识，也不利于形成合适的疗程；对照措施选择不佳，则不能反映干预措施的价值和特点。因此，设计一个好的 RCT 研究方案，需要一系列参数的支撑。以往的许多研究没有重视相关要素设置的科学性，导致证据质量及可推广性不高。RWS 能够产生大量有价值的 RWE，可用于对 PICO 基本参数进行更明确的定位，从而优化 RCT 设计，提高研究方案的科学性、合理性和可操作性，产生高质量的临床证据。

（9）适用于形成研究假说：在几千年的临床实践过程中，中医药积累了丰富的疾病防治经验和方药等干预措施。在现代临床实践中，我们需要进一步深化对中医药临床价值和特色优势的认识，并能够用研究的证据加以证明。在临床实践中，能够产生不同疗法对不同患者疗效和安全性差异的信息，这些信息就是形成研究假说的信号，是推动治疗方案优化并清晰认识不同疗法的先导因素。例如，有些中药在临床实际应用中存在超说明书适应证情况，用法、用量也会有变化，或者发现某种疗法对某一类患者疗效更优或不良反应更多，或者某种药物配伍疗效更显著等，都是产生研究假说的基础。因此，通过开展 RWS，可以发现许多有价值的信号，并可以转化为研究假说，推动新研究的开展并深化对中医药优势的科学认识，创造新的药物或治疗方案，不断提高中医药临床服务能力。

（二）真实世界研究在儿童过敏性紫癜研究中的应用

河北医科大学闫子琦报道，通过系统评价和真实世界研究分析他克莫司（tacrolimus，TAC）治疗紫癜性肾炎（Henoch-Schönlein purpura nephritis，HSPN）的不良反应发生情况，为临床合理用药提供参考。首先在 CNKI、万方数据库、中国生物医学文献服务系统、维普中文科技期刊数据库、PubMed、Cochrane Library 和 Embase 数据库进行全面检索。根据纳入及排除标准筛选文献，采用 RevMan5.3 和 STATA14.0 软件进行统计分析。随后对 2014 年 1 月至 2019 年 7 月河北省儿童医院收治的 111 名应用激素联合他克莫司治疗，且随访时间 > 12 个月的 HSPN 患儿进行回顾性分析，计算总体及各类药物不良反应（adverse drug reaction，ADR）发生率，并探讨其影响因素。系统评价中最终纳入 9 篇文献。结局指标显示：他克莫司治疗紫癜性肾炎的总 ADR 发生率为 10.2%（95%CI 6.0%～15.3%），发生率最高的不良反应为震颤、头痛（3.7%，95%CI 0.5%～8.8%），次之为胃肠道反应（3.1%，95%CI 0.8%～6.4%）。亚组分析显示，在不同的研究类型中，非随机同期对照试验的 ADR 发生率最高，为 15.6%（95%CI 9.8%～22.4%）；随机对照试验最低，为 5.4%（95%CI 2.2%～9.7%）。按年龄划分，<15 岁组 ADR 发生率较低，为 9.5%（95%CI 5.2%～15.0%）；<45 岁组的 ADR 发生率较高，为 12.9%（95%CI 5.5%～22.6%）。按他克莫司剂量划分，较高剂量组的 ADR 发生率为 11.6%（95%CI 2.8%～24.3%），高于较低剂量组的 8.7%（95%CI 5.0%～13.3%）。国产他克莫司的 ADR 发生率（5.4%，95%CI 2.2%～9.7%）较进口他克莫司（19.5%，95%CI 12.2%～27.8%）低，但两者之间差异无统计学意义。按联合 GC 剂量不同划分，静脉滴注甲泼尼龙后口服泼尼松 1～2mg/（kg·d）组的 ADR 发生率最高（8.7%，95%CI 5.0%～13.3%），口服泼尼松 0.5mg/（kg·d）组最低（3.9%，95%CI 0.5%～13.5%）。按 HSPN 病理分级划分，I～III 组 ADR 发生率最低，为 3.9%（95%CI 0.5%～13.5%），III～V 组最高，为 9.8%（95%CI 3.6%～18.2%），且随着 HSPN 病理分级的加重，整体 ADR 发生率呈升高趋势。不同研究类型、人群、TAC 剂量、GC 剂量、病理分级亚组之间 ADR 发生率有显著差异。真实世界研究中，111 名 HSPN 患儿有 13 人出现 17 例次，ADR 总发生率为 11.71%。其中双手震颤 8 例（7.21%），肾功能下降 4 例（3.60%），空腹血糖升高 2 例（1.80%），低钾血症 2 例（1.80%），高血压 1 例（0.90%）。不同性别、年龄间 ADR 发生率无统计学意义。HSPN III～IV 级 ADR 发生率较 I～II 级高，但组间差异无统计学意义。不良反应出现的时间集中在开始治疗 3 个

月内。结论：系统评价发现在紫癜性肾炎患者中，他克莫司的总体不良反应发生率为10.2%。在成人、较高剂量的他克莫司、联合大剂量GC、病理分级较重者中ADR发生率较高。基于真实世界的研究发现，他克莫司治疗儿童HSPN的ADR发生率与系统评价结果基本一致，且均以双手震颤最为常见；随病理分级加重ADR呈升高趋势，且集中发生在最初3个月内。由此可见，HSPN病理分级是发生不良反应的影响因素之一，其他影响因素仍需更多研究明确。

浙江中医药大学附属杭州市中医院肾内科报道，基于真实世界研究方法，选取2009年5月至2015年5月于杭州市中医院经活检证实IgAN的患者，分为糖皮质激素联合RAS阻断剂治疗组和单用RAS阻断剂治疗组。比较两组患者的一般资料及两种治疗方案的疗效和副作用，分析影响IgAN疾病进展的因素；同时比较初始激素剂量大小对疗效及副作用的影响。结果：①共纳入符合标准IgAN患者287例，除年龄和基线24小时蛋白尿外，两组间一般资料均无差异。激素组M1、S1、新月体比例高于RAS组；②激素组预后优于RAS组，预后与激素初始剂量无相关性。感染发生率激素组高于RAS组，常规剂量激素组高于小剂量激素组；③当基线24小时蛋白尿>0.75g/d，或基线eGFR≤90ml/（min·1.73m^2），或肾脏病理提示球性硬化、M1、S1时，激素组肾脏预后优于RAS组；④多因素COX比例风险模型提示糖皮质激素是影响IgAN疾病进展的独立因素。结论：在尿蛋白定量>0.75g/d，或肾脏病理提示M1、S1、C1情况下，糖皮质激素干预有益于延缓肾功能进展，且小剂量的糖皮质激素可获得和常规激素同等的获益，而副作用更少。

三、中药雷公藤在治疗儿童紫癜性肾炎中的研究

雷公藤首载于《神农本草经》，有着悠久的药用历史，其根、茎、叶均可作为药材使用，目前临床上的用药部位主要是其根部。雷公藤的原药经加工提取，其毒性大大减少，市面上常见的雷公藤制剂涵盖口服、注射、外用，剂型不同，疗效和副作用也不一，其中使用较多的是雷公藤多苷片。雷公藤多苷片具有抗炎、免疫调节、抗肿瘤的作用，自1978年南京儿童医院首次报道其在儿童肾病综合征的使用，在临床上得到广泛应用，雷公藤多苷（tripterygium wilfordii Hook.f，GTW）能够减轻HSPN患儿的蛋白尿及血尿，保护肾脏。

（一）临床试验

1. 调节免疫

多种因素参与了HSPN的发病，其中免疫失调在HSPN的发病中起重要作用，自身反应性B细胞活化产生过多的异常糖基化IgA1（galactose deficient IgA1，Gd-IgA1），形成免疫复合物沉积于内皮及系膜区，激活补体系统，引起炎症因子分泌，系膜增殖，肾小管萎缩，肾间质纤维化，导致肾脏损伤。研究表明，HSPN患儿的体内出现Th1/Th2漂移，呈现Th2的相对优势，活化B细胞，Gd-IgA1的分泌增加，激活补体系统，血清中补体片段C3a及C5a的水平升高，且研究发现C3a及C5a的水平与肾脏损伤的程度相关；CD4$^+$T细胞亚群中的滤泡辅助性T细胞（Tfh）及滤泡调节性T细胞（Tfr）细胞也可调控B细胞的增殖分化。前期研究发现GTW能降低HSPN患儿血清中Gd-IgA1及IL-6的水平，其中IL-6调控着Gd-IgA1的产生；也能降低血清中C3a及C5a的水平。孟秀荣研究发现，GTW可降低HSPN患儿体内1,β3-半乳糖转移酶及其分子伴侣的水平，两者是IgA糖基化反应的关键酶，进一步

证明了 GTW 可降低 Gd-IgA1 的水平。王树祥等研究发现 GTW 可抑制 HSPN 患儿体内的 Th1 反应启动，也能抑制 Th2 反应，且对 Th2 的抑制作用强于 Th1，有利于恢复 Th1/Th2 的动态平衡。朱伟发现 GTW 能降低 HSPN 患儿体内的 $CD3^+$ 及 $CD4^+$ 水平，升高 $CD8^+$ 水平，从而调节体液免疫。但目前对 GTW 调节免疫的研究限于血清中少数的指标检测，缺乏对其他体液及组织相关指标的检测，具体的调控机制目前尚不明确，需进一步挖掘，为临床上治疗 HSPN 新药的开发提供新思路。

河南中医药大学第一附属医院张霞等报道，基于"病证结合"的中医阶梯治疗方案治疗儿童紫癜性肾炎患儿 100 例，中医组方案为清热止血方联合雷公藤多苷片；西医组方案为泼尼松片联合贝那普利、双嘧达莫。研究发现，中医阶梯治疗方案在第 4、8 周末治疗蛋白尿的疗效优于西医组；中医阶梯治疗方案对患儿 $β_2$ 微球蛋白（$β_2$-MG）、纤维蛋白原、IgG、IgA 水平的改变较西医组明显，12 周末两组疗效无差异；两组均可改变患儿尿放免白蛋白、IgG、$β_2$-MG、$α_1$-MG 水平，其中中医组对 $β_2$-MG 水平的改变较西医组明显。结论：中医阶梯治疗方案能快速降低血尿和蛋白尿型 HSPN 患儿蛋白尿水平，且能改变患儿体液免疫、凝血等部分指标水平。

2. 减轻炎症反应

HSPN 是全身系统性小血管炎，炎症因子在 HSPN 的发病及病程中扮演着重要角色，日益受到大家的关注。研究表明急性期 HSPN 患儿体内 TNF-α、TGF-β、IL-8、IL-6、血管内皮生长因子等促炎因子的水平升高，启动或促进肾组织的炎症和损伤，导致肾功能的恶性循环，形成病理反馈环路。其中高水平的 TNF-α 可增加 IgA 的受体与内皮细胞的结合，从而诱导内皮细胞分泌 IL-6、IL-8 等炎症因子，也可募集炎性细胞浸润，与肾脏损伤的严重程度相关，可作为预测和监控疾病活动的指标。郑佳新等研究发现，GTW 可降低 HSPN 患儿血清中 TNF-α 及 IL-8 的水平，减轻肾小血管内皮细胞功能障碍，延缓肾脏纤维化和病程进展。杨培花等研究发现，雷公藤多苷可以降低 HSPN 患儿血清及尿液中 TGF-β 的水平，调节免疫状态，改善症状。有研究发现 IL-10、趋化因子-9、基质金属蛋白酶-9 等在 GTW 的干预下出现降低趋势。Toll 样受体可识别病原相关分子模式，启动免疫应答，激活下游的丝氨酸-苏氨酸激酶和 NF-κB 抑制因子α（IκBα）激酶，启动 NF-κB 信号通路，释放炎症因子，导致炎症反应。研究还发现，GTW 可抑制 HSPN 患儿外周血中 P50、P65 及 IκBα 的水平。目前的研究均为单中心、小样本的临床试验，缺乏多中心的数据观察，且 GTW 如何调控炎症因子的机制目前尚不清楚，需待进一步的实验进行验证。因肾脏穿刺为有创操作，不易被患儿家属所接受，重复肾活检的患者较少，缺少对肾脏组织相关炎症因子的检测及 GTW 治疗后肾脏组织中炎症因子表达的检测。

3. 改善凝血状态

HSPN 患者的肾小球及新月体中可观察到血栓的形成及纤维蛋白的沉积，凝血和纤溶系统异常与肾脏损伤密切相关。IgA 形成的免疫复合物及内皮细胞抗体引起内皮细胞损伤，导致毛细血管的通透性增加，激活血小板，促进凝血过程，抑制抗凝及纤溶活性，促进血栓形成；也可抑制尿激酶对纤维蛋白的溶解作用，导致纤维蛋白沉积。Tian 等研究发现，HSPN 患者体内纤维蛋白原、D-二聚体及纤维蛋白原降解产物水平升高，临床试验发现抗凝治疗可降低蛋白尿，降低血液黏稠度和改善肾脏的血流动力学，延缓 HSPN 的发展。朱廷富等临床单盲的随机对照试验发现 GTW 能降低 HSPN 患儿体内 D-二聚体、血小板及纤维蛋白酶原的水平，降低血液黏稠度，纠正纤溶障碍，减少蛋白尿及血尿。蒲海波发现 GTW 可升高 HSPN 患儿的抗凝血酶Ⅲ水平及延长活化部分凝血酶原时间，且能影响血栓弹力图，延长凝血形成时间，降低最大振幅、血凝块溶解百分比及 30 分钟血凝块幅度减少速率，联合使用丹参注射液效果更佳。凝血异常是一个复杂的病理过程，不仅与凝血纤维系统紊乱及血小板聚集相关，还涉及血管内皮损伤和内皮素表达紊乱。邢士娟等研究发现 GTW 可降低 HSPN 患儿血清中内皮细胞损伤因子及内皮素-1 的表达，升高血管扩张功能。总之，GTW 通过减少血小板聚集、纠正纤溶系统及减轻内皮细胞损伤等多方面来改善凝血机制，恢复正常的血流动力学，从而减少炎症因子的分泌及外基质的沉积，改善临床症状。

4. 增加激素受体转录活性

HSPN 的预后一般良好，但仍有部分患者发展至终末期肾病，因此及早进行干预，延缓进展至关重要。糖皮质激素是临床上治疗 HSPN 的基础药物，但糖皮质激素需与其受体相结合发挥生理学效应。糖皮质激素因患儿个体差异或长期服用，会出现耐药现象，易出现病情反复。对糖皮质激素耐药机制的研究发现，糖皮质激素的生物学效应主要由受体α和β协调完成，受体α表达减少或受体β表达增多，导致对糖皮质激素的敏感性降低。其他因素如炎性细胞因子 IL-4 及 IL-2 表达增高及转录共激活因子 P300 下调均可影响激素的敏感性。GTW 具有类激素的作用，与激素联合使用时可减少激素的使用量，减少病情反复。邓正华等研究发现，GTW 可以增加糖皮质激素受体的数目，从而增加糖皮质激素与其的结合率。GTW 如何调控激素受体转录活性目前尚不清楚，对于是相对增加受体α还是抑制受体β的表达需要我们进一步研究，也需要关注对转录共激活分子及其复合物的影响。研究发现，GTW 可抑制炎症因子 IL-2 及 IL-4 的表达，从而间接增加了糖皮质激素受体的转录活性。

目前 GTW 治疗儿童 HSPN 的临床试验多集中在炎症、免疫及凝血指标的检测方面，检测指标较单一，由于受到肾活检的限制，多检测的是外周血中的表达，而肾脏组织中相关指标的检测较少，重复肾活检在临床上更难开展，GTW 治疗 HSPN 后肾脏组织中相关指标的变化目前尚不清楚，且 GTW 调控炎症、免疫及凝血的机制需进一步探索。GTW 治疗儿童 HSPN 相关的基因组学及代谢组学研究鲜有报道，随着科学技术的发展，以期借助先进的技术手段多角度、多层次探索 GTW 治疗 HSPN 的作用机制。

（二）基础研究

1. 动物实验

IgA 在肾脏系膜区的沉积是 HSPN 典型的病理表现，IgA 可借助糖蛋白-纤维连接蛋白与整合素结合，形成免疫复合物沉积于肾小球系膜区，刺激系膜增生及炎症因子的分泌，外基质的形成，血清中 IgA-纤维连接蛋白和肾脏中 IgA 的沉积相关。刘蕊等研究发现，HSPN 小鼠模型血清中 IgA-纤维连接蛋白及肾脏中 IgA 的水平升高，经 GTW 干预后，HSPN 小鼠血清中 IgA-纤维连接蛋白及肾脏中 IgA 沉积均减少。亦有研究发现 GTW 可升高 HSPN 小鼠血清中重组干扰素-γ水平、降低 IL-4 水平，其中重组干扰素-γ是 Th1 的标志性因子，IL-4 是 Th2 的标志性因子，从而逆转 Th1/Th2 失衡，降低 HSPN 小鼠血尿及蛋白尿的水平。努尔比耶·奥布力喀斯木等检测了 GTW 干预 HSPN 大鼠后血清中的炎症指标 IL-1β、IL-6、TNF-α、IgA 的水平，肾脏组织中 TGF-β1、Fas 的表达，观察了肾组织的病变及凋亡情况，结果表明 GTW 可降低血清中 IL-1β、IL-6、TNF-α、IgA 的水平，减轻肾脏组织系膜增生、肾小管肿胀、节段性肾小球硬化及炎性细胞浸润，下调肾脏组织中 TGF-β1 及蛋白表达、上调 Fas 及蛋白表达，诱导细胞凋亡。由此可以看出，GTW 可诱导细胞凋亡、稳定肾小球滤过屏障、改善 HSPN 的肾脏形态结构及肾损伤。课题组的前期实验也发现了 GTW 可通过抑制内质网应激及 NF-κB 炎症信号通路，减少蛋白尿及血尿，改善肾脏组织的病理改变。运用动物模型来模拟 HSPN 发病，不但为探索 HSPN 发病机制提供了便利，也多角度、多层次、多靶点探索了 GTW 治疗 HSPN 的作用机制，为临床使用 GTW 治疗 HSPN 提供了实验室依据。HSPN 动物模型对使用 GTW 治疗 HSPN 肾脏组织的改变有直观的展示，可看到 GTW 干预后肾组织中 IgA 的沉积减少，系膜增生及肾小球的节段性硬化改善，炎性细胞浸润减少，能减轻肾组织的炎性改变，打破了临床上家属不愿肾活检及重复肾活检的局限，为 GTW 治疗 HSPN 提供了直观的实验室证据。

2. 细胞实验

HSPN 的肾脏病理特征是 IgA 在系膜及内皮沉积，系膜细胞增生，伴有足细胞肿胀、足突融合，足细胞位于肾小球基底膜最外侧，是滤过屏障的重要组成部分，足细胞损伤会引起滤过屏障的改变，蛋白从尿液中漏出，临床出现蛋白尿，体外探索 HSPN 发病及药物作用机制需从这些方面入手。丁樱教授课题组前期提取 HSPN 患儿血清中的 IgA1，并进行热聚合，刺激共培养的系膜和足细胞，诱导系膜-足细胞轴分泌的 TNF-α，下调凋亡相关蛋白 Bcl-2、足细胞裂孔膜相关分子 nephrin（一种特异性表达于肾小球足细胞的跨膜蛋白）、足突蛋白质（podocin）及顶膜区分子足萼糖蛋白（podocalyxin）的表达，体外模拟 HSPN 肾脏损伤的微环境。GTW 干预后 TNF-α 的表达下降，凋亡相关蛋白 Bcl-2、足细胞裂孔膜相关分子 nephrin 和 podocin 及顶膜区分子 podocalyxin 的表达上调，缓解了系膜-足细胞轴的损伤。GTW 如何调控炎症因子受到大家的关注，Wang 等研究发现，GTW 通过 ERK1/2 和 p38 MAPK 信号通路上调抗炎细胞因子 IL-37 的表达，从而抑制炎症反应。内皮细胞是血管损伤的第一道防线，内皮损伤在 HSPN 的发病中占有重要地位，课题组前期也从系膜-内皮细胞轴探索了 GTW 治疗 HSPN 的作用机制，检测 NF-κB 炎症信号通路和内质网应激相关分子及蛋白的表达，结果发现 GTW 可抑制 NF-κB 炎症信号通路和内质网应激从而缓解内皮-系膜细胞轴的损伤。

体外运用 HSPN 患儿血清中聚合的 IgA 刺激系膜、内皮及足细胞来模拟 HSPN 发病微环境，检测到炎症因子 TNF-α 的水平升高，和临床上检测到 HSPN 患儿急性期血清中 TNF-α 的升高相一致，从分子及细胞层面来探索、模拟 HSPN 的发病，进而了解 GTW 治疗 HSPN 的作用机制。目前对 GTW 减轻 HSPN 系膜-足细胞轴及系膜-内皮细胞轴损伤的机制还处于探索中，但 HSPN 的发病是多因素作用于一个易感个体上复杂的病理过程，单从 IgA 来模拟 HSPN 的发病有一定局限性，补体及炎症因子的释放均可导致肾脏损伤，GTW 治疗 HSPN 对它们的影响需从分子及细胞层面进行进一步研究。

临床研究发现，GTW 能降低 HSPN 患儿血尿及蛋白尿的水平，改善临床症状，延缓肾脏病变的进展，临床也检测了 GTW 治疗前后血清中免疫蛋白、Th 类细胞亚群、炎症细胞因子、凝血酶原、D-二聚体及糖蛋白受体的活性等，从免疫、炎症及凝血多方面探索了 GTW 治疗 HSPN 的可能作用机制，从而发现 GTW 治疗 HSPN 的作用机制是多靶点、多层次及多角度的。动物实验参照 IgA 肾病造模来模拟 HSPN 的发病，对 GTW 治疗 HSPN 肾脏病理的改善有一个直观的观察，更全面地认识到 GTW 的作用。细胞实验从系膜-足细胞及系膜-内皮细胞轴来模拟 HSPN 发病的微环境，进而从分子及细胞层面来揭示 GTW 的作用机制，对

GTW 治疗 HSPN 的研究更进一步细化和深入。随着科学技术的进步、多学科的交叉，能更全面和深入地探索 GTW 治疗 HSPN 的作用机制，为临床上使用 GTW 治疗 HSPN 提供了实验室依据及科学依据。

四、肠道微生态在儿童过敏性紫癜中的应用

过敏性紫癜是一种由 IgA 免疫复合物沉积于血管壁而导致的血管炎，临床主要表现为皮肤紫癜、关节肿痛、消化系统症状和肾脏损害，其中有胃肠道症状的占 51%～71%，以十二指肠和结肠的血管炎性病变最为显著。益生菌作为有益于人体健康的肠道微生物，可以弥补肠道正常菌群的不足，起到调节和维持肠道平衡的作用。研究证实益生菌在治疗溃疡性结肠炎、肠易激综合征等自身免疫性肠道疾病和过敏性疾病中都能发挥作用。

（一）腹型 HSP 患者的肠道微环境

研究表明变态反应性疾病可能与微生物紊乱有关，如食物过敏、变应性鼻炎、过敏性哮喘、特应性皮炎、湿疹和炎症性肠病等。最近一项研究发现，在腹型 HSP 患者中肠道微生物的结构和主要细菌种类发生变化。此外，研究还发现，IgA 水平与腹型 HSP 患者肠道菌群中双歧杆菌的总体水平呈负相关，揭示了腹型 HSP 中微生物菌群失调的重要性，也提示不同的细菌种类参与了腹型 HSP 的发病机制。在 HSP 患者中多数血清 IgA 浓度明显升高，IgA 循环免疫复合物沉积于表皮血管壁，导致血管炎。该研究增强了未来以微生态平衡作为基础治疗的信心，将来可能通过益生菌的治疗，从根本上解决腹型 HSP 患者的胃肠道问题，从而改善患者的临床结果，阻止疾病进展。

师绍敏等研究发现，HSP 患者皮肤、肾小球及消化道黏膜中均广泛存在 IgA1 沉积。但是关于 Gd-IgA1 的产生机制尚未完全明了，肠道菌群失调近年来在过敏性疾病和肾脏疾病中的致病作用受到广泛关注，Meijers 等首次提出了"肠-肾轴"学说，其可能机制是肠道菌群失调损伤肠道上皮屏障功能，肠道通透性增加导致条件致病菌及肠源性尿毒素移位入血液循环，诱发全身微炎症反应，形成免疫复合物沉积于肾小球系膜区，从而引起肾脏损伤。肠道菌群失调增强了上皮细胞分泌 B 细胞激活因子和诱导配体增殖的能力，加速了 IgA 的过量产生，此外细菌脂多糖可以刺激全身炎症反应，参与 IgA1 的高产量和低半乳糖化，从而使 Gd-IgA1 产生增多。唐兴珈对不同临床表型 HSP 患儿肠道菌群和炎症因子水平进行分析，发现 HSP 患儿肠道菌群的变化与 HSP 的临床表型及机体免疫反应有关。中南大学湘雅二医院儿童医学中心文敏等报道，观察 HSP 患儿 58 例，并同期招募健康儿童 28 例作为对照组。采集两组儿童的粪便样本，通过 16S rDNA 扩增子测序技术检测其肠道微生物，并利用超高效液相色谱-四级杆-飞行时间串联质谱（HUPLC-QTOF/MS）的非靶向代谢组学分析方法检测肠道代谢物，最后对显著差异肠道菌属与显著差异代谢物进行 Spearman 相关性分析。结果表明，HSP 患儿在科水平上拟杆菌科丰度值增高，红蝽杆菌科丰度值下降，HSP 可能与有机酸类尤其是多不饱和脂肪酸代谢物的生物合成及代谢有关，粪球菌属-2 和 Agathobacter（琼脂杆菌属）可能是 HSP 发生的关键点。

（二）腹型 HSP 药物治疗对肠道微生态的影响

目前治疗腹型 HSP 的药物主要为糖皮质激素和抗组胺类药物，在腹型 HSP 患者中多数存在感染症状，因此在治疗时多采用抗生素类药物进行抗感染治疗。然而抗生素的使用又会进一步加重肠道菌群的紊乱，使得肠道的保护机制减弱从而加重感染。糖皮质激素虽然有抗炎作用，但不具备抗菌作用，并且还能降低肠道抗感染能力，使机体抗病能力降低，利于有害细菌的生长、繁殖和扩散。由此可见，腹型 HSP 不但本身能够引起肠道菌群的紊乱，在治疗过程中药物也会加重紊乱。因此，在治疗腹型 HSP 时加入益生菌调节肠道菌群失调，对缩短病程具有一定的临床意义。

中南大学湘雅二医院儿童医学中心通过检测 HSP 患儿的肠道微生物及其代谢物，探讨 HSP 与肠道微生物及代谢物之间的相关关系。研究共纳入 HSP 患儿 58 例，并同期招募健康儿童 28 例作为对照组。采集两组儿童的粪便样本，通过 16S rDNA 扩增子测序技术检测其肠道微生物，并利用 HUPLC-QTOF/MS 的非靶向代谢组学分析方法检测肠道代谢物，最后对显著差异肠道菌属与显著差异代谢物进行 Spearman 相关性分析。结果：①HSP 组与健康对照组的肠道微生物多样性指数（Shannon 指数、Simpson 指数）和丰富度指数（Chao 指数）比较均无显著性差异，两组均以厚壁菌门、拟杆菌门、变形菌门、放线菌门为优势菌门。通过 LEfSe 差异分析，科水平 HSP 组与对照组有 2 个菌科有统计学差异：HSP 组拟杆菌科丰度值增高，而对照组红蝽杆菌科丰度值增高；属水平有 12 个菌属有统计学差异，其中 HSP 组 5 个菌属丰度值显著增高，为拟杆菌属、Lachnociostridium 属、优杆菌属-haliii 群、颤杆菌属、伊格尔兹氏菌属，对照组 7 个菌属的丰度值显著增高，包括柯林斯菌属、Agathobacter 属、多利菌属、粪球菌属-2、毛螺旋菌属 NC2004 群和 UCG-008 群及小杆菌属。②非靶代谢组学分析共提取得到 12 816 条特征峰，其中 HSP 组和对照组的组间显著性差异代谢物共 59 个，脂肪酸类如戊酸、十二酸、2-十二碳烯二酸、花生四烯酸、顺式 9-棕榈油酸、油酸、亚麻酸、亚油酸等，氨基酸类如色氨酸、亮氨酸、苯丙氨酸、苏氨酸、酪氨酸、缬氨酸等。KEGG 富集通路筛选出 28 条富集代谢通路，主要包括蛋白质消化吸收、矿物质的吸收、不饱和脂肪酸的生物合成、部分氨基酸的生物合成及代谢、亚油酸代谢等，涉及免疫、消化、神经系统，氨基酸及脂质代谢，信号转导等二级层面。③Spearman 关联分析共发现 22 对显著相关的差异菌属-代谢物，17 对为显著正相关，5 对为显著负相关，其中小杆菌属与 N-乙酰基-L-天冬氨酸，粪球菌属-2 与 D-木糖显著正相关（P<0.01），并且相关系数相对较高，分别为 0.46、0.44；选择相关系数 r>0.3 且 P<0.05。差异菌属-代谢物进行相关性网络分析，挖掘到 4 条显著性差异菌属-代谢物网络图。结论：HSP 患儿在科水平拟杆菌科丰度值增高，红蝽杆菌科丰度值下降，HSP 可能与有机酸类尤其是多不饱和脂肪酸代谢物的生物合成及代谢有关，粪球菌属-2 和 Agathobacter 可能是 HSP 发生的关键点。

（三）益生菌对腹型 HSP 患者肠道的保护机制

1. 增强肠道的生物屏障

在人类的肠道中存在着许多种细菌，构成了复杂的肠道微环境。稳定的肠道菌群构成肠道的生物屏障，它可影响肠道内定植抗力，阻止病原体的入侵。腹型 HSP 患者中，肠道内菌群发生紊乱，肠黏膜生物屏障被削弱，造成细菌及内毒素移位，使炎症进一步发展。益生菌可以调节肠内菌群的平衡，抢先占领定植位点，增强肠道的生物屏障功能，从而抵抗致病菌的入侵和定植。Hynnen 等发现乳杆菌通过细菌表面蛋白黏附于肠道上皮细胞表面竞争性抑制病原菌定植。此外有研究表明，双歧杆菌可以通过维持肠道菌群的稳定性起到抗癌抗肿瘤的作用。乳杆菌和双歧杆菌还可以通过促进黏蛋白的表达来维持肠道内的正常渗透压。腹型HSP 患者口服双歧杆菌三联活菌散后，肠道内双歧杆菌等有益菌的数量明显升高，通过拮抗作用减少有害菌的繁殖，调节肠道内菌群平衡，增强肠道生物屏障，从而取得更好的疗效。

2. 增强肠道的机械屏障

肠上皮间的紧密连接（tight junction，TJ）、上皮细胞及其分泌的黏液构成了肠黏膜的机械屏障，其中最重要的基础结构为环绕黏膜上皮细胞顶侧的 TJ，它决定了肠上皮细胞间的通透性。腹型 HSP 患者肠道中的微生态遭到破坏，肠上皮细胞 TJ 的数量较少，导致肠黏膜的通透性增加，肠道的物理屏障减弱，引起细菌及其产物的移位，进一步加重肠道感染。有益菌可以通过调节肠道内环境稳定刺激 Toll 样受体（Toll-like receptors，TLR）诱导肠上皮细胞增殖，对黏膜上皮细胞顶侧的 TJ 起到加固作用，保护肠道的物理屏障功能，从而减轻病原菌对肠道的损害。鼠李糖乳杆菌可以促进黏膜细胞紧密连接蛋白的表达，提高肠道机械屏障。益生菌还能够影响黏液素合成和分泌，抑制炎症因子产生，促进肠上皮屏障功能恢复，从而加强黏膜细胞的物理屏障功能。补充肠道优势菌群，可以促进肠道上皮细胞增殖，增强肠道黏膜的机械屏障，缩短腹型 HSP 的治疗疗程。

3. 增强肠道的化学屏障

消化道分泌的胃酸、胆盐和抗菌肽是肠道化学屏障的重要组成。腹型 HSP 患者胃肠道黏膜遭到破坏，胃酸、胆盐和抗菌肽的数量减少，肠道的化学屏障减弱。不同种类的益生菌可以通过不同的方式来修复胃肠道的黏膜功能，进一步增强和修复肠道的化学屏障。如益生菌中的鼠李糖乳杆菌和植物乳杆菌对胃酸有较强的耐受作用，可以提高肠上皮的黏膜功能。肠道内芽孢梭菌能产生异丙醇，通过孕酮 X 受体抑制肠黏膜细胞的损害，使胃肠道黏膜的完整性得以维持，发挥抗感染作用。结肠内存在大量抗菌肽，结肠黏液可以激活多种抗菌肽的活性，抵抗细菌对肠黏膜的侵袭，从而保护肠道。胆盐也可以帮助益生菌在肠道内定植，来增强肠黏膜的修复功能。益生菌调节肠道菌群与肠道黏膜的相互作用，对维持肠道正常功能，避免肠道损害有着重要的意义。双歧杆菌可以减轻胃肠道水肿、出血，增强肠道的化学屏障作用，可以有效缓解腹型 HSP 患儿的腹痛症状。

（四）益生菌对机体免疫功能的调节

1. 益生菌调节非特异性免疫

巨噬细胞是机体发挥非特异性免疫的重要因素，益生菌可以提高单核巨噬细胞的功能，也可以促进巨噬细胞通过 Toll 样受体分泌细胞因子，如 TNF-α和 IL-10，增强免疫功能。乳杆菌的细胞壁成分可被受体细胞识别，从而激活受体免疫系统，不同的乳杆菌菌株由于产生的表面分子和各种代谢产物的不同可激活机体不同的免疫应答部分。研究发现，HSP 患者血清中 NK 细胞水平降低，表明 NK 细胞可能与 HSP 的发生有一定关系。益生菌中的鼠李糖乳杆菌可以增加 NK 细胞的数量，干酪乳杆菌可以增强 NK 细胞的活性。益生菌可以通过增强机体非特异性免疫来治疗 HSP。

2. 益生菌调节特异性免疫

益生菌可调节宿主对特定病原微生物和有害抗原类物质的特异性免疫反应，主要通过体液免疫和细胞免疫两方面来激发机体的抗病能力。在体液免疫中益生菌可以活化肠道上皮细胞，促进分泌 IgA 的 B 细胞增殖，使分泌型 IgA（secretory IgA，sIgA）增加，sIgA 是肠道黏膜免疫系统中最重要的抗体，其黏附在肠黏膜表面，不仅能抑制肠道细菌吸附到肠黏膜上皮细胞表面并阻止其在肠黏膜表面定植，还能中和肠道中的毒素和抑制抗原的吸收，从而增强肠黏膜对致病菌的抵抗能力。益生菌还可以增加机体 IgG 的分泌，抑制 IgE 的产生，活化辅助性 T 淋巴细胞和巨噬细胞等来增强机体的细胞免疫功能，对机体进行免疫调节。

（五）益生菌对变态反应性疾病的作用

研究发现，肠道菌群的结构在变态反应性疾病患儿和健康儿童中存在差异，这种差异与一些变应性疾病的发展有关。目前普遍认为变态反应性疾病的发病原因是体内的免疫异常，主要表现为 Th1/Th2 平衡紊乱，从而造成机体对各种变应原的免疫应答向 Th2 型偏移，使 Th2 细胞分泌的细胞因子如 IL-3、IL-4、IL-5、IL-13 等水平增高，使 B 细胞产生更多的 IgE 并促进嗜酸性粒细胞的激活、增殖，并释放多种促炎症介质和细胞因子使机体发生慢性变态反应性炎症。动物模型实验发现，当肠道中的菌群缺少益生菌时，Th1 细胞功能下降，而 Th2 细胞功能增强，机体的抗感染免疫功能降低。益生菌通过刺激机体产生细胞因子来抑制 IgE 的产生，活化辅助性 T 淋巴细胞和巨噬细胞等，使免疫应答向 Th1 型偏移，来增强机体的抗过敏功能。例如，乳杆菌能够活化树突状细胞（dendritic cell，DC）使 IFN-I 分泌增加，IL-4 分泌减少，诱导 T 细胞向 Th1 方向极化。乳杆菌也能够通过调控 DC 的功能而诱导 T 细胞低反应性，诱导 T 细胞向 Treg 细胞的方向极化，从而使 Treg 细胞数量增加。另外，益生菌也可以通过增加 D-色氨酸代谢来增加肠道 Treg 细胞的数量，Treg 细胞可以产生大量 IL-10，抑制 Th1/Th2 细胞，使 DC 细胞功能下降，从而全面抑制免疫反应和炎症反应，对宿主具有重要的保护作用。美沙拉嗪治疗溃疡性结肠炎时加入益生菌可显著降低炎症反应。

益生菌治疗腹型 HSP 将会成为研究发展的新方向，它可避免传统药物带来的副作用。益生菌在治疗腹泻、刺激免疫、增强肠道屏障和缓解肠道炎症等方面都发挥了重要作用。通过益生菌的治疗能否缩短腹型 HSP 患者的治疗疗程及延缓病情发展需要进一步进行消化道菌群的研究，了解菌群之间的相互作用及调节机体免疫功能的机制，这些研究奠定了未来以益生菌治疗腹型 HSP 的理论基础。

五、其他临床研究

HSPN 和 IgA 肾病在肾脏病理、临床表现上有诸多相似，两者在肾脏的系膜区可检测到异常糖基化 IgA 沉积，国内学者认为 HSPN 的发病机制和 IgA 肾病一致。目前无公认的 HSPN 造模方法，HSPN 的动物造模多参照 IgA 肾病的动物造模，动物实验从 IgA-纤维连接蛋白、Th1/Th2 失衡及炎症通路方面探索 GTW 治疗 HSPN 的作用机制。细胞实验从系膜细胞-足细胞轴及系膜细胞-内皮细胞轴等方面探索 GTW 治疗 HSPN 的作用机制。

河南中医药大学第一附属医院白晗、任献青报道，观察过敏性紫癜患儿 60 例（包括风热伤络组 30 例、血热妄行组 30 例），选取体检结果为健康儿童 30 例为对照组。应用高效液相色谱-四级杆-飞行时间串联质谱（UPLC-QTOF/MS）检测过敏性紫癜患儿及健康儿童的血清内源性代谢物，运用多元统计方法分析过敏性紫癜组与健康对照组、风热伤络组与血热妄行组间的差异性代谢物。结果：过敏性紫癜组与健康对照组血清代谢物在 PLS-DA、OPLS-DA 等模式判别图中可显著区分，两者存在 ADP-核糖-2′-磷酸、脱氧腺苷三磷酸等 7 种差异性代谢物；过敏性紫癜风热伤络组与血热妄行组血清代谢物在 PLS-DA、OPLS-DA 等模式判别图中也可显著区分，两者存在神经鞘氨醇、赤酮酸等 6 种差异性代谢物。结论：过敏性紫癜患儿与健康儿童、过敏性紫癜风热伤络证与血热妄行证患儿血清在代谢组学方面存在显著差异，为过敏性紫癜及其中医证型的物质基础研究提供了参考，提示代谢组学技术可作为中医证型研究的新方法。

南京中医药大学附属医院付芸芸、袁斌等报道，将雄性 SD 大鼠按照随机数字表法分为 5 组（空白组，HSPN 组，丹芍低、中、高剂量组），每组各 5 只，造模成功后丹芍各组给予中药复方丹芍颗粒Ⅲ号治疗，处死大鼠后取肾组织，送病理观察；BCA 法进行大鼠 24 小时尿蛋白定量；蛋白质印迹法（Western blot）检测各组大鼠肾组织中 p-Akt 蛋白量；荧光定量 PCR 法检测各组大鼠肾组织 Akt mRNA 的表达量；透射电子显微镜下观察肾小球基底膜及足细胞。结果：①光镜下 HSPN 组肾组织存在明显异常改变；丹芍各组肾组织病变较 HSPN 组减轻。24 小时尿蛋白定量 HSPN 组显著高于空白组，差异有统计学意义（$P<0.01$）；丹芍高、中、低剂量组均低于 HSPN 组，差异有统计学意义（$P<0.05$）。②Western blot 检测示：与空白组比，HSPN 组 p-Akt 蛋白灰度值比率均显著下降（$P<0.01$），与 HSPN 组比，丹芍高、中组 p-Akt 蛋白比率均升高，差异有统计学意义（$P<0.05$）。③荧光定量 PCR 技术示：5 组 Akt mRNA 表达不等，但两两之间对比差异无统计学意义（$P>0.05$）。④电镜示：空白组肾小球基底膜清晰完整，足突未见融合。HSPN 组肾小球基底膜偶见增厚，但足突大部分融合、消失，与空白组有明显差异。丹芍组大鼠肾小球基底膜基本光滑均匀，足突融合较 HSPN 组明显减轻。结论：丹芍颗粒Ⅲ号通过诱导 Akt 蛋白的磷酸化表达，促进 PI3K/Akt 信号通路抑制肾小球足细胞融合、凋亡的作用，从而发挥对大鼠紫癜性肾炎的治疗作用；而非磷酸化的 Akt 不发挥信号通路作用。

湖北中医药大学的王林群等报道蚖紫颗粒对儿童过敏性紫癜皮疹反复发作临床疗效及免疫功能的影响，治疗 4 周后观察两组患儿皮疹、肾损害情况及淋巴细胞亚群变化，并随访半年，观察两组皮疹的复发率及肾损害发生率。研究结果表明，蚖紫颗粒对过敏性紫癜皮疹反复发作疗效确切，可以有效减轻皮疹症状及减少发作次数，改善肾脏损害，并降低过敏性紫癜半年的复发率，且疗效持续稳定，安全性良好；蚖紫颗粒疗效机制可能与提高 CD3[+]、CD4[+]、CD4[+]/CD8[+]水平，抑制 CD8[+]水平相关。

第二节　基础与实验研究

一、过敏性紫癜的动物模型研究

过敏性紫癜是多发于儿童时期的系统性小血管炎，主要病理表现为 IgA 为主（尤其是 IgA1）的免疫复合物沉积。近年来发病率呈逐渐上升的趋势，其临床表现为皮疹、腹痛、关节痛和肾脏损伤等。肾脏的受累率为 30%～50%，有 1%～7%的患儿可以发展为终末期肾病。

建立 HSP 的动物模型对于临床的深入研究至关重要，但国内外缺乏成熟的 HSP 动物模型。HSP 的造模方法目前主要为病理模型及病症结合模型，病理模型主要沿用了 IgAN 的动物造模方法，随着中医对 HSP 的病因及发病机制的深入研究，病症结合的模型也被广泛运用于 HSP 的动物造模中。

（一）病理模型

1. 麦胶蛋白联合印度墨水法

很多学者认为 IgAN 和 HSPN 是一种疾病的两种表现形式，两者以 IgA 及 C3 沉积为主，有相似的肾脏病理表现，同时紫癜性肾炎和 IgAN 的基因具有相关性，有学者认为两者是同一种疾病，HSPN 是有皮疹的肾外表现的 IgAN，2012 年国际教堂山共识会议（Chapel Hill Consensus Conference，CHCC2012）正式将其命名修订为 IgA 血管炎，累及肾脏的 IgA 血管炎称为 IgA 血管炎肾炎（IgAVN）。IgAN 的动物造模方法适用于 HSP 的动物造模。HSP 的病因及发病机制目前尚不清楚，国内外研究发现 IgA 与 HSP 的发病关系密切，Moja 在 HSP 患者血清中检测到麦胶蛋白的 IgA 及 IgA1，认定两者为 HSP 的重要抗体；内皮系统清除功能障碍也是 HSP 的病因，导致免疫复合物在体内沉积，造成组织损伤。因此，2001 年韩冰虹参照郑智华 IgA 肾病的动物造模方法来进行 HSPN 动物造模。Pillebout 等采用尾静脉注射印度墨水封闭网状内皮系统，以麦胶蛋白为饮食抗原，进行 HSP 动物造模。

具体造模方法：前 3 周给予模型组小鼠尾静脉注射印度墨水封闭网状内皮系统，剂量为 0.4mg/kg，每周 1 次，持续 3 周。3 周后将麦胶蛋白加入 6mmol/L 的盐酸酸化水中，配置浓度为 0.1% 的麦胶蛋白溶液给予小鼠灌胃，剂量为每只 0.5ml，隔日 1 次。造模结束前 3 日，将麦胶蛋白 1mg 加入 0.01mmol/L 盐酸酸化水中、PH 7.4 的磷酸盐缓冲液中，给予小鼠尾静脉注射，剂量为 0.2ml，每日 1 次，连续 3 日。造模结束后模型组 20 只小鼠中有 3 只出现皮下紫癜，未出现肉眼血尿，检测显示内皮系统的功能降低，24h 尿蛋白定量及免疫复合物增加。皮肤病理检查显示局灶性上皮细胞增多及炎性细胞浸润，肾脏病理符合 HSPN 的病理变化。

此种造模方法用印度墨水封闭网状内皮系统，在网状内皮系统清除障碍的情况下，用麦胶蛋白作为饮食抗原，持续刺激黏膜免疫系统，从而使免疫球蛋白及免疫复合物增加，免疫复合物沉积，造成组织损伤。它很好地模拟了 HSP 患者内皮系统损伤及免疫活化的病理变化，对研究药物治疗 HSP 的作用机制具有可操作性，同时此模型的药效学时限为 3 周，为研究提供了一定的时间；但造模时间较长、操作复杂及动物在造模过程中死亡率高，同时对于 HSP 的皮肤瘀斑模型动物出现的概率低，韩冰虹的研究中 20 例中仅有 3 例出现了皮肤瘀斑，也未出现血尿情况。

2. 牛血清白蛋白+脂多糖+四氯化碳法

黄华等参照汤颖的 IgAN 的动物造模方法，并进行了改良，采用了牛血清白蛋白（BSA）+脂多糖（LPS）+四氯化碳（CCl₄）进行 HSPN 的动物造模。

具体方法：给予模型组蒸馏水配制 10% 免疫原 BSA 灌胃，剂量为 1200mg/kg，隔日 1 次，持续 6 周；给予蓖麻油 0.5ml+CCl₄ 0.1ml 皮下注射，每周 1 次，持续 6 周；给予尾静脉注射以 0.9% 氯化钠溶液配制 0.025%LPS，剂量为 0.05mg，注射时间为第 3 周及第 5 周，每周 1 次。造模过程中模型组有 10 只小鼠出现死亡，第 3 周开始出现血尿，第 4 周出现蛋白尿，造模结束后尿蛋白阳性率为 90%，肾脏病理符合 HSPN 的病理表现。

上述建模方法采用了 BSA 灌胃以作为外源性抗原，消化道黏膜受到刺激后会导致 IgA 分泌增多，LPS 作为免疫佐剂，也会增加 IgA 的含量，IgA 包含 IgA1 和 IgA2 两个亚型，其中约 90% 为 IgA1，IgA1 的代谢主要在肝脏中进行，CCl_4 可导致肝脏纤维化，肝脏的清除功能下降，IgA 在体内的含量增加，沉积于皮肤、胃肠道及肾脏，从而出现相应的病理变化。此种造模时间较短，具有可操作性，但造模过程中使用药物较多，操作复杂，难度较大，建模的费用高，模型动物容易死亡，造模过程中药物的使用量不易把握，用量较小会导致造模不成功，使用量较大会引起造模动物脏器损害较严重，影响实验结果。

3. 牛血清白蛋白联合葡萄球菌肠毒素法

孙轶秋等在 2003 年采用了酸化水隔日灌胃，尾静脉注射牛血清白蛋白联合葡萄球菌肠毒素来复制 HSP 的动物模型。造模方法：将 SD 纯种大鼠以酸化水隔日灌胃，6 周后尾静脉注射 BSA，剂量为 10mg/kg，每日 1 次，连续 3 天，第 8 周时联合尾静脉注射葡萄球菌肠毒素，剂量为 0.4mg/kg，每周 1 次，连续 3 周，造模时间为 12 周。此种造模方法采用葡萄球菌肠毒素破坏肝脏的网状内皮系统，从而导致 IgA 不能被清除而在体内沉积，造成组织损伤，造模过程中使用的药物少，操作方便，花费较少，重复性高，但葡萄球菌肠毒素有很高的毒性，操作不当容易对模型动物或操作者产生危害，限制了此种模型的应用。

4. 卵白蛋白法

有学者认为 HSP 的发病机制可能与Ⅲ型变态反应有关，Ⅲ型变态反应也是由免疫复合物引起的，又称为免疫复合物超敏反应。张雅绚在 2010 年的硕士毕业论文中首次采用了Ⅲ型变态反应来模拟 HSP 的动物模型，采用了卵白蛋白弗氏佐剂的方法。

具体造模方法：给予模型组含卵白蛋白 10mg 的生理盐水 0.5ml 与弗氏完全佐剂以 1：1 比例混合的乳化溶液肌内注射，剂量为 1ml，1 周/次，连续 4 周。在造模的第 9 天，给予模型兔背部剪毛，第 10 天开始给予模型组生理盐水配制的 1% 卵白蛋白背部皮下注射以攻击抗原，分 5 个部位注射，剂量为每部位 0.2ml。在抗原攻击 2h 后模型兔的背部皮肤出现红肿出血。

此种造模方法采用了 Arthus 反应，其机制是所注射的卵蛋白作为抗原，可引起抗体的分泌，再次注射时抗原与体内的抗体结合形成免疫复合物并沉积在注射部位的小动脉壁上引起血管炎，血小板聚集并释放出血管活性物质，使红肿加剧。首次将兔作为 HSP 的造模对象，操作简单，造模时间短，观察方便，能很好地模拟 HSP 皮肤瘀斑情况，但皮肤瘀斑仅出现在注射部位，与 HSP 皮肤瘀斑的自发性不同，同时仅提到皮肤瘀斑及皮肤病理切片，未检测尿蛋白、尿红细胞及肾脏病理变化的情况。

（二）病证结合模型

1. 麦胶蛋白联合印度墨水复合血热证法

张晓强在基于中西医对 HSP 发病病因及病机的阐释，认识到中医血热证与西医过敏状态关系密切，同时研究发现血热证的动物具有和 HSP 相似的病情表现及实验指标的改变，如免疫活化、高黏滞血症、皮肤紫斑、烦躁、尿少、便干等，提出了"病证结合，病症统一"的 HSP 的动物造模理念，采用中医血热证的动物模型造就体质偏颇，复合麦胶蛋白联合印度墨水的方法。此种造模方法创新了 HSP 的动物造模方法，促进了中医对 HSP 发病机制及中药作用机制的研究。王德强采用此造模方法探索了缬沙坦对 HSPN 大鼠尿蛋白及血清蛋白水平的影响。

2. 血 BSA+LPS+CCl₄ 复合瘀热证法

张奕星根据张晓强的 HSP 动物模型的研制思路，认为瘀热伤络是 HSP 的主要病机，现代研究发现，HSP 患者体内存在高凝状态及免疫复合物沉积，而中医的瘀热证与这些病理改变的机制相似，认为瘀热与 HSP 的发病密切相关，并对黄华的造模方法进行改良，提出在 BSA+LPS+CCl₄ 方法建立 IgAN 模型的基础上采用热性药物灌胃复合瘀热证法进行 HSP 的动物造模。结果：模型组大鼠有 6 只出现肉眼血尿，2 只出现皮下紫斑，尿蛋白定量及尿红细胞计数增高，肾脏出现肾小球系膜区增宽伴有 IgA 沉积，系膜细胞增生，肾小球阶段性硬化，肾小管肿胀，炎性细胞浸润的病理变化。应用这种造模方法该团队进行丹芍颗粒Ⅲ号的作用机制研究。

3. 卵蛋白复合血热证法

HSP 的发病与遗传、免疫反应及过敏反应等多种因素密切相关，研究发现 HSP 有基因易感性。李红彦采用热性药物喂饮来构建模型兔的过敏体质，然后运用卵蛋白抗原刺激，同时进行交叉对照，实验结果发现在皮下注射后出现直径约 1cm 的皮丘，6h 后对照组和交叉对照组的皮丘逐渐增大，至 18h 出现形状不规则的瘀斑，随时间的延长出现坏死，瘀斑在第 8 天出现缩小及第 20 天明显改善。并应用此种造模方法建立了 HSP 的大鼠模型，出现瘀斑的概率是 40%，同时血液中 IgA 及 IgG 升高，C3 及 C4 下降，肾脏及皮肤组织切片出现相应的病理学改变。宫文在此造模基础上探讨小儿紫癜疹消颗粒对过敏性紫癜兔模型血管炎症的作用机制，大致符合 HSP 病理及病程的动态变化，为研究 HSP 的发病机制及优化治疗方案提供了帮助。

目前国内外缺乏成熟 HSP 的动物模型，大都采用了 IgAN 的动物造模方法来进行 HSP 的动物造模，虽然 HSPN 与 IgAN 有相似的病理变化，但还有皮肤瘀斑的病理表现，因此对模拟 HSP 的病理变化仍有一定误差。现有病理模型与 HSP 吻合度欠佳，HSP 的病变涉及多个系统，目前模拟的病理变化多较局限，症状表现也较为单一，与临床存在一定差异，一定程度上影响了实验的代表性，并且 HSP 动物模型的评价尚无规范的评价标准。单纯的以血尿或蛋白尿来评价肾脏损伤程度是不可靠的，肾脏活检是检测肾脏病变程度的金指标，同时相关免疫指标、炎症因子的检测也是评价造模成功的关键，因此建立规范的评价标准来检测造模成功与否十分必要。研究发现，感染、免疫功能紊乱、凝血功能障碍及遗传因素等多种病因参与了 HSP 的发病，病因复杂多样，发病机制尚不清楚，目前对 HSP 动物模型的构建大都采用免疫复合物法，随着转基因小鼠及基因敲除小鼠的出现，希望能更好地模拟 HSP 的病理特征。任何一种模型都有其特点，但在现阶段研制水平下也有其漏洞和不足。随着科学技术的发展和我们对 HSP 的不断深入研究，对 HSP 模型构建的不断完善和改进，能更好地构建出 HSP 动物模型。

二、过敏性紫癜的内皮细胞损伤研究

过敏性紫癜是全身系统性小血管炎，主要病理表现为以 IgA1 为主的免疫复合物在皮肤真皮层及肾脏的系膜区、内皮下沉积。内皮细胞损伤对过敏性紫癜的发生及发展起着重要作用，内皮细胞损伤可能与免疫复合物沉积、补体系统激活、炎症因子及趋化因子、氧化应激、血流动力学、凝血系统相关，表观遗传学及基因多样性也为内皮细胞损伤提供了潜在的遗传学背景。HSP 需早期诊断和尽早干预，在 HSP 的病程早期就出现血管内皮细胞（endothelial cell，EC）的损伤，探索 EC 损伤的标志物，如何将检测 EC 损伤运用于 HSP 的早期诊断和防治是未来研究的方向。深入研究内皮损伤多种因素的内在联系对于进一步认识 HSP 的发病机制有重要意义，同时也为 HSP 的预防、治疗及预后提供了靶点。

（一）免疫复合物

异常糖基化的 IgA1（galactose deficient IgA1，Gd-IgA1）在 HSP 发病中起主导作用，在 HSP 患者血清、皮肤和肾脏组织中均可检测到 IgA1 的免疫复合物。Gd-IgA1 自我聚集或与 IgG 形成大分子免疫复合物，不能被肝脏清除，形成的 IgA1 免疫复合物在体内不断堆积，与髓细胞上的可溶性受体 Fcα（sCD89）相结合，形成 IgA1-sCD89 复合物，募集中性粒细胞，激活炎症信号通路，释放活性氧、炎症因子和趋化因子等，导致 EC 损伤。IgA1 激活中性粒细胞释放白三烯 B4（leukotrieneB4，LTB4），LTB4 会激活和募集其他中性粒细胞形成反馈回路。中性粒细胞释放 TNF-α，可激活 EC 并诱导 EC 暴露隐藏的 β2 糖蛋白 I 抗原，IgA1 的 AECA 抗体识别抗原随后与之结合，激活 MEK/REK 信号通路，诱导 IL-8 的释放，增强中性粒细胞的迁移，损伤血管 EC。细菌或病毒等病原微生物也有类似 IgA 的作用，与 EC 发生抗原抗体交叉反应，引起 EC 损伤。

体外研究发现 HSP 患儿急性期血清刺激脐静脉内皮细胞，引起趋化因子血清趋化因子 5（CCL5）、趋化因子配体 16（CXCL16）及 CX3CL1 水平的升高，白细胞 HL-60 及 THP-1 迁移的增强，IκBα磷酸化和细胞外信号调节激酶的磷酸化蛋白水平的上调，染色的 NF-κB-P65 从细胞质移向细胞核，推断急性期血清可通过 NF-κB 和 ERK1/2 信号通路引起趋化因子的释放，激活中性粒细胞，损伤血管内皮细胞。Yuan 等将 HSP 患儿血清纯化的 IgA1 与 EC 共培养，发现 IgA1 引起线粒体膜电位变化，释放细胞色素 C，上调促凋亡蛋白 Bax 及下调抗凋亡蛋白 Bcl-2，激活凋亡细胞蛋白酶激活因子-1 和蛋白酶原-9，从而形成凋亡体，切割下游的效应物半胱氨酸蛋白酶 3、6 和 7，引起 EC 的凋亡。总之，IgA 免疫复合物可通过炎症信号通路引起炎症因子的释放，募集中性粒细胞至炎症部位，引起局部的炎症反应，损伤 EC；还可通过调控凋亡蛋白的表达，引起 EC 的凋亡，推动 HSP 的病情发展。

（二）补体系统

补体系统的活化参与 HSP 的病理过程，研究发现 IgA 可通过凝集素途径和替代途径激活补体系统，在 HSP 患儿血清及肾脏组织中检测到 MBL、甘露糖结合凝集素相关丝氨酸蛋白酶（MSP-1）及 C3a、C5a、C5b-9 等补体成分。补体活化片段 C3a 和 C5a 是炎症细胞的化学诱导剂，在炎症反应中可增强中性粒细胞的募集，并能诱导放大炎症反应的介质释放，与病情的活动相关，可作为疾病监测的敏感指标。C3a 和 C5a 通过激活 p44/p42 激酶的丝裂原与 G 蛋白进行偶联，结合受体 C3aR 及 C5aR 而发挥作用，C3aR 及 C5aR 在内皮细胞上均有表达。EC 在体内外可产生补体级联反应所需蛋白和调控因子，且局部的补体系统激活，促进 EC 黏附分子、细胞因子及趋化因子的表达，白细胞在细胞因子和趋化因子等化学吸引物及黏附分子的作用下迁移至血管损伤部分，产生炎症和免疫反应。

体外研究发现，C3a 和 C5a 能以时间依赖和剂量依赖的方式上调内皮细胞分泌 TNF-α、IL-8、IL-6、IL-1β 及 T 细胞激活性低分泌因子（RANTES）mRNA 的表达。Yang 等研究发现，C3a 及 C5a 也可上调内皮细胞分泌 MCP-1、ET-1 及 ICAM-1，其中黏附分子 ICAM-1 和 ET-1 有助于白细胞变形及增强黏附力，使白细胞更易黏附至内皮细胞，MCP-1 可以激活肥大细胞产生 LTB4 及血小板活化因子来募集中性粒细胞。裂解型攻膜复合物（MAC）可在细胞膜上形成通道，破坏细胞膜的完整性，导致细胞渗透溶解；亚裂解型 MAC 或插入细胞膜增加其通透性，导致 Ca^{2+} 内流，线粒体发生膜电位的急性改变，导致细胞死亡。此外 MAC 还可激活 c-Jun 氨基末端激酶（JNK1）、p38 丝裂原激活的蛋白激酶（p38MAPK）及 EPK1 信号通路，促使合成和释放炎症介质、细胞因子，引起细胞的继发性损伤。MAC 可诱导周期蛋白依赖性激酶（CDK4）和 CDK2 的顺序激活，转换细胞周期；也可抑制细胞凋亡蛋白 B 淋巴细胞瘤-2 基因相关启动子（Bad）的磷酸化和阻止 Fas 相关死亡域样白细胞介素 1β 转换酶抑制蛋白（FLIP）、caspase-8 和 BH3 相互作用的死亡域（Bid）的裂解，抑制细胞凋亡。血浆 S 蛋白与 C5b-9 结合形成水溶性 SC5b-9，不能结合细胞膜，被困于细胞中，可上调内皮细胞的骨保护素，增强炎症反应。

（三）炎症因子及趋化因子

HSP 患者急性期血清中检测到多种炎症因子及趋化因子水平的升高，炎症反应是 HSP 重要的病理生理基础。IgA 免疫复合物可激活 NF-κB、ERK1/2 及 MEK/REK 信号通路，释放炎症因子，募集中性粒细胞，损伤内皮细胞。炎症因子改变内皮细胞的糖萼结构，导致糖萼损伤或脱落，暴露内皮细胞上的黏附分子，启动白细胞与黏附分子结合，放大炎的级联反应。炎症因子 TGF-β 由活化的 EC 合成和分泌，其不但可抑制正常细胞的生长、增殖和分化，也可促进细胞凋亡。有研究表明 TGF-β 可驱动 B 细胞，调控 IgA 抗体的产生，抗体与宿主的抗原发生交叉反应，形成 IgA 免疫复合物，从而损伤 EC。TNF-α 增强 IgA 内皮细胞抗体与 EC 的结合，促进内皮细胞释放炎症因子 IL-8，诱导中性粒细胞迁移。体外研究发现，TNF-α 刺激内皮细胞可诱导 IF 因子的分泌，打破 EC 上抗凝和促凝之间的平衡，诱导凝血酶的产生及纤维蛋白的沉积，引起炎症反应。肿瘤坏死因子样弱凋亡诱导剂（tumournecrosis factor-like weak inducer of apoptosis，TWEAK）是 TNF 超家族的一类跨膜蛋白，与 EC 上的受体 Fn14 结合调控细胞的生长、凋亡和炎症。Chen 等研究发现，TWEAK 可以激活 NF-κB 的信号转录，上调趋化因子 CCL5 和 CXCL8 的表达，诱导白细胞迁移。

趋化因子 MCP-1 是炎症反应的关键因子，与细胞膜表面的 G 蛋白偶联受体相结合，激活磷脂酶（PLC）-三磷酸肌醇 3（IP3）途径，诱导细胞内钙的释放；还可激活 PKC 依赖性 NF-κB 信号通路，导致单核细胞的趋化性运动，产生炎症反应。白细胞迁移至炎症部位不但需要趋化因子，还需黏附分子的介导。ICAM-1、血管细胞黏附分子 1（VCAM-1）、内皮白细胞黏附分子 1（E-selectin-1）、血管内皮钙黏蛋白及 vWF 共同调控着中性粒细胞和淋巴细胞在血管内皮上的黏附和跨内皮细胞的迁移，参与炎症、免疫及凝血反应。EC 的糖萼受损和脱落还受到白细胞和内皮细胞释放的蛋白酶及各种金属酶的影响。中性粒细胞及单核细胞可分泌 MMP-2 及 MMP-9，可降解基底膜成分Ⅶ型胶原，破坏基底膜的完整性，引起基底膜的通透性增加；也可激活 α-肌动蛋白，促进细胞外基质的形成，增加炎症因子的分泌。

（四）表观遗传学

表观遗传学是一门新兴的学科，在不涉及基因组 DNA 序列变化的基础上，进行影响基因表达和调控的可遗传的修饰，受到遗传和外界因素的影响，在细胞的生长和凋亡中发挥着重要作用。HSP 是免疫、感染、环境等多种因素作用于遗传倾向个体的全身系统性小血管炎，越来越多的研究发现表观遗传学参与了 HSP 的发病。Luo 等研究发现，HSP 患者外周血白细胞（PBMC）的 CD4+ 细胞 IL-4 位点上整体 H3 乙酰化和 H3K4 甲基化水平升高，Th1/Th2 失衡，呈现 Th2 相对优势，IL-4、IL-6、IL-13 及 CXCL10 mRNA 表达上调，炎症因子分泌增多，诱发血管炎症反应，导致 EC 损伤。异常水平的组蛋白修饰酶更容易获取某些位点的染色体结构，从而促进靶基因转录。除了甲基化、组蛋白修饰外，非编码 RNA 在 HSP 患者内皮细胞损伤中的地位不容忽视。miR 223-3p 及 miR146a-5p 调控 NF-κB 信号通路，影响 IL-6、IL-8 及 TNF-α 等炎症因子的表达，参与炎症反应。Let-7a 不但参与了 NF-κB 信号通路的调控，介导血管炎症反应，还在细胞凋亡过程中扮演重要角色。Let-7b 和 miR148b 分别调控糖基化过程关键酶 N-乙酰氨基半乳糖转移酶 2 和 β1,3-半乳糖转移酶的表达，干预 IgA1 正常的糖基化过程，增加 IgA1 免疫复合物的形成。非编码 RNA 在 EC 损伤中的作用是双向的，有部分非编码 RNA 对 EC 起到保护作用。miR-218-5p 通过调控高迁移率族蛋白 1（HMGB1）的表达，减少 EC 的凋亡。长链非编码 RNA（lncRNA）NKILA 可通过介导 NF-κB 信号通路，将 DNMT3A 募集到 KLF4 启动子的 CpG 岛，促进甲基化和转录抑制，抑制炎症反应，保护 EC。总之，无论是甲基化、组蛋白修饰，还是非编码 RNA，表观遗传学调控 HSP 患者体内炎症因子的表达及 IgA 免疫复合物的形成，持续表达致病基因，损伤 EC，加重组织损伤。

（五）基因的多样性

HSP 的发病率在亚洲人及白色人种中较高，而非洲人及黑色人种较低，发病率因地域和种族不同而有所差异，研究表明基因多样性在 HSP 的发病中不可或缺。部分 HSP 患者在肾脏移植后，仍然出现 IgA 免疫复合物的沉积，进一步证实了基因多样性在 HSP 发病中的作用。对 HSP 已经进行了候选基因和高通量基因分型的研究，发现白细胞抗原、炎症因子、趋化因子及 RAS 等基因多样性与 HSP 的易感性及肾脏损伤相关，它们以不同的角色参与了 EC 的损伤。白细胞抗原 HLA 基因位于 6 号染色体上，编码抗原呈递分子，与炎症反应密切相关。HLA I 类区域的 *HLA-A*2、*HLA-A*11 和 *HLA-A*26 与 HSP 的发病相关，HLA II 类区域的 *HLA-B*44、*HLA-B*56 及 *HLA-B*58 与 HSP 的肾脏损伤相关。HLA 区域除了编码呈递抗原蛋白外，位于 HLA III 类区域的基因还编码补体蛋白，补体蛋白介导免疫反应，损伤 EC。HSPA2 编码热休克蛋白 HSP70s 参与了细胞外基质的形成，其中 HSPA2 1267G/A 介导了免疫损伤。炎症因子 IL-6 在先天免疫和获得性免疫中起重要作用，介导血管局部的炎症反应，其发挥作用需与受体 IL-6R 相结合，IL-6 的启动子 rs1800795-174［G/C］及 IL-6R rs2228145［A/C］均参与了 EC 损伤。白细胞与 EC 的黏附需黏附分子的介导，其中 HSP 患者体内编码 P 选择素的基因 *SELP*-825 和 *SELP*-2123 升高，且 *SELP*-2123 *GG* 的基因型及 *SELP*-2123 的等位基因与 HSP 的易感性相关。RAS 调节血管张力，并通过内皮素、NO 及活性氧与 EC 密切接触。Ang II 是血管收缩剂，参与血管的炎症反应，其中 *Agt rs4762 T174M［C/T］* 及 *Agt rs4762 T174M-T*

的等位基因与 HSP 的发生及临床症状相关，*Agt rs699M235T-TT* 与 HSP 的肾脏损伤相关。

近年来，受社会环境改变和食物污染等因素的影响，HSP 的发病率呈逐年升高的趋势，威胁着儿童的身心健康。目前 HSP 的发病机制尚不明确，EC 以其独特的结构和功能在 HSP 的发病及病程进展中起重要作用。EC 损伤的机制复杂，可能通过 IgA1 免疫复合物沉积、补体系统激活、炎症反应及氧化应激等所致。近年来研究表明，表观遗传学和基因多样性为 EC 的损伤提供了遗传背景，EC 持续地表达致病基因，最终导致肾脏外基质增多，出现肾功能不全。

（六）氧化应激

氧化应激是 EC 损伤的一个重要因素，由自由基和活性氧的产生而诱发，细胞内活性氧的增多或抗氧化功能降低，均可损伤细胞。细胞内多种途径可产生 ROS，除线粒体损伤生成 ROS 外，ROS 也伴随环氧合酶、一氧化氮合酶及黄嘌呤氧化酶等氧化还原酶的催化过程产生。在血管系统中，ROS 的主要来源是还原型烟酰胺腺嘌呤二核苷酸磷酸（NADPH），而 Ang Ⅱ 可激活 NADPH 氧化酶，从而增加 ROS 的释放。在 HSP 患者体内检测到 MPO 的升高，炎症部位的单核细胞、中性粒细胞、巨噬细胞和内皮细胞可通过 MPO 途径产生 ROS，同时 MPO 能够催化过氧化氢和氯离子产生次氯酸，次氯酸是强氧化剂，可放大氧化应激反应，加重组织损伤。此外，在 HSP 患者体内也检测到高表达的前列腺素 E 和丙二醛，表明诱导 ROS 的环氧合酶途径也被激活。

ROS 具有细胞毒性可直接损伤内皮细胞，也可引起细胞膜的脂质过氧化，破坏内皮细胞的完整结构。在 HSP 患者急性期的血浆中检测到细胞膜脂质过氧化产物丙二醛水平的升高，进一步证明了 ROS 对 EC 的损伤作用。同时 ROS 也充当细胞间的信号转导分子，能启动下游通路 NF-κB 及 Ras 信号通路的活化，释放炎症因子，损伤内皮细胞。ROS 除了是信号转导分子外，也是炎症介质，通过白细胞的黏附损伤内皮细胞。同时 ROS 也是凋亡的诱导剂，引起线粒体膜电位的改变，也可激活 MAPK 信号通路，引起 caspase 的级联反应，从而诱导内皮细胞的凋亡。细胞内不断积累的 ROS 也会促进内皮型一氧化氮合酶的解偶联反应，抑制内皮细胞产生 NO，ROS 也可与 NO 结合生成过氧化亚硝酸盐，其是一种强氧化剂，可损伤内皮细胞的 DNA，抑制内皮细胞的生长。ROS 活化中性粒细胞，增加弹性蛋白酶的释放，损害细胞外基质。总之，多种途径导致细胞内 ROS 的增多，通过脂质过氧化、损伤 DNA、促进细胞凋亡及信号转导等多个环节损伤内皮细胞，抑制氧化应激反应，延缓 HSP 的病情进展，日益受到大家的关注。

（七）血流动力学

肾素-血管紧张素-醛固酮系统（RAAS）属于激素调节系统，调节体液平衡、钠稳态和炎症反应，在内皮损伤、血管炎症等过程中扮演着重要角色。虽然目前 HSP 的发病机制尚不明确，但很多研究证实了 RAAS 活化在 HSP 发病中的作用。血管紧张素酶 Ⅱ（Ang Ⅱ）是 RAAS 主要的下游肽，与其受体相结合，不但可降低 EC 的活性，而且还可抑制 eNOS 酶的活性，促进 NOS 解偶联，减少 NO 合成及增加内皮素分泌，引发血管收缩功能紊乱，造成 EC 损伤。Ang Ⅱ 激活 NF-κB 和 NADPH 氧化酶信号通路，释放 ROS，加剧 EC 内的氧化应激反应，而细胞内不断增加的 ROS 反过来启动转录因子 NF-κB 的转录活性，进一步导致炎症因子 IL-8、TNF-α 和 TGF-β 的分泌，形成炎症反馈回路。血流动力学的改变不但因增加 ROS 的释放，损伤 EC，还通过释放细胞色素 C、调控凋亡蛋白的表达及活化 caspase-3/caspase-9 来诱导 EC 的凋亡。Zhang 等研究发现 Ang Ⅱ 能减少内皮细胞中 MMP-9 的表达，导致线粒体受损，释放细胞色素 C 到细胞质中，激活 caspase-3/caspase-9 级联反应，ROS 的释放增加，触发 EC 凋亡。同时 Ang Ⅱ 可介导 VEGF 及其受体的表达，诱导单核细胞增殖和浸润，导致炎性反应。肾原素是 RAAS 的新成员，其与受体 PRR 相结合，发生构象的改变，激活 ERK1/2 信号通路，导致内皮细胞的凋亡。鉴于 RAAS 活化对血管系统的损伤，临床上采用 ACEI 及 ARB 缓解 HSPN 患儿肾血管的损伤，延缓病情进展。

（八）凝血系统

HSP 急性期血浆中 D-二聚体、血栓调节蛋白、血小板活化因子的表达升高，临床抗凝治疗能缩短 HSP 的病程和减少肾脏损伤的发生，说明 HSP 患儿体内存在凝血/纤溶系统紊乱。血管壁的内皮细胞具有抗凝作用，各种原因导致内皮受损，暴露内皮下的胶原纤维，活化血小板和凝血因子，促使高凝的发生，高凝状态下的凝血酶原及纤维蛋白也进一步损伤 EC。活化的血小板释放 P-选择素，其通过 P-选择素糖蛋白配体-1 与单核细胞结合，释放 TNF-α、MCP-1 及 IL-8，导致局部的炎症反应。P-选择素反过来诱导活化的血小板与 EC 相互作用，引起血小板衍生的促炎因子 RANTES 在血管壁上沉积，募集单核细胞。

活化的血小板与 P-选择素形成环形反馈通路，加重 EC 损伤。血小板活化因子（PAF）可介导补体、免疫复合物在内皮和系膜处沉积，活化肾小球细胞，诱导炎性细胞浸润。凝血酶的受体在 EC 上表达，凝血酶与内皮细胞进行特异性结合，促进内皮细胞表达外基质降解酶纤溶酶原激活物活性，使细胞外基质纤维连接蛋白消耗、降解，导致 EC 脱壁。EC 脱壁放大凝血过程，而且进一步加重肾脏损伤。凝血酶除了活化血小板外，有报道发现凝血酶可上调 EC 表达 ICAM-1，促进炎症反应。EC 表面也存在纤维分子蛋白特异性结合 avβ3 整合素及纤维蛋白肝素结合位点特异结合的受体，纤维蛋白一旦在内皮细胞附近形成，就会与 EC 特异性结合，影响 EC 的形态和功能。纤维蛋白除了诱导 EC 表型的改变外，也可破坏 EC 单层结构，EC 在纤维蛋白临时基质上铺展自发形成血管样结构，上调 ICAM-1 的表达介导肾小球炎症细胞浸润。纤溶酶原激活物抑制剂-1（PAI-1）可有效地抑制纤溶酶原激活物对纤溶酶原的活化，抑制纤维蛋白的水解和细胞外基质的降解，损伤内皮细胞。活化的血小板、凝血酶及纤维蛋白都在 EC 的损伤过程中扮演着不同的角色，EC 的损伤进一步导致了凝血系统的紊乱，因此尽早地干预 EC 的损伤至关重要。

三、过敏性紫癜与 T 淋巴细胞失衡的研究

（一）辅助性 T 细胞 17/调节性 T 细胞失衡

近年来有学者认为辅助性 T 细胞 17/调节性 T 细胞（Th17/Treg）失衡为 HSP 主要的免疫学发病机制。初始 CD4$^+$T 细胞在 TGF-β 和 IL-6 共同作用下分化为 Th17，在 TGF-β 单独诱导下分化为 Treg（CD4$^+$CD25$^+$Foxp3$^+$），IL-2 为 Treg 的正性调控因子，参与免疫调节。Th17 和 Treg 在分化及功能上相互拮抗发挥免疫耐受和免疫抑制的功能。生理情况下两者保持动态平衡，在机体免疫防御、免疫稳定维护中发挥重要作用。Th17 可分泌 IL-17A、IL-17F、IL-21、

IL-22、IL-23 和 IFN-γ 等细胞因子，刺激角质形成细胞、上皮细胞、成纤维母细胞产生趋化性细胞因子，并招募中性粒细胞、单核细胞、淋巴细胞等分泌促炎性细胞因子，介导对细胞外微生物的抗菌作用。Th17 也是重要的促炎性细胞，在反复和慢性炎性反应应答中其过度增殖可参与自身免疫病损害，如类风湿关节炎、多发性硬化症、狼疮性肾炎与 HSP。近年来研究认为 Th17 过度表达和 Treg 水平下降使患者免疫功能过度增强，诱导了 B 细胞产生过量 IgA 抗体沉积于小血管壁而促使 HSP 发病。王强等对初次发病的 40 例 HSP 急性期患儿进行了血清学检测，发现 Th17 的转录因子维 A 酸相关孤核受体γt（RORγt）mRNA 水平及相关炎性介质 TGF-β1、IL-6 较健康对照组明显升高，Th17 的拮抗免疫细胞 $CD4^+CD25^+$ Treg 水平及其表达的 IL-2 明显降低。但 IL-17A、IL-17F 和 IL-22 还来源于 $CD8^+T$ 细胞、NK 细胞。这些细胞在 HSP 发病过程中是否发挥潜在作用还有待进一步研究。

（二）滤泡辅助性 T 细胞/滤泡调节性 T 细胞失衡

滤泡辅助性 T 细胞（Tfh）和滤泡调节性 T 细胞（Tfr）是一组相互拮抗的免疫细胞。Tfh 是一种独立的 $CD4^+T$ 效应细胞亚群。Tfh 直接来源于初始 T 细胞，定位于淋巴滤泡，其对免疫系统的建立及功能的完善非常重要。主要功能是通过促进 B 细胞分化为浆细胞产生抗体增强机体的体液免疫效应，同时在自身免疫和肿瘤发生等相关疾病中也扮演重要角色。Tfh 免疫表型特征为 $CXCR5^+CD40L^{hi}ICOS^{hi}$，并且还表达细胞因子 IL-21 和 B 细胞淋巴瘤（Bcl）-6。Tfr 是一类新发现的调节性 T 细胞亚群。其源于 $Foxp3^+Treg$，通过抑制 Tfh 功能而减少 B 细胞活化，进而发挥免疫抑制效应。Tfr 表面同时高表达外周 Treg 特征性转录因子 Foxp3 及 Tfh 特有的趋化因子受体 CXCR5，在功能上有 Tfh 和 Treg 的双重特性。近年来，Tfr 在原发性免疫性血小板减少症、重症肌无力、强直性脊柱炎和多发性硬化症等自身免疫病中的研究得到了广泛关注。

学者们推测 Tfh/Tfr 失调与 HSP 密切相关。Wang 等对新发 40 例 HSP 患儿及 25 例健康儿童对照组进行了一项随机对照试验，发现 HSP 患儿外周血中 Tfh 比例明显高于对照组，Tfh/Tfr 也显著升高。同时 HSP 患儿外周血 Tfh 的正性调控因子 Bcl-6、原癌基因转录因子（c-MAF）较对照组显著升高，负性调控因子 Blimp-1 则明显下降。Tfh 及 Tfr 细胞的异常表达可能参与了儿童 HSP 的发病过程；Bcl-6、c-MAF 和程序性死亡蛋白-1（PD-1）的过表达及 Blimp-1 的抑制表达可能是导致 Tfh 及 Tfr 异常表达的重要原因。

（三）辅助性 T 细胞 1/辅助性 T 细胞 2 失衡

研究表明，HSP 患者体内存在辅助性 T 细胞 1/辅助性 T 细胞 2（Th1/Th2）失衡，即 Th1 功能降低，Th2 功能优势活化，这在 HSP 发病机制中已形成了某些共识。但 Th1/Th2 失衡的具体机制尚不清楚。大量实验研究证明，Th1/Th2 失衡在 HSP 中起着重要作用。Th1 可以产生 IFN-γ、IFN-β 和 IL-12 等多种炎性因子来抑制机体的免疫功能，同时拮抗 Th 细胞向 Th2 的分化。Th2 类细胞因子 IL-4、IL-5 和 IL-6 等炎性因子可以促进 B 淋巴细胞过度活化，产生大量 IgA 沉积于全身小血管壁而引起 HSP，患者体内存在 IFN-γ/IL-4 降低现象。

（郑　健　艾　斯　庄翔莉）

第十一章 过敏性紫癜中西医结合的临床思路

对于过敏性紫癜，现代医学认为是免疫复合物 IgA 沉积在小血管壁，引起血管炎性改变的结果。与出现肾脏病变及预后密切相关，因每次皮疹复发都可能诱发或加重肾脏病变，导致疾病迁延不愈，甚至最后出现肾功能不全。因此，如何预防和控制皮肤紫癜复发及肾脏损伤一直是临床研究的热点问题。由于过敏性紫癜的机制尚未完全清楚，药物作用靶点局限，对于一些顽固性过敏性紫癜患者效果并不理想。因此，中西医结合防治过敏性紫癜反复及肾脏损伤已成为研究的热点，采用中医辨证与西医辨病相结合的临床思维方法，不断提高中西医结合防治过敏性紫癜的临床疗效。

一、以八纲辨证为纲，辨病与辨证相结合的临床思维

（1）辨虚实：根据起病、病程、紫癜颜色等辨虚实。起病急，病程短，紫癜颜色鲜明者多属实；起病缓，病情反复，病程延绵，紫癜颜色较淡者多属虚。

（2）辨轻重：以出血量的多少及是否伴有肾脏损害或颅内出血等作为依据。凡出血量少者为轻证；出血严重伴大量便血、血尿、明显蛋白尿者为重证；伴头痛、昏迷、抽搐等者则为危证。

（3）辨表里：疾病初起，病程短，紫癜颜色鲜明者多为表证；疾病后期，病情反复，病程延绵，紫癜颜色较淡者多属里虚证或表里同病。

（4）辨病与辨证相结合：过敏性紫癜早期多为风热伤络，血热妄行，常兼见湿热痹阻或热伤胃络，后期多见阴虚火旺或气不摄血；过敏性紫癜急性型多为血热妄行，慢性型多为阴虚火旺或气不摄血。

二、以卫气营血辨证为纲，分期论治的临床思维

邓祥露认为 HSPN 血热内伏，病变过程呈现卫气营血的变化规律，可用温病理论进行辨证。初期风热郁肺，内扰营血；极期热入营血，迫血动血；迁延期，出现肾阴虚或脾肾阳虚。宋立群也从卫气营血对 HSPN 进行辨证，初期肺卫受邪，病位在表；发病期，热邪入里，到达营分血分，传入胃肠，则出现腹痛、便血，或热邪从肺卫传至肾及膀胱，出现血尿及尿浊；恢复期，阴液大伤，往往出现气阴两伤和肝肾阴伤。疾病初期以实证为主，基本证型为血热证和血瘀证；中期以虚实夹杂证为主，基本证型为阴虚热瘀型；后期以虚证为主，基本证型为气阴两虚、肝肾阴虚及脾肾阳虚证，瘀血贯穿疾病始终。

临床治疗常常分为早期、中期、晚期三个阶段，早期多以风热伤络、血热妄行为主，治以清热解毒，凉血祛瘀，方选银翘败毒散合犀角地黄汤，或消风散合犀角地黄汤加减；中期

多以血热妄行、瘀血伤络为主，治以解毒化瘀，凉血止血，方用犀角地黄汤加味；晚期多以瘀热伤络、气阴两虚为主，治以养阴活血、滋肾清利，方用知柏地黄丸合生脉饮，或合二至丸，或合玉屏风散。但益肾活血法贯穿治疗始终。

也有人将疾病分为急性期和迁延期，急性期以祛邪为主，迁延期以扶正为主，兼以祛邪，从而达到祛邪不伤正的目的，最终恢复阴阳平衡。例如，聂莉方教授将 HSPN 分为急性期和迁延期，急性期多为实证，以毒热迫血妄行证和阴虚血热证为多见，毒热迫血妄行证，治以清胃解毒、凉血化瘀，方选五味消毒饮合犀角地黄汤加减或化斑汤合小蓟饮子加减；阴虚血热证，治以滋阴降火、凉血化瘀，方选自拟方紫癜肾 2 号方加减（女贞子、墨旱莲、麦冬、紫草、牡丹皮、赤芍、生地黄、金银花、小蓟、炒栀子、银柴胡、乌梅、地龙、五味子）；迁延期以脾肾虚损，兼夹热毒证多见，治宜益气养阴滋肾，以脾肾气阴双补为主，方用参芪地黄汤加减。治疗中注重权衡气虚和阴虚的程度，把握好扶正和祛邪的比重，祛邪时注重清肺通便、解毒利咽和凉血化斑。董志刚教授从肺肾着手分期辨治 HSPN，分为急性活动期和慢性恢复期，急性活动期以祛邪为要，补益肺肾为辅，方用自制紫癜肾汤；慢性恢复期以滋肺益气、健脾补肾，兼清热祛邪，阴虚火旺证选用六味方，气不摄血证选用党参、白术、贝母、麦冬、五味子、当归、酸枣仁、远志等药物。

三、以六经辨证为纲的临证思维

常克教授认为过敏性紫癜的发生发展本是动态的，在治疗上要立足中焦湿热致病的基本论点，着眼于太阴肺经，其病程可概括为病起在足太阴脾经，反复在手太阴肺经，最终伤及手足少阴经，邪气游窜于足厥阴肝经。

1. 病起足太阴脾经

本病的确诊依据皮疹特点，其特点为高出皮面可触及的皮肤紫癜为典型表现，多见于下肢及臀部，关节伸侧居多，分批出现，对称性分布、大小不等等。据此，结合经络循行，考虑为阳明经所过之处，定位本病病位在脾胃。本病初期属热属实，由表及里，按卫气营血传变者少，发病即在气营，以脏腑热炽为候者多。陆子贤言"斑为阳明热毒，疹为太阴风热"。认为本病病机为阳明热炽，胃热发斑，辨证属脾胃伏火，肠风毒热。提出邪起中焦，伏火所在，累及全身的理论体系。据此在临床中以泻黄散为基础方进行治疗。针对湿重热轻者，增强化湿药物的使用，形成强黄散；热重湿轻者，加强清热解毒药物应用，形成清黄散；对舌质鲜红少津者，则加入凉血药物，形成血黄散；大便秘结者，则加入通腑药物，形成黄腑汤；顽固性血尿者加入活血化瘀药物。这一系列方形成泻黄类方，临床应用疗效颇好。

2. 疾病常反复，缘由手太阴肺经

肺主气，司呼吸，主宣发卫气，调节腠理开阖，可抵御外邪，温养肌肤；可宣散水谷精微和津液至全身，滋养脏腑，润泽皮毛，完成气体交换，为保护机体的第一屏障。根据经络循行，手太阴肺经起于中焦，向下络大肠，还循胃口；足太阴脾经从足大趾内侧经内踝上行于腹部，与肺经相会。可知肺与脾同属太阴腑的同时，从经络循行走向看亦是紧密相连。本病原本起于中焦，而疾病反复过程中，外邪由肺及脾，化热灼伤脉络则可见尿血等症状；邪入少阴，热毒迫精外泄，可见蛋白尿。治疗当以清宣肺卫，解毒化瘀为原则。常克教授常用敌蛋汤（金银花、连翘、大青叶、板蓝根、鱼腥草、刘寄奴、黄药子、半枝莲、喜树果、全蝎、蜈蚣）系列方治疗紫癜性肾炎因外感诱发蛋白尿突然加重的情况，疗程不超过2周。久病多虚，久病必耗气血，故本病若迁延日久，反复发作，疾病后期可致气虚阴伤，气虚则统摄无权，气不摄血，血液不循常道而溢出脉外，皮肤紫癜、尿血等亦反复出现。治疗以补气养阴，化瘀兼清余热为原则。

3. 最终伤及手足少阴经

从经络循行而言，《灵枢·经脉》云："肾足少阴之脉……其直者：从肾，上贯肝、膈，入肺中，循喉咙，挟舌本。其支者：从肺出，络心，注胸中。" 由少阴肾经循行走向可见脏腑之病，经脉之伤，均可影响肾脏，而肾失封藏，可使精微下泄，临床可见经久难愈的蛋白尿；邪由三阳经传至少阴而热化，或温热病邪从上焦太阴传入下焦少阴，阴伤而火炽，均可致脉络损伤，营血外溢，由膀胱而出，形成尿血。心与肾，阴阳相对，循行手足，同属少阴，脉络受损，则血外溢。治疗当清热凉血，药物可使用大蓟、小蓟、紫草、茜草、白茅根、仙鹤草类。由于病起中焦，脾胃湿热为本病的基本病机，当湿热由中焦传至下焦，便可形成少阴湿热，治疗当清利少阴湿热。若湿热之邪经久不去，湿性重浊黏腻，可使气血运行受阻变缓，而热邪煎灼运行缓慢的血流则易在下焦形成瘀堵，瘀血阻络，便可见尿血久不消退，尿色暗红，或伴腹痛，舌紫或有瘀点，脉沉弦或涩。治疗当考虑活血化瘀，清热解毒利湿。药用三棱、莪术、水蛭一类。进入疾病后期，此病多为虚证、瘀血同时存在，虚多在脾与肾，而尤以脾气虚和肾阴虚多见，治疗当以扶正益精为主，方药可用参苓白术散加减。而瘀则表现为蛋白尿或血尿难消。蛋白尿归为精微之类，亦为正常精微受邪气所侵而成，更加造成下焦藏精不足，耗损不断的原因之一。治疗当是扶正养阴与化瘀同行，方药如知柏地黄丸类可行。

4. 邪气游走于足厥阴肝经

厥阴本义为阴中有阳之状，其性为阴尽阳生，风中有火，正常情况下是含而不露，呈阴阳顺接状态，即沟通阴阳。虽然医家多不在此病提及厥阴，但从脏腑功能看，厥阴在其中亦是疾病发病必经环节。肝主藏血，主疏泄，藏血功能与脾主生血功能密不可分。从生理位置看，上承肺脾，下依肾脏；从经络循行而言，前接三焦、胆经，后续少阴肺经，为十二经流注中始末环节重要角色，可沟通气血阴阳。肝主疏泄，调畅气机，协调脾胃升降，能疏泄胆汁，使之输泄至肠道，促进脾胃对饮食物的消化及对精微的吸收和转输功能。肝主藏血，调节血量，脾主生血，统摄血液。脾气健旺，则生血有源，统血有权，使肝有所藏；肝血充足，藏泄有度，血量得以正常调节，气血才能运行无阻碍。肝脾相互协调，共同维持血液的正常运行。在过敏性紫癜中无论是患儿的皮疹或者是尿血、隐血的出现，都需要考虑肝脏的功能是否异常。肾主藏精，肝肾关系极其密切，有"肝肾同源"之说。两者关系主要表现在精血阴液相互资生和相互转化，以及同寄相火和藏泄相互的关系。肝属木，肾属水，水为母，木为子，两者亦为相生关系。而正常状态下，肝血依赖于肾精的滋养，肾精又依赖于肝血的不断补充，肝血与肾精，相互资生，相互转化。精与血都由脾胃消化吸收的水谷精微化生而来，又称"精血同源"。故而肾脏受累时出现的蛋白尿，与肝密不可分。邪气无论起于何脏何经，都将累及足厥阴肝经。因此提出紫癜性肾炎的血尿、蛋白尿及病程中所涉及的病理产物都能看到厥阴肝经主动或被动参与其中。

四、以三焦辨证为纲的临证思维

长春中医药大学的原晓风教授提出三焦辨治小儿过敏性紫癜的理论，提出上焦治气，中焦调血，下焦益髓添精等多维辨证论治小儿过敏性紫癜的临床经验，体现中医多维度、多角度辨证论治的理论精髓，体现中医天人合一的理念，临床收效显著。

1. 小儿过敏性紫癜上焦辨证

中医认为内有伏热兼外感时邪是本病发生的重要原因，外感病因为肺卫不固，外感火热之邪气，侵犯肺系，损伤肺络，导致火热伤络，血溢脉外则肌衄；内伤病因为小儿素体内热，内生之火与心火相合，共同损伤肌肤血络，而发为紫斑、肌衄等病证。心主血，肺主气，上焦心肺主乎人体一身血气，且心主阳推动血液运行周身。少阴心与太阴肺皆有"少血多气"的特点，血为阴，气为阳，故上焦心肺易出现心肺之阴血少、易耗散，而阳气多、易化火之病机。刘完素医论"心养于血，故热甚则血有余而妄行"，明确指出心火亢盛导致血热妄行之出血证。阳气怫郁于内，不能敷扬于外，致阴血上乘阳分，留淫腠理，日久阳气开发，则阴血不能归经，故血从毛窍出也。故小儿过敏性紫癜上焦之证，常见心火亢盛、肺阴不足等相关表现，临床可见舌红、苔黄、脉数，以及情绪易怒、夜寐差，学龄儿童常有注意力不集中等表现；肺阴不足可见干咳、皮肤少华、语声沙哑等表现。治疗上总以祛风清热与凉血消斑为治则，初期当顾护肺气以护肌表，泻上焦心肺之火，上焦火除，则肌肤血脉不伤，此为上焦证之理法。初期起病急骤，易发为上焦之外感证型紫癜，治以祛风热为主，凉血为次，常可佐加金银花、连翘、荆芥、防风、牛蒡子、桑叶、菊花等疏风解表药物；上焦内伤证，治以清热凉血为主，祛除外感为次，滋阴清火、平复心肺为治疗原则，故临证常可佐加淡竹叶、薄荷及少加黄连、天竺黄、生地黄、芦根、玄参、大青叶等清降心火、凉心血。

2. 小儿过敏性紫癜中焦辨证

脾胃是中焦最重要的脏腑，是人体的后天之本、气血生化之源，是小儿后天生长、发育、成熟不可替代的摄取营养的脏器。以气血而论，脾为太阴之脏，具有少血多气的特点；胃为阳明之腑，具有多气多血的特点，易从热化发病。若饮食失节，易造成脾胃运化不足，而脾主运化水湿，却又喜燥恶湿，其中焦证型可从外感湿热与内伤气血辨证。若小儿脾胃虚弱，或因素体阴虚火旺，加之饮食失节，易出现脾胃食积，产生内热蕴蒸脾胃，消耗津液的情况，则易引发邪热耗血动血，发为紫斑、肌衄。小儿过敏性紫癜中焦证型的内因可从两方面考虑，一是因为阳明经多气多血，气从热化以耗伤阳明血脉，导致血络破损发为紫斑；一是因为阳明热盛耗伤气血，气伤则不摄血，血溢脉外发为紫斑等证，阳明热盛既伤血又伤气，气伤则不摄血又加重阳明热势，故两者不可截然分开，常常互为因果，其离经之血，因阳明经血热妄行，一则发于四肢，一则发于胃肠。外因常为感受湿热之邪，导致脾虚湿困，水湿与热邪相合为病，且湿为阴邪，湿热下注，易犯下肢膝、踝等关节，湿与热邪互结发病，故常见关节红肿、肢体倦怠、疲乏无力等症状。因此，中焦脾胃湿困，湿热痹阻损伤血络是小儿过敏性紫癜中焦之外感证的主要病因病机。其内因可从气血之虚实来阐发其致病机制，湿热困阻中焦脾胃是其病机关键。治以清热凉血为主，可佐加石膏、板蓝根、大青叶、知母、生地黄等清降阳明邪热药物；阳明不统血之气虚证，多治以补气健脾为主，可佐加黄芪、党参、白术、山茱萸等补益脾气药物；中焦之外感脾虚湿困证，多治以清热利湿为主，可佐加荷叶、苍术、炒白术、泽泻、车前子等利水渗湿之类药物。

3. 小儿过敏性紫癜下焦辨证

下焦应脏腑之肝肾，肾为人体先天之本，主精与骨髓，先天肾精充足，与肝脏升发之阳气，共同推动小儿生长、发育、成熟。肝脏体阴而用阳，是调畅全身气机，促进血液和津液运行全身的重要器官。肝藏血，肾藏精，精血同源于下焦，是人体后天生长、发育、成熟的重要脏器，以气血而论，肝为厥阴之脏，具有少气多血的特点，肾为少阴之脏，具有少血多气的特点。小儿过敏性紫癜下焦证，其内因主要有肝肾阴虚火旺证与精髓不足之肾阳虚证，其外因主要为外感六淫邪毒，直接侵犯肾脏为主。其内因之肝肾阴虚火旺证，常因患儿素体阴虚，内生与外感之火邪侵犯肾脏血脉，常可合并尿血、蛋白尿等症状，故治以滋阴降火，凉血止血为主，肾水充足，阴虚之火自灭，常用女贞子、桑椹子、何首乌、墨旱莲、大蓟、小蓟等滋肾阴，益水之源之类药物；肝肾不足之肾阳虚证，患儿常伴有面色苍白少华或萎黄，四肢不温，手足逆冷，大便溏泄，小便清长，精神不振，语声低微等症状，当治以益髓添精，温补肾阳，常用熟地黄、龟板、五味子、枸杞子、桑螵蛸、海螵蛸、杜仲、补骨脂等益髓添精、温补肾阳之类药物。

五、病证结合的中西医结合临床思维

"病"是对疾病基本矛盾的揭示，反映了疾病内在的病理生理变化规律，贯穿于疾病的全过程；"证"是病的某一阶段的主要矛盾，反映了人体整体功能调节的即刻状态，"病"与"证"是密不可分的。病证结合是反映疾病全过程与阶段表现的有机结合，从疾病全过程来分析临床阶段表现的演变规律，以疾病某个阶段的临床表现来归纳疾病发生发展的演变规律，病证结合能更好地探讨疾病的本质变化，是深入探求疾病的证候特点及演变规律的重要方法之一，也是临床上中西医结合的有效途径之一。中西医结合临床上最成功的经验就是"病证结合"的方法，即中医辨证，西医辨病，中西融合，优势互补。应用中医辨证的灵活性、精准性和整体观，借助西医病名、指标使中医病证诊断和疗效评价更加客观化、标准化，病证结合是反映疾病全过程与阶段表现的有机结合，应用疾病的发生发展的演变规律采用微观辨证和分期辨证的方法，在临床上常常可以获得较好的疗效。不仅促进了中医辨证论治的客观化、标准化和规范化，并逐步形成了辨病论治与辨证论治相结合、微观辨病与整体辨证相结合、同病异治与异病同治相结合和辨病论治与分期辨证相结合的中西医结合医学独特的诊疗模式，促进了中西医结合临床疗效的提高。临床上常采用两种中医临证思维方式：一是辨证组方辅以辨病选药，一是辨病组方辅以辨证选药，两者相互补充，灵活应用。

小儿紫癜性肾炎具有病因复杂，病理多样，病程较长，病情较重，差异较大的特点，其治疗趋向个性化。孤立性血尿和（或）蛋白尿，病理分级在Ⅲa以下者，中医治疗优势突出；血尿伴有大量蛋白尿，病理分级在Ⅲa以上者，应采用中西医结合的方法治疗，以提高临床疗效，减少激素、免疫抑制剂的副作用。因此，还可以采用分期治疗的方法和辨病与辨证相结合的方法。辨病与辨证相结合的方法是在西医临床分型及病理分级的基础上进行中医辨证施治。例如，丁樱教授提出的辨病辨证相结合的中西医结合治疗方案。①血热妄行证：特点为病程短，紫癜鲜红色，肉眼或镜下血尿。症见双下肢鲜红色瘀斑、瘀点，心烦，口渴，便秘，或伴尿血、便血，舌红，苔黄，脉数等。病理分型为Ⅰ级。予以单纯中药治疗，治宜凉血化瘀、清热解毒。方用犀角地黄汤合银翘散加减。②阴虚内热证：特点以血尿为主。症见肉眼或镜下血尿、口干咽燥、五心烦热、舌红少苔、脉细数。病理分型为Ⅰ、Ⅱ级。予以滋阴清热、凉血化瘀纯中药治疗。方用二至丸合小蓟饮子加减。③气阴两虚证：特点为蛋白尿、血尿并见，易反复感染。症见少气乏力、面色无华、口干咽燥或长期咽痛、咽部暗红、手足心热、舌质淡红、少苔、脉细或弱等。病理分级多为Ⅱ级。予以中药汤剂+雷公藤多苷片治疗，中药汤剂治以益气养阴，方用四君子汤合六味地黄汤加减。④脾肾气虚证：特点为病程较长，以蛋白尿为主。症见面黄乏力、腰膝酸痛、食欲不振、腹胀便溏、舌淡胖有齿痕、苔白、脉沉缓等。病理分级≥Ⅲ级。予以中药汤剂+泼尼松+雷公藤多苷片/环磷酰胺冲击治疗。中药治以健脾补肾，方用大补元煎加减。汪受传教授认为过敏性紫癜病势缠绵，易反复发作，可分为急性发作期、临床缓解期和慢性迁延期三期辨证治疗。急性发作期病势迅猛，实证为主，根据患儿风、热、湿邪的偏重程度分型治疗，风热偏盛证以银翘散加味，血热偏盛证以犀角地黄汤加味，湿热痹阻证以四妙丸加味；临床缓解期既有瘀热表现，又因病程迁延，气阴亏虚，属虚实夹杂证，常联用益气养阴和活血散瘀之法。

（郑　健）

第十二章 过敏性紫癜的名医诊疗经验分享

一、王琦院士治疗过敏性紫癜的经验分享

中国工程院院士、国医大师王琦教授提出"辨西医之名，融中医之论"，认为HSP的病机为"邪热内伏，热毒伤络"，而过敏体质是 HSP 发生的前提因素，故根据"辨体-辨病-辨证"的诊疗模式和"主病主方"的思路，自拟"脱敏消癜汤"（乌梅15g，蝉蜕6g，无柄赤芝10g，制首乌10g，防风10g，制鳖甲20g，炙升麻10g，水牛角20g，牡丹皮10g，干地黄20g，紫草15g，茜草15g，仙鹤草30g，旱莲草15g，生甘草6g），临床疗效显著。

（一）HSP 从伏邪论治的理论探讨

1. 伏邪概述

伏邪学说最早见于《黄帝内经》，其曰"冬伤于寒，春必温病"，《中医大辞典》将伏邪定义为"伏者，匿藏也，所谓'伏邪'指藏于体内而不立即发病的病邪"。伏邪不仅可从外而来，亦可由内而生，痰浊、瘀血、内毒等内在的致病因素在致病前都可称为伏邪，如清代王燕昌《王氏医存》言："伏匿诸病，六淫、诸郁、饮食、瘀血、结痰、积气、蓄水、诸虫皆有之。"或先天禀赋各异，后天五脏功能失调，自气生毒，渐而伏聚，遇因而发。或先天禀赋薄弱，胎中遗传，伏藏体内，逾时而诱发，都可以称为伏邪。因此，伏邪是藏于体内不立即发病的病邪，由于先天禀赋或者正气不足难以祛邪外出，伏藏体内，遇因而诱发。后世医家在前人的基础上不断完善理论，拓宽了伏邪的临床范围，将病情贻误、失治误治，或疾病新愈、护理失当，导致病情复发等都囊括在伏邪的范畴。随着现代医家对伏邪学说认识的不断深入，临床上具有起病隐匿潜藏、遇感而发、病程缠绵、反复发作、难以治愈等发病特点的疾病均可参照伏邪理论进行论治。

2. 伏邪与过敏体质、过敏性紫癜

《温热论》言："在阳旺之躯，胃湿恒多；在阴盛之体，脾湿亦不少。"表明体质的差异导致对某种邪气的易感性。王琦教授指出，过敏体质是在禀赋遗传基础上形成的一种特异体质，在外在因素的作用下，生理功能和自我调适力低下，反应性增强，表现为对不同过敏原的亲和性反应呈现出个体体质的差异性和家族聚集的倾向性。由此可以得出外感伏邪是发病的外在条件，而过敏体质是发病的内在因素，伏邪致病与特禀体质具有一定的相关性，调理特禀体质的状态可以促进伏邪所致疾病向愈。研究证明 HSP 的发病与过敏体质相关，临床上 HSP 患者多数有明确的过敏原，当这些过敏原（外界刺激）首次刺激机体使机体呈现致敏状态，但不发病，再次入侵则引发过敏反应。

（二）脱敏消癜汤从伏邪论治 HSP 的组方思路

1. 主方分析

（1）调体为本，贯穿始终。根据王琦教授提出的"体病相关，体质可调"的观点，体质是疾病产生的共同土壤，决定着疾病的发生、发展与转归，而伏邪致病与特禀体质具有一定的相关性，因此，只有不断地改善、纠正过敏体质，调节机体免疫功能，消除致病因素再次侵袭的病理基础，使机体对外界因素刺激的适应性逐渐增强，将过敏原与机体的不良免疫反应降到最低限度，改变伏邪积聚的环境，除邪务尽，防止死灰复燃，从而防治伏邪所致疾病的发生。对待过敏体质的问题要采用"治未病"的措施，以调控过敏体质为根本来防治过敏性疾病。防治过敏性疾病的关键并不是阻挡过敏原进入人体，只有通过改善、纠正过敏体质，调节机体免疫功能，消除致病因素再次侵袭的病理基础，从而使机体对外因刺激的适应性逐渐增强，对过敏原由敏感变为不敏感，将过敏原与机体的不良免疫反应降到最低限度，才能真正消除过敏性疾病对人们的危害。应用"脱敏消癜汤"治疗 HSP 是通过调理过敏体质的状态可以使伏邪外出，从而减轻 HSP 的临床症状，降低复发率，阻断疾病深入发展。

"脱敏消癜汤"中乌梅、蝉蜕、防风、无柄赤芝是脱敏调体的关键药物。乌梅酸涩收敛、化阴生津，可防止血液耗散，兼可资生阴液；蝉蜕性味甘、咸、凉，质轻，具有疏风清热、透疹止痒的作用，两药合用，一收一散，调节肺的宣降功能，利于斑疹的消散，驱散邪热兼养阴生津，可以促使伏邪所致病症向愈。防风乃"风药中之润剂"，疏散内外之风邪而无伤阴之弊，与乌梅配伍，收散结合，共司抗过敏的作用。赤芝（无柄赤芝）则是天然的免疫调节剂，《本草纲目》言其"久食长生，轻身不老，延年益寿"。现代研究发现上述四药均有抗过敏的作用，且相互配伍能充分发挥抗过敏的作用。通过调理过敏体质，有利于伏邪外出，改善伏邪潜伏状态，减少潜伏机会，从而降低易感率、复发率。制首乌，具有补肝肾、益精血、乌须发、强筋骨的作用，研究亦表明，制首乌能够提高巨噬细胞的吞噬功能，增强机体的非特异性免疫功能。无柄灵芝与制首乌合用，培补肝肾、益气养血，是提高非特异性免疫力的很好组合，同时也可调节免疫功能，使机体产生适度的免疫应答。伏则多温，温为阳邪，最易伤阴，因此，无柄灵芝、制首乌契合伏邪之病机，一则脱敏调体，一则扶助正气，并行不悖。

王琦教授临床中将无柄灵芝、制首乌、乌梅、蝉蜕四味药相配，祛邪固本、散中有收，可提高机体非特异性免疫力、调节免疫平衡，对改善特禀体质的禀赋不耐及免疫调节失衡有很好的作用，是调节过敏体质的基本用药。四味药合称特禀体质调体方，未发病时可常服预防过敏反应的发生，发作时应贯穿治疗始终。

（2）祛邪通络，邪无所依。伏邪是藏于体内而不立即发病，遇因而诱发的病邪，它是引发过敏性疾病的内在基础。风、寒、暑、湿、燥、火六淫及痰、瘀等皆可以伏于体内，但多郁而化热，所以清透伏邪也是调理过敏体质的重要治法。HSP 反复发作，迁延不愈，根据叶天士"久病入络"的思想，伏邪与络中血液瘤结难解，而"络主血，久病血瘀，瘀从便下"，血络运行受阻，则形成瘀血，或 HSP 患者素体阴虚内热，热伏血分，外感风热毒邪，风热与血热相搏，壅盛成毒，热毒损伤络脉，络伤血溢，离经之血即为瘀血。方中炙升麻、蝉蜕疏散外感风热邪气，又能透疹外出，予邪以出路，兼能清热。炙升麻合制鳖甲取《金匮要略》升麻鳖甲汤清热解毒，滋阴凉血之意，两药合用一气一血，升中有降，散中寓收，透伏邪，清热毒，散瘀滞，消斑疹。牡丹皮、干地黄、水牛角取自犀角地黄汤，凉血活血并用，清热之中兼养阴，热清血宁而不耗阴血；凉血之中兼以散瘀，血止而瘀血散。现代研究显示，犀角地黄汤能提高 HSP 临床疗效，在改善临床症状、体征及缓解疼痛方面有优势。加紫草、茜草增强活血、凉血通络之效。诸药合用，故邪祛络通，使伏邪无所依附。

（3）顾护正气，邪不再侵。王琦教授将过敏体质定义为在禀赋遗传基础上形成的一种特异体质，在外在因子的作用下，生理功能和自我调适力低下，反应性增强。中医认为"正气存内，邪不可干""邪之所凑，其气必虚"。过敏体质人群特点为本虚标实，阴阳失调，易受外界刺激，所以扶正法是调理过敏体质的主要治法。又因过敏体质与过敏性疾病关系极为密切，有时不易分开，所以临床上过敏性疾病缓解期或发作频率较低时为过敏体质状态，多采用扶正法为主，兼以祛邪；当过敏性疾病发作剧烈时，为过敏性疾病状态，则以祛邪为主，扶正为辅。伏邪在体内日久耗损人体正气，故用制鳖甲、干地黄、旱莲草滋阴顾护阴液，效仿《温病条辨》"热病津伤者可以五汁饮、益胃汤……生津益胃、清燥养阴"之意。仙鹤草收敛止血，防止血液丢失过多而有补血扶正之效；升麻炙用可升提体内阳气；乌梅味酸，有收涩生津补阴液之功；方中甘草生用，既能扶正，又能清热，兼调和诸药。诸药合用，体病同调，伏邪得透，热清、血散、虚补，顺势而为，故临床收效颇丰。方中每味中药都同时兼多种功效，且都契合病机，体现王琦教授用药之简、用药之专。

王琦教授认为疾病发作期以辨体、辨病、辨证三者兼顾，同时须适当接触过敏原，以助于免疫耐受。缓解期着重于调理过敏体质。调体用药以扶正法为主，祛邪法为辅，药味少，剂量小，性味平和，疗程长。且需要抓住发病季节前 2～3 个月或某一特定节气症状缓解到某一程度等时间节点作为治疗时机。

2. 加减变化

（1）辨体加减：根据王琦教授提出的"体质土壤学说"，过敏体质是 HSP 发生发展的前提条件。王琦教授在治疗过敏性疾病时，并没有采取现代医学隔离过敏原、抑制过敏反应的治疗思路，而是从改善过敏体质入手，重视过敏体质在过敏性皮肤病发病中的地位，改善机体内环境，从而达到调节免疫平衡的作用。"脱敏消癜汤"是王琦教授根据"主病主方"的思想针对 HSP 拟定的专方，方中乌梅、蝉蜕为调理过敏体质的专药，贯穿治疗始终，临床上若过敏体质严重者，加野灵芝 10g，制何首乌 20g 增强改善过敏体质的力度。

（2）辨病加减：辨病论治不仅辨中医之病，还要辨西医之病，HSP 作为一种过敏性疾病，可能还兼有其他过敏性疾病，若兼有过敏性荨麻疹，加冬瓜皮 30g，白鲜皮 20g，地骨皮 15g 以清热消肿利湿；若因上呼吸道急性感染发作者，加连翘 15g，草河车 20g，增强清热解毒，疏散风热之效；辨病属于腹型 HSP，腹痛严重者，加白芍 30g 以柔肝缓急止痛；辨病属于关节型 HSP，关节疼痛、屈伸不适者，加徐长卿 20g，鸡血藤 30g，以祛风除湿，活血通窍；辨病属于肾型 HSP，出现血尿、蛋白尿者，加积雪草 20g，白茅根 20g，小蓟 20g 以凉血止血，化瘀利尿。

（3）辨证加减："证"是疾病过程中某一阶段的病理概括，在辨病基础上结合辨证可补充单纯辨病的不足，抓住疾病所处阶段的主要矛盾实现个体化诊疗。HSP 若辨证为血热证，血色鲜红，血斑多发者，加白茅根 20g，地骨皮 15g，增强凉血止血功效；辨证为血瘀证，加首乌藤 20g，忍冬藤 20g，虎杖 10g，增强活血通络之功；辨证为热毒证，加连翘 20g，黄柏 10g；迁延不愈导致肺脾气虚证，加玉屏风散健脾益气；肺肾阴虚证，加麦味地黄丸或六味地黄丸滋阴固本。

3. 辨体调护

个体体质的特殊性，往往导致机体对某种致病因子的易感性。同时，体质特征受先后天多种因素的影响，因此必须重视先天禀赋对个体体质形成的影响，还要重视后天调养的作用。要增强体质，提高正气抗邪力，防止过敏体质的形成。HSP 病情易反复，且好发于儿童，故辨体调护，防患于未然至关重要。其一要优生优育，优生优育是提高国民素质的关键途径。先天禀赋与体质的形成密切相关，研究发现过敏体质具有遗传性，夫妻双方均为过敏体质则胎儿的过敏风险增加，母亲与之关系更为密切，且新生儿以皮肤过敏为主，因此过敏体质者生育前一定要做好调体。其二做好饮食调养，幼儿身体功能发育尚未完善，肠道黏膜屏障不成熟，饮食不当则引发食物过敏。研究显示母乳蛋白中所含的致敏成分与抗过敏成分几乎持平，在保证营养充足的情况下降低过敏率，有利于婴儿肠道吸收并促进肠道黏膜屏障成熟，所以推荐母乳喂养。成年人平素饮食宜清淡，忌食鱼腥虾蟹、辛辣等易致敏物质，尤其是腹型紫癜急性发作期，应避免接触致敏原，防止胃肠穿孔等急腹症的出现。其三调摄情志，《素问·上古天真论》曰："恬淡虚无，真气从之，精神内守，病安从来。"HSP 作为一种反复发作的过敏性皮肤病，严重影响精神状态及生活质量，且不良的情绪也会使疾病加重，若情志失常，则气血失调，容易加重偏颇体质，诱发疾病。故平素可通过培养兴趣爱好或其他方式来调畅情志，放松心情。其四加强体育锻炼，体育锻炼能够加快气血流通，强筋健骨，还能条畅情志，促进人的身心健康，提高机体免疫力。HSP 患者可以有针对性地选择运动项目进行锻炼，如八段锦、太极拳等。对于关节型紫癜要注意避免剧烈运动，防止损伤筋骨，户外锻炼时要避免季节交替时，防止外邪侵袭。最后多关注生活起居，HSP 患者日常要保持居住环境的空气流通，远离潮湿环境，被褥衣服经常晾晒，根据气温变化及时增添衣物，提高机体对环境的适应能力。肾型紫癜多关注小便状况。

二、国医大师丁樱治疗过敏性紫癜的经验分享

国医大师丁樱为河南中医药大学教授、博士生导师，全国名老中医，享受国务院政府特殊津贴专家。从事中西医结合儿科教学、临床、科研工作 50 余年，对儿童过敏性紫癜及紫癜性肾炎的诊疗积累了丰富的经验，创新性地提出外感风邪为重要诱因，认为过敏性紫癜的病机不离热、瘀、虚三个方面，其病机演变存在一定的序贯性，并将病程分为初期、迁延期、后期，进行三期分治，序贯治疗，其独特理论和方药为临床防治小儿过敏性紫癜提供了新的思路和方法。

（一）外感、饮食与体质是发病的关键

丁樱教授认为过敏性紫癜的病因既有内因，亦有外因。内因责之于小儿体质娇嫩、素体阳盛，外因责之于外感六淫或饮食药毒，风邪、湿热是重要病因，外因作用于内因而发病。内有伏热兼外感时邪为本病发生的主要原因，其病机为风热毒邪浸淫腠理，深入营血，燔灼营阴；或素体阴虚，热伏血分，复感风邪，与血热相搏，壅盛成毒，致使脉络受损，血溢脉外。

（1）内因责之于小儿体质娇嫩、素体阳盛。丁樱教授认为小儿体质娇嫩，腠理疏松，稚阳未充，稚阴未长，自我调控能力不足，加之先天遗传因素和后天调摄不当，易致正气不足。

正气不足是邪气侵袭入体而发病的先决条件，即"盖无虚，故邪不能独伤人"。丁樱教授认为这种特殊的体质因素是小儿过敏性紫癜发作的重要内因。另一方面，小儿为纯阳之体，饮食起居调摄不当易从阳化火，火热伏藏于血分，形成血分伏热。一方面，血分伏热可与外邪相合，迫血妄行；另一方面血分伏热可煎熬阴血，耗损正气，加重病情，使过敏性紫癜缠绵难愈。

（2）外因责之于外感六淫或饮食药毒，风邪、湿热是重要病因。丁樱教授认为风邪是六淫中引起过敏性紫癜最重要的致病因素，常与热、燥、湿等合而致病。而风热、风燥、风湿等邪侵袭皮肤脉络，与内因相合，流窜脉络，阻碍血行，致使血不循经，溢于脉外，发为紫癜。丁樱教授通过对234例儿童过敏性紫癜的临床资料进行分析，发现上呼吸道感染（包括感冒、咽炎、扁桃体炎等）是本病的主要发病诱因（70.41%），而且过敏性紫癜的临床特点与"风"的致病特点密切相关，其中与"外风"联系甚密。①风为阳邪，其性开泄，能开皮肤腠理，加之小儿素体正气亏虚，卫外不固，故易为风邪所侵而致本病，如《灵枢•百病始生》记载"是故虚邪之中人也，始于皮肤，皮肤缓则腠理开，开则邪从毛发入"；《小儿药证直诀•变蒸》则记载"小儿，五脏六腑，成而未全……全而未壮"。②风性善行而数变，而致皮疹变化各异。③风邪易化热化燥，可累及肾络。

湿热是小儿过敏性紫癜常见的致病因素，湿热作为一种伏邪潜藏于人体，感邪而不即发，形成疾病的"夙根"，湿邪有内伤久伏之湿，亦有外感时令之湿。内外湿热相合，潜伏于机体内部，为疾病的发生埋下隐患，形成本病的夙根。湿热潜伏日久，一方面可与他邪合而致病，或变生他邪；另一方面可耗损气阴，导致正气亏虚，进而加重病情，使本病反复缠绵。①湿热伏邪为风热邪气侵袭人体提供了条件，脾胃素虚，体内湿热交蒸，使腠理开泄，外感风热之邪易乘虚而入。另外，风热邪气也同样加重了湿热的蕴结，风热侵袭致肺失宣降，气机不畅，脾胃为气机升降之枢纽，脾不升清，胃不降浊，则加重湿热伏邪的蕴结，故风热与湿热伏邪相合，致使病情更加复杂，紫癜易于反复出现，缠绵难愈。②湿热潜伏，若热熏于湿，热盛动血，迫血妄行，使血溢脉外，形成瘀血，且在病程演变中，湿热易消耗过多的气与阴液，气虚致运血无力，阴虚致脉道失养，血行不畅，使瘀血长期存在，并贯穿疾病始终，湿热弥漫，瘀血阻络，气机升降失司，血液运行不畅，导致病情更加缠绵难愈。③疾病后期，余邪留恋，湿热邪气蒙绕三焦，日久则耗气伤阴，湿热困阻中焦脾胃，致使脾气亏虚，气不行津，脾为水液升降输布的枢纽，脾不散精，肺失通调，肾失开阖，人体水液代谢失常，可出现水肿、蛋白尿等症。同时，水液的输布与排泄障碍也进一步加剧湿浊停聚，湿热困阻。

（3）饮食药毒是诱发之因。丁樱教授认为过敏性紫癜的发病还与饮食、药毒有关，鱼虾、螃蟹、羊肉等动风之品及油漆、化肥、农药等化学制品均易使营卫不和，诱发本病。因此本病需限制相关食物的摄入，以减少过敏性紫癜的发作。

（二）热、瘀、虚是其重要病机

丁樱教授将过敏性紫癜的病机总结为热、瘀、虚三个方面，认为其病机演变存在一定的序贯性，并把病程分为初期、迁延期、后期三期。

初期"热"象明显。本病初起主要以风邪为首的外邪侵袭机体，内外合邪，迫血妄行，发为本病。正气不足而无血分伏热者多出现风热伤络；有血分伏热者，多出现血热妄行，但两者最终皆是血溢脉外，发为紫癜。本期发病较急，热、瘀皆有，但侧重于热，主要为风热、血热，由于急性出血，紫癜色多鲜红。

迁延期"瘀"象明显。在初期的急性出血之后，离经之血形成瘀血，压迫阻滞血络，血液外溢形成新的瘀血，使本病迁延不愈。此外，瘀血日久不除，可郁而生热。"瘀"热可伏于血分，形成血分伏热，每遭外邪扰动，与之相应，内外合邪，致血分不宁而动，血液溢出而致瘀血，发为本病。瘀血导致血的外溢，外溢之血又形成瘀血，"瘀"与"溢"之间，相互促进转化，致使紫癜陷入恶性循环，缠绵难愈。本期病情反复，瘀、热皆有，但侧重于瘀，紫癜色多紫暗。

后期"虚"象明显。迁延期过后，由于病情缠绵，反复出血，致使阴血不足，阳无所制，虚火内生，血分不宁，血液外溢，发为本病。另外，随着病情的逐渐加重，阴损及阳，阴血虚则气无所生，终致气阴两虚，气不摄血，血液外溢，发为本病。本期病情进展缓慢，虚、瘀、热皆有，但主要为虚，由于阴血不足，紫癜色多暗淡。

可见，过敏性紫癜初期热、瘀皆有，但以"热"为主，迁延期瘀、热皆有，但以"瘀"为主，后期虚、瘀、热皆有，但以"虚"为主，最终形成了热、瘀、虚序贯演变的复杂病机。

本病的外因多为感受风热、邪毒，或进食鱼虾、辛辣等燥热腥发动风之品；内因主要为素体有热，血分伏热。紫癜急性期即邪实期以风热与血热为主，其病机为风热毒邪浸淫腠理，深入营血，燔灼营阴；或素体阴虚，热伏血分，复感风邪，与血热相搏，壅盛成毒，致使脉络受损，血溢脉外。但后期若出现肾脏损害则使病程迁延而由实转虚，以肝肾阴虚、脾肾阴阳两虚为主要病机，病位主要在肝脾肾。整个病程中瘀血作为病理产物及病理因素，可致瘀血阻络，血不归经，反复出现皮肤紫癜，是迁延不愈的关键所在。

（三）临证辨证思路

因本病易反复发作，尤其出现肾脏损害时，病程较长，可达数月至1年以上。故临证首先将本病分为急性期、迁延期辨证，而后可按虚实、病位、病情轻重来辨证。

（1）辨急性期、慢性期：急性期多为实热证，病位主要在肺卫。因小儿本为纯阳之体，外感风热毒邪等，容易从阳化热，以致邪热迫血妄行而发本病。故急性期症见皮肤紫癜、发热、咽干咽痛，或伴有腹痛、关节痛、舌红苔薄黄、脉浮或浮滑。以风热伤络、血热妄行为主要证型，常兼见湿热痹阻或热伤胃络。迁延期：病程日久，则进入迁延期，以肝肾阴虚、脾肾气阴两虚为主要病机，病位主要在肝脾肾。故患儿以阴虚火旺、气阴两虚为主要证型，常兼瘀血、外邪，总属本虚标实。临床常表现为皮肤紫癜消退后，仅留有肾脏损伤，临床表现为持续或反复紫癜和（或）血尿、蛋白尿。

（2）辨虚实：本病辨证首先根据起病急缓、病程长短，以及出血的部位与紫癜颜色等，分清病情的表里虚实缓急。起病急，病程短，紫癜颜色鲜明者多属实证；起病缓，病情反复，病程迁延，紫癜颜色较淡者多属虚证。

（3）辨病位：外邪与血分伏热互结，灼伤血络，迫血妄行，不仅致皮肤紫癜反复出现，也常使邪滞脏腑，伤及心、肝、脾、肾，心主血、脾生血、肝藏血、肾藏精、精生血，心、肝、脾、肾功能受损，血行不循常道，轻则外溢肌肤，重则便血、尿血。故病位在心、肝、脾、肾，除出血之外，有相应脏器的临床病变。

（4）辨病情轻重：以出血量的多少及是否伴有肾脏损害或肠道出血等作为判断轻重的依据。凡出血量少，无便血、尿血、蛋白尿者为轻症；出血严重伴大量便血、尿血、明显蛋白尿者为重症。

（5）辨证特点：丁樱教授依据过敏性紫癜的病机特点将本病划分为急性期和迁延期两个阶段进行辨证论治，即邪实阶段和正虚阶段。急性期以风热伤络、血热妄行为主要证型，常兼见湿热痹阻或热伤胃络。迁延期多为虚证，因病程日久，则进入迁延期，故患儿以阴虚火旺、气阴两虚为主要证型。气滞血瘀证因可见于各个阶段和类型也多作兼证处理。

（四）常用治法

本病的治疗不外祛因和消斑两方面，可标本同治，症因兼顾。实证以清热凉血为主，随证配用祛风通络，缓急和中；虚证以滋阴降火、益气摄血为主。紫癜为离经之血，皆属瘀血，故活血化瘀法可贯穿始终。临证须注意证型之间的相互转化或同时并见，治疗时要分清主次，统筹兼顾。急性期以风热伤络、血热妄行为主要证型，常兼见湿热痹阻或热伤胃络。迁延期多为虚证，因病程日久，则进入迁延期，故患儿以阴虚火旺、气阴两虚为主要证型。气滞血瘀证因可见于各个阶段和类型也多作兼证处理。

临床常用分型论治的方法是：风热伤络证治宜疏风清热，凉血安络；血热妄行证治宜清热解毒，凉血止血；胃肠积热证治宜泻火解毒，清胃化斑；湿热痹阻证治宜清热利湿，化瘀通络；阴虚火旺证治宜滋阴降火，凉血止血；气不摄血证治宜健脾益气，和营摄血；气滞血瘀证治宜理气活血，化瘀消斑。但临证应注意，对紫癜的治疗，早期当以祛邪为主，迁延期则当顾护气阴为本，消除紫癜为标。由于本病易于复发，是因标证虽去而内脏功能尚未恢复之故。因此，紫癜消退后若有肾脏损害者，仍应继续调治，方能获得远期疗效。

活血化瘀可提高本病治疗效果，在病程的各个阶段均可采用，充分体现了"治风先治血，血行风自灭"的古训。临床运用时应注意：发病早期有胃肠道出血时要慎用；皮肤紫癜紫暗明显且消退慢时，可以活血化瘀为主；紫癜量少、消失快且不留色素沉积者，活血化瘀作为辅助治疗即可；紫癜后以肾炎症状为主时，以扶正祛邪为主，随证配以养血活血化瘀法。

（1）祛邪安络：本病早期以风、热、瘀为主要病机，以邪实为主。邪热伤络是主要病理环节，临床表现为大量皮肤紫癜的同时，常伴有关节肿痛、腹痛、便血等风、热、瘀证候，故祛邪安络是早期的基本治疗大法。

（2）活血化瘀：离经之血即为瘀血，瘀血不去，血不循经，可以导致反复出血。因此在治疗时不能单纯见血止血，而当化瘀止血。活血化瘀是提高本病治疗效果的关键因素。临床运用时应注意：紫癜未消失，瘀血症状明显时，以活血化瘀为主；紫癜消失后以肾炎症状为主时，则在辨证基础上，随证配以养血活血化瘀等法。

（3）扶正祛邪：本病后期皮肤紫癜消退后，部分患儿仅留有血尿、蛋白尿等肾脏损伤的症状，此期辨证常见阴虚火旺证、气阴两虚证、脾肾气虚证三型。由于病程较长，易于反复，又常有外邪反复侵入，机体抵抗力日渐下降，从而出现虚实互现之证。故治疗应注重扶正与祛邪兼顾，并根据正邪消长的变化，或以扶正为主，兼以祛邪，或扶正祛邪并重。

（4）补脾扶正：小儿脏腑柔弱，脾常不足，且临床治疗本病常选用清热凉血等苦寒药物，更伤脾胃，形成恶性循环，致使病情反复发作，难以奏效。故本病后期尤其是以大量蛋白尿为主的患儿，治疗勿忘补脾扶正。

（五）方剂选择与应用

（1）风热伤络证：常用银翘散加减。方用薄荷、防风、牛蒡子疏风散邪；连翘、栀子、黄芩、升麻清热解毒；玄参、当归养血祛风；赤芍、紫草清热凉血。皮肤瘙痒者，加地肤子、浮萍、赤小豆、蝉蜕；腹痛便血者，加木香、地榆炭、三七；尿血者，加白茅根、大小蓟、旱莲草；关节肿痛者，加秦艽、牛膝、制乳香、制没药。若表证不著，血热已成，用清营汤加减。

（2）血热妄行证：常用清瘟败毒散合犀角地黄汤加减。方用连翘、玄参、桔梗、竹叶清热解毒；石膏、知母、甘草清气分之热；黄连、黄芩、栀子泻三焦实火；水牛角、牡丹皮、生地黄、赤芍专于凉血止血化瘀。皮肤紫癜量多者，加藕节炭、地榆炭、茜草炭、三七粉（冲服）；鼻衄量多不止者，加白茅根、茜草炭、侧柏叶等；齿衄者，加藕节；尿血者，加小蓟、仙鹤草；便血者，加地榆炭；便秘者，加大黄；烦躁不宁，目赤者，加青黛、菊花。热犯营血，邪陷心包，症见神昏谵语者，加服安宫牛黄丸或紫雪散。

（3）胃肠积热证：常用葛根黄芩黄连汤合小承气汤加味。方用葛根、黄芩、黄连泻火解毒，清胃肠湿热；大黄、枳实、玄明粉等泻下焦热结。胃热盛者，加生石膏、知母；热毒盛者，加大青叶、焦栀子。为缓解腹痛，加炒白芍、炒延胡索、丹参；为减少出血，可加牡丹皮、地榆炭、人中白。

（4）湿热痹阻证：常用四妙丸加减。方用苍术、白术燥湿健脾；黄柏清热燥湿；牛膝、薏苡仁、木瓜祛湿热，利经络；紫草化瘀通络。关节肿痛，活动受限者加赤芍、桑枝、鸡血藤、忍冬藤；小便出血者加小蓟、石韦等。若湿重肿甚，小便黄赤者，加用导赤散。

（5）阴虚火旺证：常用大补阴丸加减。方用熟地黄或生地黄、龟板滋阴潜阳以制虚火；黄柏、知母清泻相火；牡丹皮、牛膝养阴凉血；蜂蜜填精润燥。鼻衄、齿衄者加白茅根、焦栀子凉血止血；低热者加银柴胡、地骨皮以清虚热；盗汗者加煅牡蛎、煅龙骨、五味子以敛汗止汗。

（6）气不摄血证：常用归脾汤加减。方用党参、黄芪、白术、红枣补脾益气；当归养肝而生血；茯神、酸枣仁、龙眼肉养心安神，远志宁心定志；木香理气醒脾，以防益气补血药物滋腻滞气，诸药合用能益脾气养肝血以摄血止血。若气虚甚者，黄芪应重用。伴腹痛者，加乌梅、白芍；若兼有风邪表证者，可酌加荆芥、防风、牛蒡子等疏风解毒之品，但用量不宜大，以防化燥伤阴。

（7）气滞血瘀证：常用血府逐瘀汤加减。本方乃桃红四物汤合四逆散加桔梗、牛膝而成。方用桃红四物汤活血化瘀而养血；四逆散行气和血而疏肝；桔梗开肺气，载药上行，合枳壳则降上焦之气而宽胸；牛膝通利血脉，引血下行。诸药配合，具有活血化瘀而不伤血，行气解郁而无耗气之功。伴关节肿痛者，加鸡血藤、威灵仙、牛膝等通络止痛；紫癜久不消退，斑色暗者可加用香附、郁金加强行气活血之功。

紫癜虽有以上七个证型可分，但仅为条目清晰而设，临床实际应用中，胃肠积热证、湿热痹阻证这两个证型，因大多持续的时间较短，多作为兼证处理，气滞血瘀证因可见于各个阶段和类型也多作兼证处理。

（六）药物选择与应用

（1）徐长卿：辛，温，归肝、胃经。功能祛风止痒止痛，活血解毒。本品长于祛风止痒，善治湿疹、风疹、顽癣等皮肤瘙痒之症，可单味煎汤内服，亦可煎汤外洗。现代研究表明徐长卿有抗炎、镇痛、抗过敏和解除肠管痉挛作用，尤其适用于腹型和关节型紫癜。常用剂量6～10g。

（2）丹参：苦，微寒，归心、肝经。功能祛瘀止痛，活血通经。本品专入血分，清而兼补，活血祛瘀作用广泛，善治瘀血阻滞各种病证。现代药理研究表明丹参有抗过敏、抗血栓形成、降低血黏度、调节免疫及清除氧自由基等作用。常用剂量9～15g。

（3）三七：甘、微苦，温，归肝、胃经。功能祛瘀止血，活血止痛。本品功善散瘀止血，具有祛瘀通络、止血而不留瘀之功。现代药理研究发现，三七能扩张血管，具有抑制血小板聚集、抗凝、改善微循环，降低毛细血管通透性，调节免疫等功能。常研末吞服，每次1～1.5g。

（4）水牛角：咸，寒，归心、肝、胃经。功能清热，凉血，解毒。本品为犀角替代品，专入血分，善清心、肝、胃三经之火而有凉血解毒之功，为治血热毒盛之要药。适用于热盛而迫血妄行所致的皮下血斑等多种出血。但紫癜虚证则不应使用。最好用水牛角粉入煎剂，剂量9～15g，近年临床大多用配方颗粒、粉剂冲服，每次3～5g，1日2次。学龄儿大多每日用15g。

（5）紫草：甘，寒，归心、肝经。功能凉血活血，解毒透疹。本品为清热凉血之要药，对血热妄行所致的皮肤紫癜尤为适用。现代研究表明紫草有明显的抗过敏作用，并能调节机体的免疫功能，用于治疗过敏性紫癜可获良效。常用剂量6～15g。

（6）中成药雷公藤多苷的应用：雷公藤多苷片，1～1.5mg/(kg·d)，分2～3次口服。适用于过敏性紫癜反复不愈及紫癜性肾炎。单纯皮肤紫癜疗程2～3个月；紫癜性肾炎疗程3～6个月。用药期间应每周查一次血常规，2周查一次肝功能，以便早期发现有无血液、消化系统的不良反应。

（七）临床诊疗特点

（1）谨守病机，分期而治。邪实阶段治疗重在权衡其风邪与热邪孰轻孰重而选择药物，治疗以疏风清热、凉血活血、祛邪安络为主。正虚阶段采用益气养阴清热之法。早期病机以邪实为主，临床证候以风热与血热为主，两者表现大同小异，除全身症状外，紫癜有无瘙痒或外感症状、皮肤紫癜的量是两者的鉴别点。只要有外感症状或皮疹瘙痒者辨为风热，若紫癜量大者即为血热，但临床更多见血热、风热并见者，两证治法应掺和使用，重在权衡其风邪与热邪孰轻孰重而选择药物。治疗以疏风清热、凉血活血、祛邪安络为主，多选用银翘散、犀角地黄汤合方化裁使用，而活血化瘀贯穿整个病程。

此外，丁教授强调应用活血止血，切忌止血留瘀，善用茜草、蒲黄、三七等活血止血药。并且发现对于皮肤紫癜及血尿，单用止血药效果不佳。在急性期除非有明显的呕血或大便出血时应短期以止血为主，在多数情况下应以活血为主、止血为辅，常用当归、丹参、藕节、大蓟、小蓟、白茅根等；病至后期，应以养血止血为主，兼顾活血，喜用丹参、白及、茜草、

三七、琥珀粉等。

（2）中西医结合，取长补短。丁樱教授认为紫癜性肾炎是临床疑难病，部分患者肾脏病理改变严重，并且有一定比例的肾衰竭发生，因此临床上一定要根据患者具体情况采取合适的治疗方案，必要时采用中西医结合的方案，取长补短，以免延误治疗时机。如急性期表现为肾病综合征者，常使用激素联合雷公藤多苷综合治疗。对于病理改变重、新月体比例高的患者，积极使用甲泼尼龙、环磷酰胺冲击治疗，并积极运用中药辨证，给予滋阴清热、和胃止呕等治法，降低甲泼尼龙、环磷酰胺的副作用。疾病早期以风、热、瘀为主；后期若出现肾脏损害则使病程迁延而由实转虚，以虚为主、虚实互现。治疗上应注重扶正与祛邪兼顾，辨清正邪消长的变化，把握扶正祛邪之偏颇。此期辨证常见阴虚火旺、气阴两虚、脾肾气虚三型。阴虚火旺证多见于单纯血尿者；脾肾气虚证多见于蛋白尿明显者；气阴两虚证既多见于血尿兼蛋白尿者，也可见于蛋白尿明显或单纯血尿者。此外，本病以大量蛋白尿为主达到肾病综合征标准时，辨证治疗参照肾病综合征的诊疗方案。

（3）预防外感，调理体质，防止复发。丁樱教授在临证时特别注重调理体质，预防外感，常常补肺与清热并用。

（4）善用对药。丁樱教授善用对药，常起到事半功倍之效。如其治疗本病善用乌梅与水牛角。结合现代药理研究证实，乌梅能增强机体免疫功能及对非特异性刺激的防御能力，有抗过敏作用，故丁樱教授认为病不外实证、热证或虚证，均可配伍乌梅、白芍、甘草，其一可柔肝助其主疏泄而藏血，其二可敛气补肝，和营止痛。水牛角药性苦、寒，归心、肝经，功效清热凉血、解毒镇惊，治血热妄行之证，如《陆川本草》曰"凉血、解毒"；乌梅药味酸、涩，性平，功擅收敛。水牛角清热凉血以治"瘀"，而乌梅药性酸、涩，功擅敛以防"溢"，两者相得益彰，故有良效。

（5）善用藤类药物。丁樱教授认为藤类药物均具有缠绕蔓延，犹如网络，纵横交错之形，像人之经脉遍布周身，似人之筋脉联系关节。当过敏性紫癜出现肾损伤时，其病位在肾络，因其络体细小，络道狭窄迂曲，非草木金石类药物可达。按中医学取类比象，以形治形之理，则藤类药物具有通经入络之性，能治疗经络筋脉之病，即所谓"凡藤蔓之属，皆可通经入络"，一者言其可以直接去除络脉病邪，二者言其可以引诸药直达病所，充分发挥药物的治疗作用。现代药理研究表明，多数藤类药物有类似非甾体抗炎药的直接抗炎作用，又有免疫抑制作用，为藤类药物在过敏性紫癜中的应用提供了依据。丁樱教授临床善用藤类植物药如忍冬藤、海风藤及中成药雷公藤多苷片。其中忍冬藤能清热解毒，疏风通络，海风藤具有祛风湿，通经络，止痹痛等功效。而雷公藤根提取物雷公藤多苷片治疗紫癜性肾炎、风湿病、肾病综合征等免疫性疾病的疗效已经得到临床工作者的公认。丁樱教授在长期的临床实践中，观察到雷公藤多苷片对紫癜性肾炎除急进性肾炎外的各种类型均有较好的疗效，其中尤以轻中度蛋白尿伴或不伴血尿、组织病理改变在Ⅲ级以下者疗效最好；对表现为肾病综合征，但组织病理改变为Ⅲ级者，配合相应的西医治疗也有满意效果。

三、国医大师周仲瑛治疗过敏性紫癜的经验分享

国医大师周仲瑛，南京中医药大学教授、博士生导师，国务院政府特殊津贴专家。周仲瑛教授从"三热论"论治过敏性紫癜，以《素问》"病机十九条"为立论依据，结合温病学

说"卫气营血"和"三焦辨证"理论，提出过敏性紫癜的病因病机均为感受外邪，邪实正虚，引动风热，并与瘀热、湿热交争，多因复合相搏为患，瘀热贯穿疾病始终。

（一）病因病机——风热、瘀热、湿热相搏，邪实正虚

针对过敏性紫癜的病因均为感受外邪，邪实正虚，引动风热，并与瘀热、湿热交争，相搏为患。周仲瑛教授认为瘀热相搏，贯穿疾病始终，无论疾病早中晚期，本病瘀热导致血溢脉外是其基本病机，热入血分，瘀热相搏而发为"紫癜"。病机演变常为多种病理因素错杂而成复合病机，正虚邪实，虚实夹杂，气血同病，血热瘀滞。

（1）风热邪毒外感，风邪上受，首先犯肺，肺合皮毛，故表现为皮肤紫癜。本病时发时隐，善行数变，常因外感而引发，故其病性属风邪为患的特征。

（2）过敏性紫癜关节型，既有皮肤紫癜，又有关节游走疼痛，肢体关节肿胀热痛，病机为风湿热三气杂致，合而为痹，痹阻经脉关节，气血瘀滞不通，多为热痹。

（3）过敏性紫癜腹型，既有皮肤紫癜，又有腹痛，甚至黑便或鲜血便等。其病机为风热外侵，肺与大肠相表里，导致肠腑湿热，气滞血瘀，瘀毒内蕴，络损血溢。

（4）紫癜性肾炎多为病程较长，邪气伤正，肺脾肾俱虚，迁延难愈，病机常因湿热内蕴，交结不化，瘀热相搏难解，正虚邪实，久病迁延，湿热瘀毒留连三焦，导致脏腑失调，三焦枢机不利。特别是长时间使用激素治疗的患者，湿热瘀毒更为明显。每遇外感风热可引动伏邪，引起疾病加重、复发、难愈。

（二）辨证论治——祛风化湿，凉血化瘀为其治疗大法

周仲瑛教授对于过敏性紫癜的病机抓住"风热、瘀热、湿热"三个复合病理因素进行辨证论治。本病病变涉及五脏，久病脾肾亏虚多见，气阴两伤，虚实夹杂。治疗注意扶正祛邪，虚实同治。治法气血同调，治气、治血兼顾。凉血化瘀贯穿始终，切忌收涩止血。具体治法常用清热祛风、清热凉血、清热化湿、泻下通瘀、补气健脾、益肾清利六法。

（1）清热祛风法：适用于风热外感型，发热恶寒，咽痛咳嗽，汗少，皮肤紫癜色鲜红，皮肤痒，舌红苔黄，脉浮数。以银翘散合升降散加减，药用金银花、连翘、荆芥、豆豉、淡竹叶、板蓝根、牛蒡子、僵蚕、蝉衣、姜黄、肿节风、甘草等。

（2）清热凉血法：适用于血热妄行型，皮肤紫癜大片密布，色深暗红，如粟粒状，口干，烦躁，手足心热，舌红苔少干裂，脉细数。以犀角地黄汤加减，药用水牛角、生地黄、牡丹皮、赤芍、玄参、紫草、大青叶、凌霄花、槐花、白薇、白茅根、虎杖、甘草等。

（3）清热化湿法：适用于湿热内蕴型，皮肤紫癜久治不愈，反复发作，紫癜色暗紫，或关节肿痛，或下肢水肿，倦怠乏力，口干苦而黏，尿黄浑浊，舌红苔黄腻，脉滑数。以消风散合四妙丸加减，药用荆芥、蝉衣、小胡麻、苦参、苍术、生薏苡仁、黄柏、知母、川牛膝、土茯苓、菝葜、小通草、泽泻、蜀羊泉等，紫癜性肾炎治疗加用雷公藤、六月雪。

（4）泻下通瘀法：适用于过敏性紫癜腹型，既有皮肤紫癜，又有腹痛腹胀，甚至黑便或鲜血便等，口干苦而黏，尿黄浑浊，舌红苔黄腻，脉滑数。以大黄牡丹皮汤加减，药用制大黄、牡丹皮、桃仁、赤芍、侧柏叶、地榆、枳实、厚朴、茜草、甘草等。

（5）补气健脾法：适用于过敏性紫癜久治不愈，反复发作，气短乏力，面色萎黄，纳差，

易感冒，便溏腹胀，舌淡苔白，脉细弱。以补中益气汤合玉屏风散加减，药用生黄芪、党参、炒白术、茯苓、生薏苡仁、当归、柴胡、升麻、防风、陈皮、甘草等。

（6）益肾清利法：适用于紫癜反复难愈，或有紫癜性肾炎，面色潮红，烦躁不安，口干渴，腰酸耳鸣，舌红苔少，脉细数等。以知柏地黄汤合二至丸加减，药用生地黄、山茱萸、山药、女贞子、墨旱莲、牡丹皮、泽泻、知母、黄柏、玄参、茜草、紫草、鹿衔草、地锦草等。

周老在总结前人经验的基础上，根据多年的临床实践，提出了瘀热血溢证这一特殊证候类别，突出了瘀热相搏、络损血溢导致出血的重要性，强调凉血散瘀为治疗瘀热型血证的基本大法。临证应用时，周老强调首先要明确外感内伤，其次要辨别瘀热的轻重，同时还应详察兼证变证，从而突破了仅把这一方法视为外感温病血分证治法的局限性，发展了血证理论，充实了有效的治疗方法。并在实践中体会到凉血与化瘀联用，可以发挥清血分之热、散血中之瘀、解血分之毒、止妄行之血的作用。据此研制的丹地合剂和地丹注射液，由水牛角、生地黄、牡丹皮、赤芍、制大黄、山栀、煅人中白、紫珠草组成。临证时灵活化裁，常收捷效。

四、国医大师王烈治疗过敏性紫癜的经验分享

王烈，国医大师，国家中医药管理局确定的第一、二、三、四批全国老中医药专家学术经验继承工作指导教师，享受国务院政府特殊津贴专家。

王烈教授集多年临床经验，对小儿紫癜的治疗有其独到见解，临证强调紫癜的发病与毒瘀的关系最为密切。王教授认为，无毒不生斑，有斑必有瘀。邪毒内侵为发病之外因，体虚正气不足为其内因。邪毒内侵或伤络脉、迫血妄行，或致气滞不行、血瘀络脉，或损伤脏腑致气虚血亏，失于行血、摄血之功，使血液外溢为其发病机制。而有形之血渗于脉外，停于肌肤，形成紫癜，则为血滞、血瘀之象，即为其病理演变之结局。然而紫癜形态、颜色不同，则由其发病机制不同所致。紫癜色红为邪毒内伤血分、迫血妄行，色紫则为邪毒内侵，气滞不行，血瘀络脉；色白（疱）为邪毒内盛，伤气伤血，色褐为邪毒内侵，损伤脏腑致气虚血亏，不能行血摄血，血液外渗。形小为正气充沛，邪毒内盛，正胜邪实；形大成片乃毒伤血瘀，起疱则为邪毒内盛，损伤气血。

治疗上王老遵常法，又不拘泥于单纯清热解毒、凉血止血、滋阴降火、补气摄血、活血化瘀治法，自成体系，明辨虚实，随症加减。王老认为，解毒化瘀当为治疗紫癜之总法，常选用白鲜皮、紫草、黄柏、丹参、赤芍、茜草。实证则佐以凉血止血，选用水牛角、生地黄、牡丹皮、白薇，并选苍耳子宣通络脉。虚证则佐以益气养血，常用仙鹤草、黄精、熟地黄、当归、阿胶、何首乌、旱莲草。若临证见紫癜色红而密集，加生地黄、牡丹皮、水牛角以凉血止血；色紫红成片，加丹参、赤芍以活血化瘀消斑；色褐呈点片状加黄芪、党参、熟地黄、当归等益气养血；紫癜起疱，加紫草、黄柏以解毒燥湿。依此治疗小儿紫癜，取得满意效果。

五、全国名中医汪受传教授治疗过敏性紫癜的经验分享

汪受传，南京中医药大学教授、主任医师、博士生导师，全国名中医，世界中医药学会联合会儿科专业委员会会长，国务院学位委员会学科评议组成员，全国临床医学专业学位教育指导委员会委员，国家医师资格考试中医儿科学学科组组长，国家市场监督管理总局审评

专家，享受国务院政府特殊津贴专家，曾任多届中华中医药学会儿科分会会长。汪受传教授认为小儿过敏性紫癜的病变部位主要在血分，病因多由外感风热或内伤饮食而发病，致病根本在于热盛伤络动血，根本治法为清热凉血活血法，常兼以疏风解表法、祛风通络法、清热化湿法、缓急止痛法、养阴清热法和益气养血法治疗，注重辨证与辨病相结合。

（一）病因病机

汪教授从 20 世纪 80 年代开始研究本病，根据本病的临床特点，认为 HSP 多由外感风热或内伤饮食后起病。外感风热者，风善行而数变，内窜血分，与热相搏，化火动血，渗于肌肤；内伤饮食者，皆伤于荤腥之物，蕴湿生热，内逼荣血，灼伤血络。正如《幼幼集成·诸血证治》曰："外干六淫，内伤饮食，气留不行，血壅不濡，是以热极涌泄，不无妄动之患……若郁热内逼，必致荣血妄行。"汪教授认为 HSP 的病变部位主要在血分，如《景岳全书·血证》中所载："故有以七情而动火者、有以七情而伤气者、有以劳倦色欲而伤阴者，或外邪不解而热郁于经……或阴盛格阳则火不归原而泛溢于上。"故而提出发病的根本病机在于热迫血动，血行异常，不循常道，络脉损伤，血溢络外。在过敏性紫癜前期风热相合为病，实热夹瘀，后期虚热夹瘀，以瘀热内伏、气阴损伤为病机关键，清热消风、活血化瘀为基本治疗大法。

（二）辨证施治

汪教授认为 HSP 的致病根本为热盛伤络动血，并辨证患儿紫癜色泽、病程及全身症状，归纳为血热、血瘀、血热夹瘀和气血亏虚四个证型，并提出本病根本治法为清热凉血活血法，以犀角地黄汤为基础加减化裁，常用药有水牛角、生地黄、赤芍、牡丹皮、紫草、生甘草、丹参等。全方功擅清血分之热，又顾护营阴，凉血止血而不留瘀。辨证施治，贵在临证加减，汪教授依据多年临证经验，根据证候不同，在清热凉血活血法之外相兼他法。

（1）疏风解表法：小儿 HSP 临床常见患儿外感表证未解，并发 HSP 者，或紫癜出没，兼具痒感，亦属风邪。汪教授认为外感风热是小儿 HSP 发病的主要病因之一，且风为百病之长，小儿 HSP 亦非例外。治宜兼顾疏风解表，药用荆芥炭、防风、蝉蜕、菊花等。若遇热象显著，咽喉红肿者，可加金银花、连翘、薄荷、桔梗、芦根、板蓝根等；若紫癜处瘙痒者，可予地肤子、白鲜皮、蒺藜、浮萍等。

（2）祛风通络法：小儿 HSP 发病初期即可见关节肿痛之症，以下肢膝、踝关节多见。汪老认为此证属风邪窜络，经脉痹阻，关节肿痛，活动不利。治疗时宜取祛风通络法，因"治风先治血"，故而选方用药之时，在犀角地黄汤基础上加用祛风舒筋通络之品，以求"血行风自灭"之功效，常用祛风舒筋通络药如桑枝、秦艽、独活、牛膝、豨莶草、络石藤等。

（3）清热化湿法：若见小儿 HSP 双下肢紫癜云集者，常伴有舌黏口苦，口干而不欲饮，小溲黄赤短少，舌苔黄腻等症。汪老辨证为湿热下注之证，认为湿与热结，常蕴于下焦，发为紫癜后下肢尤甚。治予清热化湿法，方用四妙丸加味，常用药为苍术、牛膝、黄柏、薏苡仁等。若血热毒盛，加用板蓝根、栀子、虎杖；若小溲赤涩、舌红心烦，加用竹叶、侧柏叶、通草、白茅根；若湿热蕴阻中焦、脘痞纳呆，用青蒿、黄芩、半夏、佩兰、薏苡仁、六一散等；若腑实便秘，加大黄、玄明粉。

（4）缓急止痛法：小儿 HSP 临床常见腹痛之症，常呈突然发作的脐部绞痛，可伴有恶心、呕吐、泄泻等症。汪教授认为此乃胃热而致脉络不和发为腹痛，治疗上遵循"急则治其标，缓则治其本"的原则，治当缓急止痛为先，药用延胡索、白芍、赤芍、生甘草、升麻、郁金等。若伴恶心呕吐者，可加用竹茹、姜半夏等；若伴泄泻者，可加苦参、黄芩、焦山楂等。

（5）养阴清热法：小儿 HSP 治疗后期，临床可见紫癜时发时止，头晕耳鸣，手足心热，或有低热，舌红少津，脉细数。汪老认为此乃患儿阴分亏耗、血热未净之证。治时取养阴清热之法，方选茜根散加减，药用茜草、黄芩、旱莲草、女贞子、白芍、知母、阿胶、地骨皮、黄柏等。

（6）益气养血法：汪教授临证，若见小儿 HSP 病程迁延不愈，出血较多，气随血耗，归属气血亏耗之证，临床常见面色苍白，神疲乏力，心悸多汗，舌淡苔薄，脉无力。实则泻之，虚则补之。故而治时需健脾益气、养血摄血，取益气养血之法，方用归脾汤加减。若汗多者，可配用牡蛎散；若血热未清、气阴已伤者，亦可温、清并用。

（三）辨证与辨病结合

此外，汪老注重 HSP 与血小板减少性紫癜的区别，认为 HSP 新出者总见色泽鲜红、凸出皮面、伸侧阳面居多，故辨证为血热妄行，以血热证居多；血小板减少性紫癜以虚证出血居多。故治疗 HSP 以凉血为主，不宜早用温摄。温燥、助阳、动血之品应予慎用，见气虚者宜益气而不宜温阳，兼血瘀者宜活血而不宜破血，炮姜、附子类辛温助阳及虻虫、䗪虫类走窜逐瘀之品一般不用。过敏性紫癜病势缠绵，易反复发作，可分为急性发作期、临床缓解期和慢性迁延期三期辨证治疗。急性发作期病势迅猛，实证为主，根据患儿风、热、湿邪的偏重程度分型治疗，风热偏盛证以银翘散加味，血热偏盛证以犀角地黄汤加味，湿热痹阻证以四妙丸加味；临床缓解期既有瘀热表现，又因病程迁延，气阴亏虚，属虚实夹杂证，常联用益气养阴和活血散瘀之法，经验方：党参、茯苓、白术、炙黄芪、当归、女贞子、熟地黄、牡丹皮、紫草、墨旱莲、板蓝根、炙甘草；慢性迁延期临床常见气阴两虚证和脾肾亏虚证，需以扶正气为主，以御外风、抑伏风防其再发，气阴两虚证治以益气养阴，培补本源，经验方：炙黄芪、党参、白术、防风、生地黄、玄参、牡丹皮、当归、紫草、炙甘草，脾肾亏虚证治宜补脾益肾活血，常用金匮肾气丸合归脾汤加减。此外，HSP 肾脏病变者，如出现尿血，一般予清热凉血利尿之小蓟饮子；血压高者可加钩藤、牛膝、车前子、石决明、豨莶草等；浮肿明显者配四苓散、益母草、玉米须；尿蛋白高，不易下降者，加用雷公藤制剂效果良好。

六、全国名中医张士卿教授治疗过敏性紫癜的经验分享

张士卿教授系首届"全国名中医"，全国中医药杰出贡献奖获得者，享受国务院政府特殊津贴专家，第三至七批全国老中医药专家学术经验继承工作指导老师。临床辨治过敏性紫癜经验丰富，疗效显著。临证时以"热瘀损络"立论，提出"热不除，络不宁，瘀不散，络难畅"的临床感悟，治疗主张"热瘀同治，畅通络道"，并始终遵循"祛邪护络以通络，扶正荣络以固络"的络病治疗理念。

脉络学说是中医学络病及血脉理论的传承与发展，主要是探究"热、瘀、毒"等病邪损伤脉络形体，以脉络瘀阻为首要特征，以微血管结构和功能损伤为其研究内容，也是长期以

来临床医生诊治"脉络-血管系统病"的重要指导性理论。张教授认为，过敏性紫癜的皮肤紫斑、腹痛、便血及尿血等症与热邪等侵袭肌表阳络和（或）胃、肠、肾脏等处之脏腑阴络密切相关，而且在临床上呈现出中医学脉络病之"脉络瘀阻，络损成斑"的发病特点。

（一）热瘀损络，血溢脉外为 HSP 核心病机

中医学认为，小儿属纯阳之体，感邪易从热化，且临床上过敏性紫癜以热证居多，所占者十之八九。但细究其热证成因，却不外乎外感与内伤两方面。外感多责之于六淫之邪侵袭腠理，郁于肌表或循经入里，经脉壅遏，化生火热。内伤多责之于小儿脏腑娇嫩，阴常不足，虚火内生，或该病迁延，邪热伤阴，或饮食不节，积滞化热，或学业负担过重，所愿不遂，五志化火等。上述火热之邪，不论虚火（热）、实火（热），或熏灼肌表之阳络，络伤血溢，积于皮下，发为紫斑。若溢于鼻窍发为鼻衄，溢于齿龈发为齿衄，或伤及关节、胃肠、肾、膀胱等体内脏腑之阴络，临证可见关节肿痛、腹痛、便血及尿血等症，正如《灵枢·百病始生》云："阳络伤则血外溢，血外溢则衄血；阴络伤则血内溢，血内溢则后血。"张教授强调，过敏性紫癜虽因机繁杂，但据其发生、发展及演变过程不难看出，本病多因火热病邪伤人，熏灼体表之阳络和（或）体内脏腑之阴络，令血府约束不及，血溢脉外所致。正如明代龚廷贤《万病回春》云："一切血症，皆属于热。"《小儿卫生总微论方·血溢论》云："小儿诸血溢者，由热乘于血气也。血得热则流溢，随气而上。"且流溢脉外之血即中医学之瘀血，而瘀血阻滞脉络，妨碍血行，又使得络损血溢及脉络瘀阻呈反复加重之势，诚如《叶天士医案精华》云："络乃聚血之所，久病必瘀闭。"故张教授认为，瘀血同火热病邪一样是导致本病出血不止或反复发作、缠绵难愈的主要原因。因此，过敏性紫癜病位在脉络，热、瘀之邪贯穿其发病始终，而热瘀损络，血溢脉外是其核心病机。

（二）敏毒、湿、热之邪是过敏性紫癜产生的重要原因

张教授还根据多年临床实践，认为敏毒、湿、热之邪是过敏性紫癜产生的重要原因。敏毒是引起过敏性紫癜的主要诱因和重要病因，并在病程演变中起着主导作用，同时敏毒常与湿、热、瘀血夹杂，相兼为因，客于脉络，致络损血溢而为紫斑。"敏毒"实际上包含中医学"毒邪"与"邪毒"双重含义，既属致病因素之"外来毒邪"，也属病理产物之"内生毒邪"，应当隶属于中医病因病机学"毒邪致病"范畴，是引起过敏性紫癜的一类特殊致病因素。敏毒外袭肌腠，与气血相搏，损伤脉络，血溢脉外而为紫斑。若蕴阻中焦，伤及胃肠脉络，则见呕恶、腹痛、腹泻、便血等；若侵犯肾系，肾（膀胱）络受损，则见尿血，肾失封藏，精微外泄，则见蛋白尿；若敏毒滞留并伤及肢体筋骨、关节之处脉络，可表现为关节肿胀疼痛。

张教授认为湿邪为本病的重要病因之一。湿邪既可客于肌肤，留滞肌腠，营卫失和，血行不畅，亦能伏藏体内不得宣泄，易客于脏腑脉络，与气血相搏致脉络涩滞，血行迟滞而为紫斑。

张教授认为，热（火）为阳邪，易深入营血，熏灼脉络，迫血妄行，渗于肌肤，积于皮下，则见皮肤紫斑；若郁于胃肠，灼伤胃（肠）络，则见腹痛、便血等；若结于肾与膀胱，伤其脉络，可见尿血等；阻滞于四肢筋骨关节，痹阻经脉，则见关节肿痛等。

张教授认为，瘀血既是过敏性紫癜之因，又是其病理产物。起病之初主要因"敏毒"侵袭，脉络受损，血不循经；或四时不正之气蕴而化热、情志失调之气郁化火、饮食失宜之胃肠蕴热、湿浊等停积之邪郁而化热等，这些火热之邪熏灼脉络，迫血妄行，离经之血即瘀血；或湿邪滞络，脉道涩滞，通利不及，血行不畅。病至后期，多因反复发作，迁延不愈，耗气伤阴。气虚则推动无力，血行迟缓或气不摄血，血溢脉外；阴虚则火旺，灼伤脉络，或阴虚津亏，无以充血，则血液黏稠，血脉不利。而瘀血一旦形成，则血行受阻且不循常道，以致引发或加重出血而致瘀，如环无端，互为因果。

（三）临床提出"紫癜五辨"的观点

张教授诊治过敏性紫癜重视"五辨"，即一辨色泽、二辨舌脉、三辨病位、四辨虚实、五辨预后。

（1）辨色泽：主要指望紫斑色泽，也包括望面色。若肌肤斑色鲜红，见皮肤瘙痒或起风团，面色红赤者，多为敏毒夹风热外袭；若肌肤斑色紫暗，甚或发黑，紫斑密集，面色紫暗者，多为敏毒、热邪俱盛，络损血瘀较重之象；若肌肤斑色暗红、有水疱，或有痒感，且以下肢为甚，面垢浊者，多为敏毒夹湿；若肌肤斑色鲜红或紫红，时发时愈，午后两颧潮红者，多为阴虚火旺；若肌肤紫斑日久，色淡红，呈散在稀疏分布，面色淡白者，多为气虚不摄。

（2）辨舌脉：若舌尖红、苔薄黄、脉浮数，为敏毒夹风热之征；舌红、苔黄腻、脉滑数或濡数，为敏毒兼夹湿热之象；若舌质暗，或有瘀点、瘀斑，舌下络脉迂曲紫暗，脉涩者，为敏湿热等所致血瘀征象。

（3）辨病位：过敏性紫癜病位主要在肌肤脉络，也可累及胃肠、肢体关节，以及肾与膀胱之脉络，少数可累及目系、脑络等。本病主要以四肢（尤以下肢为甚）肌肤小如针尖或融合成片有压之不褪色的青紫斑点为特征；若累及胃肠脉络，除皮肤紫斑外，尚有恶心、呕吐、腹泻、腹痛（多位于脐周、下腹部或全腹部）、便血等；若有肘、腕、膝、踝等大关节的肿胀疼痛、压痛及活动障碍等表现，则为病变累及肢体关节；若病及肾（膀胱）络，可伴血尿、蛋白尿及水肿等；若有视物模糊、视力减退等目系症状及头痛、神识不清等，应考虑病变波及目系及脑络等部位。

（4）辨虚实：发病早期急骤者，多属实证，以敏毒、湿、热、瘀等损伤脉络为主；若迁延不愈，发病日久者，多属虚证，以阴虚火旺、气不摄血等所为为主；也有因实致虚或因虚致实等虚实夹杂病证，临证须仔细鉴别。

（5）辨预后：一般而言，外感、新病易治，内伤、久病难治；若病位主要在肌肤、阳络者，经过积极、正确的治疗，预后较好；若病情累及胃肠、肢体关节及肾与膀胱之阴络者，如能得到及时、正确的救治，预后亦佳；若反复发作日久，迁延不愈，且长期失治、误治，或病及目系、脑络者，则病情较重，预后较差。

（四）清热凉血，化瘀通络是 HSP 基本治法

（1）明晰理法，创制消斑良方。张教授基于热、瘀之邪损伤脉络，并贯穿过敏性紫癜发病始终的病证特点，结合本病主要以抗原抗体复合物沉积于人体多处的小血管壁，引起全身性小血管炎的现代医学认识，探究到本病具有中医学络病之脉络-血管系统病易入难出、易

积成形、易滞易瘀等病机特点。临证采取清热凉血，化瘀通络的基本治法，在遣方用药时融入中医学"络以通为用"的络病治则，选用《备急千金要方》所载之血证治疗名方犀角地黄汤进行加味，创制出已临证使用40余载的经验方"四草消斑汤"，供临证化裁使用。

（2）方药分析。四草消斑汤组成：水牛角、生地黄、赤芍、牡丹皮、白茅根、茜草、紫草、仙鹤草、甘草。方中水牛角为君，其味苦咸，性寒凉，功擅清热、凉血、解毒，可使热清毒解，脉络安宁。甘寒之生地黄、白茅根清热凉血，养阴利尿而为臣，一则助君药清血分之热，增强止血之力；二则甘寒生津，可复耗伤之阴；三则给火热之邪以出路，使其从小便而去；又配苦微寒之赤芍、牡丹皮清热凉血，活血散瘀亦为臣，具有散瘀通络，凉血消斑之功。苦寒之茜草与甘寒之紫草为佐，以凉血止血，化瘀通络；又佐助苦涩之仙鹤草以收敛止血，扶正补虚，解毒疗疮，一则可助君、臣药止血之力，使得出血能止而脉络畅通；二则补虚收敛，可防活血化瘀之品有动血伤络及耗散正气之弊；三则清解疮痈肿毒，以消除疮疖痈肿类致病之因。再配以味甘性平之甘草为使，一则清热解毒，与水牛角、仙鹤草相配，可使其清解热毒、疮毒等致病毒邪之力增，以祛除毒邪类致病因素；二则益气和中，顾护后天，既可防热、瘀诸邪伤及脾胃，损耗正气，又可助仙鹤草补虚益损，扶正固本之力；三则调和诸药，缓和药性。本方清热凉血，活血散瘀与补虚收敛并举，有着唐容川"治血四法"之止血、消瘀、宁血、补虚之精妙，使"热清毒解血宁，瘀散络通斑消，而无动血伤正之虑"，凉血止血、化瘀止血与收敛止血同用且"无冰伏留瘀之虞"。充分体现了中医学络病之"络以通为用"及"护络、荣络以固络"之理念。纵观全方，热瘀同治，散敛并用，通补结合，药简而效宏，共奏清热散瘀，通络消斑之功。

随着临床经验的不断积累，以及对敏毒致病的深刻体悟，认为敏毒同热、瘀一样贯穿过敏性紫癜始终，遂将四草消斑汤与名老中医祝谌予验方过敏煎（由银柴胡、乌梅、五味子、防风、甘草组成）合用，名为"抗敏四草消斑汤"。过敏煎方中银柴胡甘寒益阴，清热凉血，疗五脏之虚损而为君，《本草求原》谓其"清肺、胃、脾、肾热，兼能凉血。治五脏虚损，肌肤劳热……骨蒸烦痛，湿痹拘挛"。配以酸涩性平之乌梅与酸甘性温之五味子为臣，能敛肺御表、益气固肾，并助银柴胡以疗五脏之虚，使正气充盛，御邪有力。防风辛甘微温，《医方集解》谓其"辛能散肝，香能舒脾，风能胜湿，为理脾引经要药"：一则祛风散邪，以利肺气之开阖、腠理之固密；二则疏肝理脾，有利于胃之受纳、脾之运化，使气机调畅，气血生化有源，强后天之本；三则肝气条达，有利于五脏六腑、营卫气血运行有序，畅通无阻，使"五脏元贞通畅，人即安和"（《金匮要略·脏腑经络先后病脉证》）；四则引药入脾，有助于培补后天之本，且兼行佐、使药之职。诸药合用，共奏散邪御表、固本培元之功，从而达到防敏抗敏作用。全方药简效宏，寒温并用，散敛结合，阴阳同调，抗敏祛邪而不伤正，补虚益损而不敛邪，专为过敏体质者正气不足而易感敏毒等邪而设，可广泛应用于敏毒所致病证。

（3）病证结合，随证化裁。张教授强调，临证时须紧扣过敏性紫癜"热瘀损络"的核心病机，坚持辨病辨证相结合理念，在"热瘀同治"基础上，始终遵循"观其脉证，知犯何逆，随证治之"及中医络病之"络以通为用"的治则为指导，并根据兼夹邪气、病证属性及患者体质状况等不同，可选用四草消斑汤为底方进行辨证化裁，疗效颇佳。强调本病初期多以热证、实证为主，若病程较长，病情反复迁延，则多表现为因实致虚的虚实夹杂之证，临证时须详察病情，分辨虚实，注意祛邪护络与益气、养血、滋阴等扶正荣络治法的灵活运用，同时要根据邪实与正虚之不同酌情兼顾。

张教授认为，敏毒、瘀血虽为过敏性紫癜的重要病因，但与湿热亦密切相关。湿热之邪可浸淫肌腠，熏灼脉络，壅阻气血，使脉络受损，统血无权，血溢脉外。脉络既是敏毒邪气必侵之所，又是与湿热、瘀血邪气胶结之地，更是敏毒或其兼夹邪气潜藏为害之处。因此，张教授强调"敏毒湿热不祛，络损血溢；瘀血不消，紫癜难疗"，进一步明确了以"清热祛湿，抗敏消瘀"为过敏性紫癜的治疗大法。辨证为敏毒湿热内蕴、瘀血阻络时，常以抗敏四草消斑汤为基础方，并根据敏毒、湿热瘀阻脉络的病位不同，分别合用清热祛湿之剂。若病位在表在上，多合用麻黄连翘赤小豆汤加减，取"开鬼门，洁净府"之意，使敏毒湿热之邪从腠理外泄或从小便而解；若敏毒湿热瘀阻募原，可合用达原饮增损，以疏透膜原、通里达外，畅达三焦气机，则敏毒湿热之邪可祛；若病位在里在下，则合用六妙散（《成方便读》四妙散加防己、土茯苓）化裁，取"清流洁源，治中渗下"之意，使在里在下之敏毒湿热得除，诸证自解矣；若邪郁日久，化火成毒，热毒炽盛，直逼血分，灼伤脉络，迫血妄行，发为紫癜，辨证属热毒袭络者，合用清瘟败毒饮（《疫疹一得》）化裁，以清热解毒，凉血宁络；若患儿属过敏体质，其发病明确与花粉、鱼、虾等致敏原密切相关者，张教授将此类病邪称为"敏毒"，可辨证为敏毒损络证，合用名老中医祝谌予经验方过敏煎，以抗敏解毒，固护脉络；若因本病反复发作，迁延不愈，日久耗气伤阴，呈现虚实夹杂病证者，应当仔细分辨，若辨证属气虚不摄，络损血溢之气虚络溢证，则合用归脾汤化裁，以益气健脾，固络摄血；若辨证属虚火灼络证，则合用知柏地黄汤、二至丸化裁，以滋阴降火，宁络止血。此外，若皮肤痒甚者加白鲜皮、蒺藜、地肤子；咽痛甚者加桔梗、牛蒡子、蝉蜕、僵蚕；腹痛者，加醋延胡索、川楝子、白芍、红藤；泄泻者加茯苓、麸炒山药、麸炒薏苡仁；便血者，加地榆炭、槐花炭；尿血者，加大蓟炭、小蓟炭；尿蛋白阳性者，加黄芪、山药、升麻；关节肿痛甚者，加忍冬藤、独活、姜黄、海桐皮。日久而见气虚者，可加黄芪、党参、太子参；血虚者，加阿胶、当归、制何首乌；阴虚者，加龟甲、鳖甲、女贞子、墨旱莲等。

张教授治疗小儿 HSP 临床常用 7 对药对。①仙鹤草-白茅根：白茅根清泻血分之热而不伤于燥，又不黏腻，凉血而不虑其积瘀；仙鹤草因其药性平和，但凡出血，无论寒热虚实，皆可配伍使用。两药相伍，凉血止血并重。②茜草-紫草：茜草味苦能泻，性寒能清里热，入肝经血分，凉血止血，且能化瘀；紫草凉血活血。两药相伍，凉血止血与祛瘀之效并举，止血而无留瘀之患，行血化瘀而无妄行之忧，为凉血止血之重要药对。③小蓟炭-侧柏炭：小蓟炭性凉，走血分，清血热，兼能凉血，凉血止血而无留瘀之痹；侧柏炭既能清热凉血以制血动，又能凝络涩血以止外溢之血，使热邪清则血不妄行，络固则血自归经，为凉血、收敛止血之佳品。两药合用，清热凉血，收敛止血，而重在止血。④藕节炭-血余炭：血余炭味涩入血，能收敛止血，兼能化瘀，藕节炭苦泻能散瘀，以炭入药能涩血，有止血而无留瘀之弊，两药合用，收敛止血，兼能化瘀，重在止血。⑤防己-木瓜：防己既有祛风除湿之效，又有止痹痛之效，其性苦寒降泻，入膀胱经，善行水决渎；木瓜舒筋活络，祛湿除痹，又和胃化湿。两药相须为用，祛风湿、活血络、止痹痛、和胃化湿，主要用于湿热流注肌肉关节而致的关节疼痛。⑥生地黄-牡丹皮、赤芍：生地黄补血养血，凉血止血；牡丹皮清热凉血，兼通血脉；赤芍入血分，清热凉血之功与牡丹皮相似而力稍逊。三药合用，重在清热凉血。⑦黄柏-苍术：黄柏其性沉降，治疗下焦湿热诸证；苍术苦温燥湿，辛香运脾，气味浓厚，最能燥湿健脾，亦治湿盛之着痹；两药清热燥湿，主治湿热下注证。张教授根据临床实际发现，绝大多数患儿都有几分积热，故凉血止血贯穿过敏性紫癜治疗始终。

七、全国名中医贾六金教授治疗过敏性紫癜的经验分享

贾六金，全国名中医，山西中医药大学附属医院主任医师、教授，首届全国名中医，第三、五、六、七批全国老中医药专家学术经验继承工作指导老师，山西省名中医。

（一）临证特色

1. 证从湿辨

本病应分急性期、迁延期论治。急性期以风热夹湿、血热夹湿、湿热痹阻多见，治疗以疏风清热化湿、清热凉血化湿、清热利湿通络为主；迁延期病久脏腑气血功能紊乱，虚实夹杂，尤以肾脏虚损、气血亏虚或气阴两虚夹余邪未尽多见，治疗以补肾填精、健脾养血或益气滋阴兼清余邪为要。

2. 处方用药

贾老主张以六妙散为基础方化裁，收效甚佳。基础方：金银花 10g，连翘 10g，炒苍术 10g，黄柏 10g，怀牛膝 10g，薏苡仁 10g。急性期风热夹湿者，佐以桑叶 10g，菊花 10g，蝉蜕 10g；血热夹湿者，酌加生地黄 10g，丹参 10g，玄参 10g；湿热痹阻者，配以泽泻 10g，车前子 10g，苦参 10g。迁延期者，配以熟地黄 10g，山药 10g，山茱萸 10g；气血亏虚者，加以太子参 10g，炒白术 10g，仙鹤草 10g；气阴两虚者，伍用太子参 10g，黄精 15g，龟板 10g。

（二）典型案例

张某，男，8 岁，2014 年 10 月 21 日初诊。主诉：双下肢皮肤出血点 2 个月，伴血尿 1 个月。患儿于 8 月中旬，家长发现双下肢密布出血点，就诊于当地医院，诊断为"过敏性紫癜"并住院治疗，住院中查尿常规异常，对症治疗，皮肤出血点渐消退，但持续血尿不消。近 1 个月来紫癜反复，时隐时现，尿常规异常来诊。查体：唇红，舌红苔白，脉数，双下肢散布出血点，对称分布，压不褪色。辅助检查：尿常规示尿潜血（BLD，+++），尿蛋白（PRO，+）。诊断：过敏性紫癜，紫癜性肾炎（湿热伤络）。治法：清热利湿，凉血止血。处方：金银花 10g，连翘 10g，苦参 8g，炒苍术 10g，黄柏 10g，怀牛膝 10g，薏苡仁 10g，牡丹皮 10g，赤芍 10g，白茅根 10g，小蓟 10g，甘草 6g。6 剂，水煎服，日一剂，早晚分服。

二诊（2014 年 10 月 28 日）：双下肢出血点减退，复查尿常规：BLD（++），PRO（±），时有关节疼痛，纳呆，二便调，舌红苔薄。上方加生地黄 10g，山药 10g，山茱萸 10g，防风 10g。12 剂。

三诊（2014 年 11 月 16 日）：双下肢出血点消退，复查尿常规：BLD（++），PRO（±）。处方：金银花 10g，连翘 10g，炒苍术 10g，黄柏 10g，怀牛膝 10g，薏苡仁 10g，牡丹皮 10g，甘草 6g，赤芍 10g，白茅根 10g，小蓟 10g，生地黄 10g，山药 10g，山茱萸 10g，黄芪 10g，益母草 10g。12 剂。

四诊（2014 年 11 月 28 日）：双下肢皮肤未见出血点，复查尿常规：BLD（+++），PRO（−），下肢无出血点。处方：金银花 10g，连翘 10g，炒苍术 10g，黄柏 10g，怀牛膝 10g，

薏苡仁 10g，牡丹皮 10g，赤芍 10g，白茅根 10g，小蓟 10g，甘草 6g。12 剂。

五诊（2014 年 12 月 14 日）：复查尿常规示 BLD（＋），PRO（－），在前方基础上加熟地黄 8g，山药 10g，山茱萸 10g。继服 10 剂。

患儿坚持治疗 3 个月，皮肤未见紫癜，尿常规正常，痊愈。

按语：本病起病急，初起以风热为主，渐血热妄行，然疾病反复，缠绵难愈，贾老尤为重视"湿热阻滞"的病理因素，擅长以六妙汤为基础方，合小蓟饮子或知柏地黄丸治疗过敏性紫癜、紫癜性肾炎。因风、湿、热相合，尤以湿热阻滞，留滞不去，灼伤血络。另小儿脾常不足，饮食不知自节，脾失健运，则湿邪易生，故本病主要以湿邪为患，正如《三因极一病证方论》中所言"湿喜归脾，脾虚喜中湿"。湿邪化热，故常见关节红肿疼痛；伤于阴络，故常见血尿、蛋白尿；伤于湿者，下先受之，故湿邪易袭阴位，皮肤紫癜尤以下肢为多见；湿性黏腻，夹热、夹瘀，则致使本病病程迁延且复而又作，缠绵难愈。总之，本病属虚中夹实证。极期以清热利湿凉血止血为主，以六妙汤清热解毒利湿，又加小蓟、白茅根、牡丹皮、赤芍凉血止血。至病情稳定，不仅清热凉血止血，亦当扶助正气，贾老擅用三补（山药、熟地黄、山茱萸）补肾健脾，以化生精血。

八、马融教授治疗过敏性紫癜的经验分享

马融，男，医学博士，博士生导师，教授，主任医师，卫生部有突出贡献中青年专家，享受国务院政府特殊津贴专家，国务院学位委员会第六届学科评议组成员，国家药典委员会委员，国家药品监督管理局新药及中药保护品种审评委员会委员，中华中医药学会儿科分会主任委员、第五批全国老中医药专家学术经验继承工作指导老师，天津市名中医，天津市教学名师。

（一）临证特色

（1）风善行而数变，治以疏风解表。过敏性紫癜发病急骤，紫癜时隐时现，多伴外感症状，反复迁延，常伴瘙痒，符合"风"性善行而数变的特点。常用银翘散为基础方以疏风解表散邪，同时加减蝉蜕、紫草、赤芍、牡丹皮等清热凉血化瘀之品，皮肤瘙痒者，加浮萍、地肤子祛风止痒。

（2）湿邪留恋，治以利湿祛邪。紫癜之为病，常迁延不愈，与湿性黏滞、胶着难解的特点密不可分，湿邪属阴邪，重浊黏滞，有黏腻、胶着之性，易伤阳气，阻滞气机，治之攻之不可，散之不去，属难治之邪。基本病机为湿邪留恋、湿热内蕴，故以清热利湿为治疗大法。并认为清热之品，多苦寒伤胃；燥湿之药，多助火伤血，故临床多选三仁汤为基础方进行加减，宣畅三焦气机，清热利湿的同时不忘健脾。

（3）瘀血阻络，治以活血化瘀。紫癜之血，终属离经之血，故活血化瘀之法贯穿始终。紫癜的病位偏于营血，清代叶天士《温病条辨》云："入血就恐耗血动血，直须凉血散血。"故治疗时多加用紫草、仙鹤草、白茅根等凉血之品，活血而不留瘀，凉血而血自宁。其中紫草、仙鹤草入血分，善清血分热毒，止血不留瘀；白茅根凉血解毒，共奏凉血散血之功。

（二）典型案例

张某，男，8岁。2014年6月8日主因皮疹伴关节肿痛1天由门诊收入院。患儿于1天前无明显诱因右侧肩胛部、双上臂伸侧、双下肢出现散在皮疹，高出皮肤，色鲜红，压之不褪色，呈对称性分布，伴膝关节及踝关节疼痛肿胀，活动受限，双下肢部分皮疹融合成片。查血常规示 WBC 20.01×10⁹/L，N 83.5%，L10.2%，PLT 344×10⁹/L。快速 CRP＜5mg/L。无发热，无咳、痰、喘，无鼻塞、流涕，无腹痛腹泻，无黑便。患儿家属为求进一步诊治，由门诊收入院。入院予静脉滴注头孢曲松、维生素C对症支持抗感染治疗，患儿出现周身荨麻疹，伴痒感，予改用阿莫西林克拉维酸钾静脉滴注，并加用氢化可的松静脉滴注，患儿皮疹较前增多，考虑药物过敏，全部停用静脉滴注药物，请马融院长会诊。入院后查血常规：WBC 9.57×10⁹/L，N 67.8%，L 22.8%，PLT 311×10⁹/L。快速 CRP 3.05mg/L；抗链球菌溶血素 O 878IU/ml；PCT、凝血四项、生化全项、血沉、尿常规未见明显异常。查体：双侧眼睑浮肿，右侧著，头皮可见局部血管性水肿，右侧肩胛部、双上肢伸侧、双下肢散在陈旧性皮疹，对称分布，高出皮面，压之不褪色，部分皮疹融合成片，双侧颈部可触及数个肿大淋巴结，最大者约2cm×1cm，质软，活动度可，无明显压痛，余浅表淋巴结未触及肿大。咽充血，扁桃体Ⅱ度肿大，未见分泌物，心肺未闻及异常，肝脾无肿大。腹软无压痛及反跳痛。脊柱四肢无畸形，足背部、膝关节、踝关节疼痛，活动受限。舌红苔黄腻，脉滑数。脉症合参，证属湿热蕴结，化火动血，血溢脉外，治以清热利湿，凉血通络为法。方选三仁汤加减：杏仁10g，白豆蔻10g，薏苡仁10g，滑石粉12g，泽泻10g，茯苓10g，紫草30g，仙鹤草15g，白茅根30g，薄荷6g，荆芥炭10g，防风10g，枳壳10g，桔梗10g，甘草6g，柏子仁15g。服药3剂，双下肢皮疹部分消退，未见新出皮疹，仍有关节肿痛，并伴呕吐、腹部不适，予上方加竹茹6g，清半夏10g，继服3剂，皮疹大部分消退，关节肿痛明显减轻，效不更方，继服8剂，诸症全消，住院期间监测尿常规未见明显异常，嘱出院定期复查。出院半年内未再新出皮疹及关节症状，尿常规正常。

按语： 小儿脏腑娇嫩，形气未充，为稚阴稚阳之体，脾常不足，平素饮食不知自节，加之外感内伤均易致脾胃损伤，脾胃运化功能失常，以致脾湿内生，蕴湿生热，湿热交织为病，化火动血，伤络血溢，而见皮肤紫癜。马教授认为当今小儿娇生惯养，饮食偏于肥厚之品，加之饮食不知自节，易使脾胃损伤，临床常见此型，基本病机为湿邪留恋、湿热内蕴，故治当清热利湿为治疗大法，故临床马教授多选三仁汤为基础方进行加减，宣畅三焦气机，清热利湿的同时不忘健脾，其中，杏仁、白豆蔻、薏苡仁三仁合用，能达宣上、畅中、渗下而具清利湿热，宣畅三焦气机之功。风为百病之长，善行而数变，过敏性紫癜发病急骤，紫癜时隐时现，多伴外感症状，反复迁延，常伴瘙痒，符合"风"性善行而数变的特点，故加入薄荷、荆芥炭、防风疏风解表。清代叶天士《温病条辨》云："入血就恐耗血动血，直须凉血散血。"故治疗时多加用紫草、仙鹤草、白茅根等凉血之品，活血而不留瘀，凉血而血自宁。

九、赵玉庸教授治疗过敏性紫癜的经验分享

赵玉庸，教授，主任医师，博士生导师，河北省首届名医，享受国务院政府特殊津贴专家，第二、三、四、五批全国老中医药专家学术经验继承工作指导教师，兼任中华中医药学

会理事、世界中医药学会联合会肾病专业委员会学术顾问、中华中医药学会肾病分会顾问。赵玉庸教授有 50 多年临床经验，尤其擅长治疗各种原发性及继发性肾脏病，对儿童紫癜性肾炎有独特的认识，认为本病为本虚标实之证，肺脾肾亏虚为本，风热瘀毒侵袭为标，病理改变为络脉受损，"肾络瘀阻"为基本病机，采用分期治疗，扶正祛邪；通络为要，重用虫药；培本固元，预防复发的方法，取得较好临床疗效。

（一）本虚标实，肾络瘀阻为基本病机

赵老认为本病病性本虚标实，肺脾肾亏虚为本，风热瘀毒侵袭为标，病理改变为络脉受损，"肾络瘀阻"为基本病机。

HSPN 多发生于小儿，小儿五脏六腑形气未充，其中又以肺、脾、肾三脏不足更为突出，表现出肺脏娇嫩、脾常不足、肾常虚的特点。肺开窍于鼻，外合皮毛，位居上焦，易受邪侵，小儿为稚阴稚阳之体，由于先天禀赋不足或体质素虚，肺气虚弱，卫外不固，易感受外邪疫毒；《育婴家秘》言："小儿气血未充，脾胃脆弱。"饮食不节，脾胃受伤，运化失司，则湿热内蕴，热灼血脉，则发紫斑；另脾主统血，控制血液在脉中运行防止逸于脉外，素体虚弱，脾气虚无以摄血，血失所附，血溢于脉外留滞肌肤集于皮下，发为紫癜。若脾气健运，气血充盛，气能摄血，血液正常运行，则不会发生出血；小儿肾气未充，肾虚不固，精微下泄产生蛋白尿，如肾阴亏虚，阴虚火旺，虚火灼伤血络，出现尿血。

感受外邪是过敏性紫癜的主要诱因，尤以风邪为主，紫癜的每一次发作均可加重肾脏损害或引起紫癜性肾炎的反复。风为百病之长，寒、热、燥、湿、毒邪包括花粉等特异之邪往往依附于风邪侵袭人体而发病。风邪轻扬开泄，侵袭肌表，从口鼻而入，郁蒸于肌肤，"小儿阳常有余"，因而"六气之邪，皆从火化"。感受外邪后易从阳化热成毒，热毒与气血相搏，若灼伤络脉，溢于肌肤发为紫癜，紫癜发展迅速，常波及全身且伴有全身症状，如乏力、低热。风邪善行数变易窜入肾络，肺肾相关，金水相生，肾之经脉上行入肺中循喉咙挟舌本，故风毒之邪袭肺最易下行伤肾，并深居肾络。风毒伤肾，肾开阖功能失常，肾失封藏，精微下泄出现蛋白尿，风毒灼伤肾络出现血尿。服用致敏食物或药物亦为发病诱因，进食鱼虾、辛辣等燥热腥发动风之品或服用某些药物，如青霉素或磺胺类药物，热毒深入下焦，将使肾络被灼伤引起尿血。久病致脏腑功能紊乱和气血运行失常，使机体内的病理产物不能及时排出，蕴积于体内成毒，影响肾脏功能；瘀血既是病理产物又是致病因素，离经之血不能速散，可致瘀血，如唐容川所云"然既是离经之血，虽清血鲜血，亦是瘀"，或血热内盛，灼伤津液而致瘀血，王清任《医林改错》指出"血受热则煎熬成块"。或素体禀赋不足，或病情久延，气虚统摄无权，血液不循常道外溢肌肤而成瘀血。瘀血阻络而致病情反复，缠绵难愈。因此，瘀血阻络的病机贯穿本病始终。

（二）分期治疗，扶正祛邪为主要治法

急性期以紫癜出现为主要特征，标实为主，急则治标，以止血为要，扶正为辅。发作时多为风热毒邪相兼，当辨风、热、毒之偏盛，以风热为主，紫癜量少，多局限于下肢，颜色淡红，伴轻微瘙痒，舌红苔薄白或薄黄，脉浮滑，尿检蛋白尿及血尿较轻，治以疏风清热，凉血活血止血，方用银翘散合宁血方加减，药用荆芥、防风、蝉蜕、地肤子、白鲜皮、僵蚕、牡丹皮、赤芍、紫草、金银花、连翘，宁血方药有小蓟、白茅根、茜草、三七粉等；如热毒为盛，起病急骤，紫斑量多或融合成片，以下肢为主，可遍及全身，斑色红赤紫黑，对称分布，血尿，舌红苔黄，脉滑数，部分患者血尿、蛋白尿加重，治以凉血解毒止血，犀角地黄汤合宁血方加减，方中水牛角为主药，可清热凉血解毒，本药苦寒，专入血分，为治血热毒盛之要药。其清热凉血解毒之功与犀角相似而药力较缓，可作犀角的代用品，儿童用量10g，先煎，长期大量服用，常有上腹部不适、恶心、腹胀、食欲不振等反应，中病即止，不可过用。此外，本病由素体禀赋不足过敏所致，紫癜发作时赵老常采用祝老过敏煎加减治疗。过敏煎由银柴胡10g，防风、乌梅、五味子、甘草各6g组成，该方具有御卫固表、抗过敏的功效。方中防风辛温解表，祛风胜湿；银柴胡甘寒益阴，清热凉血；乌梅酸涩收敛，养阴生津；五味子酸甘而温，益气敛肺，补肾养阴。药虽平淡，组方严谨，四药组合，有敛有散，有补有泄，有升有降，阴阳并调。

缓解期紫癜多已消退或紫斑较少，应根据水肿、尿检的程度加以辨证。此期以正虚为主，缓则治本，补肺健脾益肾为要，酌加活血通络药物。正虚当辨气虚、阴虚、气阴两虚。症见紫癜散在，色淡或反复出现，伴气短、乏力、易感，纳呆，舌淡苔白脉细者，以气虚为主，应补肺健脾，益气止血，药用黄芪、炒白术、茯苓等；症见口干，手足心热，舌红苔少津，脉细数阴虚见症者，宜滋阴摄血，药用地骨皮、玄参、麦冬、女贞子、旱莲草等；病情迁延不愈，紫癜隐约散在，色浅淡，劳累后加重，神疲倦怠，眠差、心悸气短，舌淡红，苔薄白或少苔，脉虚细气阴两虚见症者，宜益气滋阴摄血。对活血化瘀药物的应用，赵老认为先以凉血止血为要，待病情缓解，尿检红细胞减少，酌加活血通络药，如丹参、红花、川芎、地龙等。

（三）通络为要，重用虫药

针对本病病机，通络治疗贯穿疾病始终，主要以藤类药和虫类药为主。

藤类药具有通达之性，尤善于治疗各种痹阻不通、气行不畅的疾病，有的还具有活血解毒之功效，赵老常用雷公藤和青风藤。但雷公藤有毒副作用，如白细胞减少、损伤肝脏，应定期复查血常规和肝功能，方中加灵芝草护肝，煎服法注意去皮先煎 1h 以上以降低毒性，病情重如尿蛋白量多或紫癜频发者使用；青风藤性味平，祛风通络，副作用较少。

赵老采用通络法治疗紫癜性肾炎喜用虫类药物。①搜风解毒通络：风毒之邪深入肾络，产生蛋白尿、血尿。风毒之邪久滞肾络，则蛋白尿、血尿持续难消。临床可见紫癜性肾炎发病多有呼吸道前驱感染的症状。某些虫类药物既有搜剔络中伏邪之功，又有疏风散热之力，如蝉蜕甘寒质轻，功擅疏风散热、清肺利咽。僵蚕咸、辛，性平，具有祛风解毒、化痰散结之作用，长于治疗风热上攻之咽喉肿痛，又能化痰行瘀散结，对于风热夹痰，上犯肺脏，下伤肾络者最为适用。两药合用既能治疗上呼吸道感染，又能减轻尿蛋白。另全蝎，辛、咸，平，有毒，长于祛风止痉、通络解毒。乌梢蛇，甘、咸，平，性善走窜，外达皮肤，内通经络，能"透骨搜风"。两药搜风通络降尿蛋白。②活血化瘀通络：虫类药物为活血化瘀通络之佳品，而瘀血阻络是紫癜性肾炎的发病关键，久病入络，肾络瘀阻，非一般活血化瘀之草药所能奏效，而虫类药物为血肉有情之品，性善走窜，深入络脉，搜剔瘀邪，从而使血无凝着，气可宣通，以发挥"无癥不至，无坚不破"之功用，药如土鳖虫、地龙等。③补益虚损通络：本病本虚标实，尤其对于慢性缓解期及反复发作正气亏虚患者，可酌加补益通络之虫类药物，如龟板甘寒，益肾健骨，养血止血，适用于小儿先天禀赋不足，发育迟缓，以及肾虚患者，尤善于阴虚血热导致出血者，此类药物含动物胶、蛋白等，能增强机体免疫力。全蝎、乌梢蛇等虫类药物均含有丰富的蛋白质及各种氨基酸，有较好的补益作用，但虫类药物多为异体蛋白，使用后若出现荨麻疹、哮喘等过敏反应，应及时停药并救治。

（四）培本固元，预防复发

本病特点缠绵难愈，紫癜反复发作，患者肾损害逐步加重。肾脏受累严重程度与 HSPN 远期预后密切相关，国外长期随访资料显示，部分肾受累患者远期预后较差，数年后进展至终末期肾衰竭，因此，对于反复发作的患者应积极予以治疗并加强随访、密切监测尿常规的动态变化。本病诱因多与上呼吸道感染及劳累有关，平素应注重补益肺脾，多以玉屏风散加减。黄芪甘温，入肺、脾经，益卫固表，补气健脾，且利尿消肿，现代药理研究证实有降尿蛋白、调节免疫之功，且能降压降脂，保护肾功能。炒白术善入脾、胃经，有益气健脾利水之效，前人誉为"脾脏补气健脾第一要药"，有利尿抗凝、提高免疫力作用。防风辛、甘，微温，可入脾经，与黄芪、炒白术配伍，祛邪不伤正，解表不留邪，共奏扶正祛邪之效，紫癜发生多与过敏致免疫状态失衡、免疫功能紊乱有关，而防风有抗过敏之效。

十、皮持衡教授治疗过敏性紫癜的经验分享

皮持衡教授为首届全国名中医，享受国务院政府特殊津贴专家，第二、三、四、五、六批全国老中医药专家学术经验继承工作指导老师，首届全国中医药传承特别贡献奖获得者。皮持衡教授从事中医药临床、教育、科研工作 50 余年，学验俱丰，擅长中医内科病证尤其肾系疾病的中医临床辨证论治。

（一）辨治思想

1. 强调血分瘀热贯穿本病始终

皮教授认为血分瘀热贯穿过敏性紫癜病程始终，其发病初始多因患儿平素饮食不节，多食辛热煎炸炙煿之品，酿成内热，加之小儿"阳常有余，阴常不足"，感受风邪后也易从阳化热，热邪逐渐由卫气分深入营血分，热扰血分，妨碍气血的运行，血溢脉外而成瘀，最终瘀热互结，进而损伤肾络，血液妄行而成尿血。至疾病后期仍余热未清，加之病势迁延，反复出血，使营阴耗伤，虚热内生，虚热余热共同伏于体内，成为本病反复发作的夙因。

2. 主张急性期从卫气营血及三焦辨治

皮教授将本病分为急性期与慢性期，急性期多为实热证，由于风热袭肺（卫分/上焦），脾胃热盛（气分/中焦），热入营血、肝肾阴虚（营血分/下焦）所致。风热袭肺，肺合皮毛，发于皮毛肌肉则为肌衄，可从卫分/上焦辨治；脾胃热盛，累及肠络则为便血，可从气分/中焦辨治；热扰肾络则迫血下行发为尿血，可从营血分/下焦辨治。

3. 认为慢性期仍余热未清，以肝脾肾三脏亏虚为主

皮教授认为本病迁延日久而进入慢性期，多仍有余热未清，因实致虚，虚实夹杂，逐渐损及肝脾肾三脏。一则可致脾肾气（阳）虚，脾失统摄、肾失固藏，使血液及精微物质失摄而泄漏，出现血尿及蛋白尿；脾肾气（阳）虚致运化失司，气化失常，气不化水而见水肿等

症。二则伏热内存，耗伤真阴，而肝肾同源，故亦常见肝肾阴虚之证。

（二）临证特色

1. 以清热解毒为总纲

皮教授认为过敏性紫癜的根本病机为血热，而紫癜性肾炎为热毒炽盛，深入营血/下焦的表现，故以清热解毒为总纲大法。在发病早期，以"风""热"为主，风热入血有一个由卫气分深入营血分的过程，既入营血分，也有卫气之热未尽，且其源头在卫气分之热。源头之热不除，只清营血分之热无济于事，紫斑及血尿难以消除。只有"三军齐下"，卫气、营血、三焦之热同清，才是制胜之关键。而其中清营分热（透热转气），既能使营分热有出路，又对血分热又有"釜底抽薪"之功，故为治疗之关键，临证常以自拟经验方"银角白虎地黄汤"为清解卫气营血三焦热毒之基本方，药用连翘、金银花、生石膏、知母、生地黄、牡丹皮、赤芍、水牛角、甘草，其中连翘、金银花清热解毒、疏散上焦肺卫风热，生石膏、知母清泄中焦阳明胃热，生地黄、牡丹皮、赤芍、水牛角凉血解毒化斑，本方中皮教授常重用水牛角 20～30g，认为水牛角久服无苦寒之品抑遏生气、败胃留瘀之弊，实为除大热清血毒之良药，且常重用连翘 20～30g 以透热转气，为此病临证不可或缺之品；如伴有大便秘结，常加入生大黄 3～9g，不仅泻火解毒，且可凉血化瘀。全方共奏清热解毒、热清血宁、阴充火熄之效。

2. 凉血化瘀贯穿全程

血尿为紫癜性肾炎的必然表现，"离经之血是为瘀"，瘀热贯穿紫癜性肾炎病程始终，而单纯固涩止血必然加重瘀血，瘀热互结又使得瘀血久聚不散，血尿反复难愈，故凉血活血化瘀乃是不可缺少的一环。即便到后期肝脾肾亏虚，然"久病入络"，也还有瘀血的存在。因此，皮教授主张在清热解毒的基础上应给予凉血活血化瘀，止血不留瘀，活血不助热，忌用峻药活血，自拟经验方凉血化瘀止血方。该方由牡丹皮、赤芍、丹参、茜草四味药组成，在此基础上辨证加减用药。

3. 肾炎水肿应水瘀并治

紫癜性肾炎常常出现水肿，因血分瘀热贯穿本病始终，根据"血不利则为水"，久则血病及水，水瘀互结；同时，水湿内停，气机不利，血行不畅亦致瘀血，即水病及血。故皮教授临证对紫癜性肾炎水肿型患者尤注重化瘀行水，强调应水瘀并治，利水必须化瘀，化瘀亦必行水，常取经方当归芍药散（当归、赤芍、川芎、茯苓、白术、泽泻）加减，常用的加减药物有马鞭草、益母草、泽兰、半枝莲等，这些药物均既可入血分，又兼活血利水之功效。

4. 肝脾肾亏虚，宜补虚和络

紫癜性肾炎迁延至慢性期，常出现血尿及蛋白尿迁延不愈，或周身紫斑已退，但气短乏力，面色萎黄，腰膝酸软，纳差，舌质淡，脉细弱。皮教授认为为热毒久稽体内，耗损正气所致，治宜补虚和络，但应慎用于姜、肉桂、附子等燥热之品，喜用芪芍地黄饮（生黄芪、赤芍、熟地黄、生地黄、牡丹皮、山药、山茱萸、泽泻、茯苓）加味。偏肝肾阴虚者酌加女贞子、墨旱莲、枸杞子、何首乌；偏脾肾气（阳）虚者酌加太子参、党参、巴戟天、菟丝子。

十一、黄世林教授治疗过敏性紫癜的经验分享

黄世林教授从事中西医结合血液病诊治 60 载，是第一、二、三、四、五批全国老中医药专家学术经验继承工作指导老师，博士生导师，享受国务院政府特殊津贴专家，荣获全军"国医名师"称号。先后承担各类课题共 7 项，共获各类科技进步与医疗成果奖 27 项，其中军队科技进步与医疗成果二等奖 9 项，中国中西医结合学会科技进步一等奖 1 项。黄教授在 HSP 的中西医结合治疗领域积累了丰富经验，现总结如下。

（一）脾虚湿浊为本，湿热瘀浊为患

黄教授经过多年临床经验总结，认为 HSP 的发生发展与湿热密切相关。《诸病源候论》云："湿病，由脾胃虚弱，为水湿所乘。"《黄帝内经》曰："湿郁为热，热留不去，热伤血。"黄教授认为若正气不足，多种外邪伤及脾胃，致脾胃运化失司，湿浊内生，湿浊蕴久化热，热灼血脉，迫血妄行，血溢脉外，则皮肤紫癜，累及皮肤，归于皮肤型；湿邪凝滞于关节，重着黏滞，留而不去，致经脉不通，则关节肿胀、疼痛，累及关节，归于关节型；湿邪瘀阻于中焦，则中焦气机不畅，不通则痛，胃失和降，气逆而呕吐，脾虚湿盛、肠腑传化失常而泄泻，甚至湿热灼伤胃肠脉络而便血，累及腹部，归于腹型；湿热蓄结下焦，损及肾络，肾之固摄失常，精微从肾而出，则血尿、蛋白尿、管型尿，甚者肾功能不全，累及肾脏，归于肾型。舌质淡或淡红、淡暗，苔薄白或白腻或黄，舌边多有齿痕，脉滑。黄教授指出，HSP 之为病以正气不足、脾胃虚弱为前提，而湿、热则是本病的致病关键。

（二）健脾利湿、清热凉血是重要治疗原则

针对其病机为湿热瘀互结，黄教授指出，HSP 当以芳香化浊，清热凉血，益肾消癜为治疗原则，而芳香化浊，活血化瘀贯穿始终，自拟消癜方，并根据兼夹不同，加减化裁。消癜方药用藿香 10g，紫苏 10g，姜半夏 20g，茯苓 20g，连翘 10g，金银花 20g，黄芩 10g，板蓝根 20g，白鲜皮 20g，甘草 5g。方中藿香、茯苓以利湿健脾为功，佐以紫苏、姜半夏辛温和中、运脾燥湿，共奏健脾利湿之功效；连翘、金银花、板蓝根清热解毒兼凉血，配伍白鲜皮清热解毒，兼以燥湿祛疹，加之黄芩清热燥湿兼止血，共表解毒凉血、清营消斑之意；甘草调和诸药，以达全方健脾清热之最大功效。根据 HSP 在临床中症状的不同，黄教授强调临证施治，加减化裁。病初热毒偏盛者重用金银花、连翘、板蓝根清热解毒，湿浊盛者重用藿香、紫苏、姜半夏芳香化浊，燥湿和胃；中后期脾虚渐显，重用黄芪、党参、白术、茯苓健脾益气，芡实补肾固精。湿浊、瘀血贯穿疾病全程，湿瘀均可蕴久化热，故全程应用藿香、紫苏、金银花、连翘、丹参、生地黄、赤芍等化浊利湿、凉血活血，以防反复。

皮肤型见皮肤紫癜，大小不等，可融合成片或高出皮肤，呈出血性丘疹，多见于下肢及臀部，常反复发作，舌质淡或淡红，苔薄白或白腻或黄，脉滑；治疗强调祛湿清热，重用白鲜皮、黄芩，加地肤子、防风、黄柏、卷柏，以增清热利湿、祛风消斑之功效。治疗过程中未额外使用止血药，因黄教授考虑 HSP 皮肤出血主因湿浊蕴久化热，热灼血脉，迫血妄行而致，故偏祛湿凉血之法，使热退血宁，紫癜消退。

腹型见腹痛、呕吐、腹泻，甚则便血，舌淡红或淡暗，苔薄白或白腻，脉滑；强调健脾

利湿，加用白术，伍用姜半夏以健脾和胃、降逆止呕；加党参、黄芪以益气补脾，固本扶正；腹痛严重者加白芍可缓急止痛，加延胡索、乌药活血行气止痛；便血者可加地榆炭凉血止血，佐以仙鹤草收敛止血。

关节型见膝、踝、肘、腕关节肿胀、疼痛，以膝关节为著，可呈游走状态并反复发作，受累关节有明显的红、肿、热、痛及功能障碍，关节腔内可有少量积液，舌质淡或淡红、淡暗，苔薄白或白腻或黄，舌边多有齿痕，脉滑；治疗上强调活血通络、除湿止痛，加牛膝、羌活、豨莶草、伸筋草等。

肾型可有不同程度的蛋白尿、血尿、管型尿等肾脏损害表现，严重者可出现少尿、浮肿、高血压，甚至肾衰竭；舌质淡红或红，苔薄白或黄腻，舌边多有齿痕，脉滑；强调清热利湿、健脾益肾，消癜方基础上用补骨脂、鹿角霜及六味地黄丸加减补肾益精，用黄芪、党参等补气固本之良药兼以扶正益气；血尿者，予白茅根、炒槐花、仙鹤草等凉血止血。

黄教授认为本病患者有 1/3 早期存在细菌、病毒等前驱感染史，并常因咽炎、扁桃体炎等上呼吸道感染诱发或加重，因此积极有效地控制和预防感染，是治疗本病和减少反复的重要环节。病初热毒偏重，重用板蓝根、金银花、连翘；病久热毒渐清，脾虚湿浊渐显，以芳香化浊为主时，清热解毒仍不可废，恐炉烟虽熄，灰中有火，当辅以清解之剂，以防死灰复燃，病情反复。现代研究表明，清热、祛风、解毒之品具有抗过敏、抑制机体免疫反应，控制免疫复合物的产生，防治感染的作用，对改善肾脏疾病的炎性变态反应，减轻肾脏的损害有重要作用。

黄教授认为本病初期湿热内盛，迫血妄行，血溢脉外，或热灼津血，血浓而滞形成瘀血，致使湿热瘀浊互结为患。瘀血形成，又作为致病因素作用于机体，一则妨碍气血流畅，新血生成，二则瘀久化热，迫血妄行，致使肾络受损难复，精微外泄，从而加重血尿、蛋白尿，形成恶性循环。因此，治疗上当清热凉血，血得静而自止，故不必大量应用止血药。血既离经，即为瘀血，且血因热而外溢，则阴血已伤，故又当活血养血。常用生地黄、牡丹皮、丹参、赤芍凉血、活血、养血之品，慎用破血之品，做到活血不伤血，止血而不滞血。本病中后期热邪渐清，紫癜消退，但湿浊脾虚渐显，血尿、蛋白尿时有反复，黄教授常重用黄芪、党参、芡实、金樱子等健脾益气固肾之品，一者脾健则水湿得化，湿浊不生以治其本；二者脾健则统摄有权，肾固则气化得利，固摄有权，精微不外泄。血尿者重用白茅根，蛋白尿者重用芡实。此期患者多虚实互见，稍有不慎，即犯虚虚实实之戒，临证重视虚实兼顾，扶正勿忘祛邪，需适当应用活血化瘀、化浊利湿之品，如丹参、藿香、茯苓、白术等，扶正不助邪，祛邪不伤正，标本同治，虚实兼顾。肾脏易损难复，需坚持长期治疗。

十二、张志发主任治疗过敏性紫癜的经验分享

张志发，临沂市人民医院主任中医师，第四、五批全国老中医药专家学术经验继承工作指导老师，山东中医药大学博士研究生导师，山东省名中医药专家。张志发教授潜心医学几十年，勤研古籍、博采众长，临证经验丰富，主张早期清热凉血散瘀，中期益气养阴散瘀，后期补益肝肾散瘀，凉血散瘀贯穿本病治疗始终。

（一）病因病机

儿童紫癜性肾炎的病因虽然复杂，但总体可归结为外因和内因两方面，内因既有体质异常，易感外邪的存在，又有因先天不足、后天失养，或疾病日久，导致正气渐衰，脏腑亏损的发生。外因主要是外感六淫，其中又以感受风、热、湿、毒之邪居多；另外饮食不当，过食鱼、虾等腥发动风之品，或蚊虫叮咬致毒邪外侵也是外因的重要组成部分。内因是本、外因是标，患儿体质异常，正气虚损，易为外邪侵袭，感邪后正气无力抗邪，最终导致本病的发生。血热妄行、气阴两虚、脾肾亏虚是过敏性紫癜性肾炎的常见病因病机，病变过程中产生的瘀，既是病理产物，又可作为新的病理因素进一步加重病情，瘀血又贯穿本病始终，且瘀血不去，新血难生，导致病情反复，病程迁延难愈，张老师认为瘀是过敏性紫癜性肾炎发生的病机关键。

1. 血热妄行兼瘀

本型多因感受外邪侵袭，尤以感受热邪损伤，或是由于情志过急，肝气郁结化火生热，热壅脉络，迫血妄行，溢于脉外，血出于肌腠之间，加之儿童本为阳盛之体，故儿童好发。热壅脉络，迫血妄行，血出于肌腠之间，故见斑点、斑块，若热毒极甚，损伤鼻、齿、肠、胃、下焦等处脉络，则伴见鼻衄、齿衄、便血、尿血。内热郁蒸故发热。热盛津伤，故口渴欲饮，大便秘结难下，故临床表现为皮肤出现青紫斑点或斑块，或伴有鼻衄，齿衄，便血，尿血，腹痛，或有发热，口渴，便秘，舌红，苔黄，脉弦数。本证因热邪壅盛，迫血妄行所致，以实证居多，多见于早期，常发生于儿童，尿常规可见隐血、蛋白，尤以隐血常见。

2. 气阴两虚兼瘀

本型多见于病程中期，情志不遂，郁而化火生热，热迫血行，灼伤津液，致气血津液耗伤，或燥热之邪损伤脉络，灼伤津液，耗伤气血为患。临床上可见反复出血，神疲乏力，轻微头晕目眩，面色苍白或萎黄，食欲不振，口渴心烦，手足心热，或有潮热，盗汗，小便泡沫量多而浑浊，大便稍干，舌淡红而干，苔少，脉细弱或数。本证气阴两虚，血不归经，或阴虚火旺，迫血妄行，进一步加重气阴两虚，以虚证表现为多见，亦可见虚实错杂。此型患者多处于服用激素类药物减量阶段，易出现耗伤气阴，致阴虚火旺。

3. 脾肾亏虚兼瘀

本型多见于疾病后期，人体是一个统一的有机整体，五脏相通，相生相克，制化胜复，饮食不节，劳倦太过，致脾气亏虚，运化失司，脾不敛精，"五脏之伤，穷必归肾"，终致肾之封藏失司，肾不藏精，脾肾虚损，血不归经，溢于脉外，故出现皮肤瘀点、瘀斑，精微物质下泄，随溲而出进而产生血尿、蛋白尿。

在每个患者的治疗过程中，其病理机制并非一成不变，如血热妄行兼瘀的患者，反复出血以后，会导致阴血亏损，气随血脱，从而转变为气阴两虚兼瘀。再如脾肾亏虚兼瘀的患者，再次感受外邪，又表现为血热妄行兼瘀症状，所以当病证有所变化时，治法亦应随之变化。

（二）辨证治疗

基于过敏性紫癜性肾炎的病机，张老师认为中医辨治应重视散瘀通络止血，辅以清热凉血、益气养阴、健脾补肾之法，主张以"凉血散瘀"理论作为现代临床治疗过敏性紫癜的理论基础和治疗大法。"凉血活血散瘀"是清代叶天士在《叶香岩外感温热篇》中论述温病卫气营血传变规律时提出的，"大凡看法，卫之后方言气，营之后方言血。在卫汗之可也，到气才可清气，入营犹可透热转气，如犀角、玄参、羚羊角等物，入血就恐耗血动血，直须凉血散血，如生地、丹皮、阿胶、赤芍等物。否则前后不循缓急之法，虑其动手便错，反致慌张矣"。卫气营血辨证不仅为温病学奠定了基础，而且与六经辨证、脏腑辨证共同构建了中医辨证论治的理论体系。张老师认为这里提出的"耗血动血"与"凉血散血"也可作为现代临床治疗紫癜的理论基础和治疗大法。过敏性紫癜发病之初多由外感毒邪化热，热盛动血，迫血妄行所致；热毒盛极，又易耗血，血溢脉外，离经之血难复脉道而成瘀；同时脾肾亏损，气阴两虚也能造成血行无力而致血脉瘀阻，瘀血蓄积日久而生内毒，故"毒""瘀""虚"是过敏性紫癜发生及进展过程中的主要病机变化。

根据以上病因病机及临床表现，因此张老师自拟紫蝉抗敏汤为基础方加减治疗，该方由紫草、蝉蜕、水牛角粉、生地炭、牡丹皮、赤芍、白芍、三七粉、茜草根、白茅根、大黄炭、大枣、甘草组成。方中紫草、生地炭、大黄炭、茜草根有凉血止血，清热解毒之功；水牛角、牡丹皮、赤芍清热凉血；三七养血活血止血；白芍、白茅根养阴清热；蝉蜕疏风透疹；大枣健脾益气补血；甘草调和诸药。全方具有清热凉血、活血消斑之功，使热去血自止、血止斑自消。方中紫草、水牛角为君药，生地炭、牡丹皮为臣药，蝉蜕、赤芍、白芍、三七、茜草根、白茅根、大黄炭为佐药，大枣、甘草为使药。本方在临床运用中随证加减，取得了较好疗效。血热妄行兼瘀治以清热凉血散瘀，方以紫蝉抗敏汤合银翘散或十灰散加减，气阴两虚兼瘀治以益气养阴散瘀，方以紫蝉抗敏汤合参芪地黄汤加减，脾肾亏虚兼瘀治以健脾补肾散瘀，方以紫蝉抗敏汤合四君子汤或六味地黄汤加减。

（三）注重中医辨证与现代中药药理相结合

张老师在治疗本病过程中强调，不能见血止血，除非在急性期有明显的呕血或大便出血时可短期以止血为主。在多数情况下仍应以散瘀为主。寓止血于散瘀之中，做到止血不留瘀。张老师善用紫草，其味甘、苦，性寒，归肝、心经，具有清热解毒、凉血活血、透疹的功效，《本草纲目》言其"治斑疹，痘毒，活血凉血，利大肠"，现代免疫药理研究显示，紫草有抗炎作用，紫草素能降低毛细血管通透性，抑制局部水肿，对炎症急性渗出期的血管通透性增高、渗出和水肿及增殖期炎症均有拮抗作用。蝉蜕又名蝉衣、知了壳，为蝉科昆虫黑蚱羽化时脱落的皮壳。始载于《证类本草》，其性寒味甘，可疏风止痒、止痉透疹、明目退翳。《本草求真·驱风》言"蝉蜕之治皮肤瘾疹"；《本草纲目》言"蝉乃土木余气所化，饮风吸露，其气清虚。故其主疗，皆一切风热之证。古人用身，后人用蜕。大抵治脏腑经络，当用蝉身。治皮肤疮疡风热，当用蝉蜕，各从其类也"。现代研究认为，蝉蜕主要成分为氨基酸、甲壳质及酚类化合物。实验表明蝉蜕对非特异性免疫具有抑制作用，对IV型变态反应及机体细胞免疫功能也有明显抑制作用。蝉蜕亦能导致过敏反应，水煎服可造成腹痛。严格控制用量即可预防，张老师使用蝉蜕的剂量为 10g，临床观察中未出现不良反应，并且每次遣方用药时均会详细询问患者有无对蝉过敏史。水牛角味苦、性寒，归心、肝经，功效清热凉血、解毒镇惊，治血热妄行之证，如《陆川本草》曰"凉血、解毒"。现代药理研究认为，水牛角具有强心、抗炎、镇惊解热，对垂体-肾上腺皮质系统有兴奋作用，其水解物静脉给药具有快速止血作用，止血作用与诱导血小板聚集有关。生地黄其药效活性物质大多存在于乙酰梓醇，可能有皮质激素样免疫抑制作用。牡丹皮对体液及细胞免疫均有增强作用，同时具有护肝作用，可减轻药物对肝脏的损伤。甘草的主要活性物质——甘草酸苷具有抗炎抗过敏、类固醇样作用及免疫调节作用，且能抑制病毒增殖，灭活病毒，从而在根本上消除过敏性紫癜的发病因素。所以在本方中用量较大，既可抗过敏又可调和诸药。

（四）博采众家，传承创新

张老师时刻不忘汲取各家之长，尤其是现代医家的学术经验，为己所用。如学习运用蓝华生名老中医的重视祛风药的应用经验，除蝉蜕外，还常用防风、荆芥等，认为蝉蜕、防风、荆芥不仅可以祛风，还具有抗过敏的功效。吸取丁樱教授选用藤类植物药的经验，在临床遣方用药的过程中，选用鸡血藤养血活血而舒筋活络，忍冬藤活血疏风通络；乌梅常与水牛角同用，水牛角含有胶质较多，乌梅酸涩收敛能增加胶质的利用率，促进其吸收。

（五）注重预防调护及健康教育

张老师重视患者的预防调护及健康教育。由于儿童过敏性紫癜性肾炎患者的年龄小，发病急，病情易反复，由于家长对过敏性紫癜性肾炎知识缺乏，加之患儿皮肤出现出血点，或伴有腹痛、关节痛，长期血尿、蛋白尿等症状，加之中药汤剂味重难饮，患儿不易接受和配合，并且需要长期饮用，家长易产生焦虑现象。张老师在患儿初次就诊时耐心而详细地对家长进行知识宣教，告知患儿首先应禁食各种致敏食物，主要有鱼、虾、蟹、蛋、牛奶、蚕豆、菠萝等。患病期间忌食此类食物，消除家长的恐惧和不安心理，稳定患儿情绪，减轻家长的心理负担，使患儿在治疗过程中积极配合，治疗过程要轻柔，提高患儿的依从性。患儿的衣物要宽松透气性好，勤洗勤换，避免用碱性香皂进行皮肤清理。饮食方面要避免摄入高致敏性食物如鱼、虾、蟹、蛋、牛肉等，多吃含维生素 C 多的水果、蔬菜。饮食过敏的患儿出院后继续坚持逐渐增加蔬菜品种的方法。

十三、闫慧敏教授治疗过敏性紫癜的经验分享

闫慧敏，主任医师，教授，博士生导师，第五批全国老中医药专家学术经验继承工作指导老师，从事中医、中西医结合临床工作 40 余年，兼任世界中医药联合会儿科分会副会长，中华中医药学会儿科分会第三、四、五届副主任委员；中华中医药高等教育学会儿科分会副理事长等职。闫慧敏教授从事儿童过敏性紫癜性肾炎临床研究工作 30 余年，积累了丰富的经验，并从络病理论出发，对紫癜性肾炎的病机发展有了新的认识，提出紫癜性肾炎的治疗应以"祛瘀通络"贯穿始终。

（一）从络病论治儿童紫癜性肾炎

1. 基于络病理论阐述紫癜性肾炎的病因病机

闫教授认为小儿紫癜性肾炎病因不外内外因，在小儿先天禀赋不足，正气亏虚，小儿素体脾肾不足、气阴两虚的基础上，或感邪化热，或过食炙煿辛辣之品，湿热之邪内生；或为异禀体质，又过食海鲜、羊肉等易于动风之品，蕴而化热，又复外感风湿热邪，邪毒乘虚而入，灼伤血络。随着病情进展，患儿素体脾胃虚弱、气阴两虚，兼因湿邪重浊黏腻不爽，困

阻中焦，郁而化热，湿热互结，煎熬津血，血液凝滞不畅则成瘀血，或因血热互结，灼伤脉络，血溢脉外而成瘀；湿热与瘀血相合，进一步伤及气阴，累及脾肾，造成病情迁延难愈。

络脉从经脉的横支分出，络属于脏腑肢节，网状分布于肾脏的可称为"肾络"。病邪侵袭肾络之脉络，使络脉中气血瘀滞导致血渗尿中则尿血；伤及肾精，精微外泄则发为蛋白尿。肾小球内毛细血管网，与络脉形态细小，如网如曲，纵横交错的结构特点相似，因而应将血尿、蛋白尿归属于络病范畴。

2. 从络病论治紫癜性肾炎

络病以瘀滞不通为基本病机，所以治疗也以疏通为要。闫教授以"活络化瘀"为原则贯穿本病始终，但因本病一般病程较长，为虚实夹杂之证，故强调分期辨证论治。

（1）急性期祛湿解毒，活血化瘀。闫教授认为，紫癜性肾炎急性阶段的病机主要为湿热内蕴，损伤肾络。多因小儿素体脾气不足，或饮食不节，脾胃运化失常，水液代谢不利，湿邪内生；或复感外邪，入里化热，进一步伤及脾气，导致湿邪内生，困阻中焦，郁而化热，湿热之邪相互蕴结，流注于下焦，熏灼下焦肾脏血络，交迫膀胱，迫血妄行，水道不利，肾及膀胱脉络灼伤，故尿血，水液气化不利，甚至出现浮肿。湿热毒邪伤及肾络，肾脏固摄失权，则可致肾脏之精微下泄，出现蛋白尿。本阶段治疗当以祛湿清热、解毒化瘀为总则，兼顾护脾胃、益肾固精。主要组方为凤尾草、倒扣草、苦参、石韦、薏苡仁、败酱草、连翘、赤小豆、蒲黄炭、莲须、豆豉、生山药、芡实等，根据不同兼证加减化裁，使邪去正安。

（2）病程迁延以养阴益气，化瘀祛湿为主。随着病程的延长，内外之邪阻于肾络，热邪滞留或热毒郁结日久灼伤阴络，或因长期使用清热苦寒之药或应用肾上腺皮质激素等易于耗伤阴液，阴本不足，进一步耗伤气血，伤及肾络，累及脾肾，耗伤营血，耗气伤阴，患儿虚证逐渐显现，多有气阴两虚、阴虚内热之症状。风湿热等外邪日久化火成毒，深入下焦，扰动肾络，迫血妄行，则出现血尿；导致肾脏封藏失职，精微外泄，或邪扰中焦，气化不利，气机失调，升降失常，脾主升清降浊失职，清气下陷，精微物质下泄，则见蛋白尿。闫教授认为此阶段的紫癜性肾炎患儿，以正虚邪恋、血瘀湿阻为主，治疗应从"虚、瘀、湿"论治，养阴益气扶正，兼清热利湿、活血祛瘀。

（3）常用对药

1）生地黄-黄精：生地黄甘寒质润，滋阴清热、凉血止血，"补益肾水真阴不足"（《本草衍义》），而又不滞不腻。黄精甘平，归肺、脾、肾经，补气养阴，固脾肾之气，减少蛋白尿。两药共用，滋养气阴、益脾护肾的同时，还可以清热凉血，而使补而不滞。

2）凤尾草-倒扣草：凤尾草味淡、微苦，性凉，可清热解毒，利湿消肿，凉血止血。而倒扣草苦辛寒，可散风解表，清热解毒，利水，通淋，活血，通络，散瘀。两药作为药对应用，能使下焦通利，祛湿清热，凉血活血，并可以通里达外，驱除表里之邪，使气血畅达。

3）山药-芡实：生山药性平味甘，归脾、肾、肺经，益气养阴，芡实则性平，味甘、涩，归脾、肾经，益肾固精，健脾除湿，收敛止泻，两药均入脾、肾经，滋养气阴，固精收敛，尤善缓解蛋白尿，为闫老师常用药对之一。

4）墨旱莲-仙鹤草：墨旱莲，又称"鳢肠"，味甘、酸，性凉，入肝、肾经，滋肾养阴、凉血止血，常用于阴虚血热之出血，以减少血尿。仙鹤草味苦、涩，性平，药性平和，既能补虚，又能收敛止血，疾病前期后期，不论寒热均可使用，有研究表明其有促凝及抗凝双重作用，两药共奏益阴补虚、止血之功。

闫教授从络病论治紫癜性肾炎，注重分阶段辨证，早期祛湿清热解毒、活血化瘀为主，后期出现虚象，则应以益气健脾固精、化瘀通络为主。根据患儿不同时期辨证用药，强调辨证施治，审因辨证，以中医对于疾病序贯治疗的思维，将扶正祛邪、标本同治的原则贯穿治疗始终。

（二）从痈论治腹型过敏性紫癜

1. 腹型过敏性紫癜的病因病机

结合腹型过敏性紫癜的临床症状及消化内镜下表现，闫慧敏教授认为其与中医内痈"红、肿、热、痛"的特点高度相似，其气血壅滞、血败肉腐的病机特点也与内痈相符，故可归入"内痈"范畴论治。

痈有内外痈之分，外痈生在体表，内痈生在脏腑，包括胃脘痈、肠痈、小肠痈、心痈、肺痈、肾痈等。闫教授认为内痈属于疮疡，为感染或非感染因素所致炎症反应引发的效应症状，局部出现红、肿、热、痛，但因其病位不在体表，较难察识，故应引入现代检查方法，使中医四诊范围得到进一步拓展。内镜下常表现为黏膜的充血水肿、出血、糜烂、溃疡，其病理表现为黏膜炎性细胞浸润并伴有不同程度的黏膜坏死。闫教授认为，腹型过敏性紫癜的临床症状及消化内镜下表现与内痈"红、肿、热、痛"的特点高度相似，因其病变在胃肠，故当属于"胃痈""肠痈"等范畴，湿、热、毒、瘀是其发病的病理基础，患儿多因饮食不节损伤脾胃，内生湿邪，郁久化热，复感外邪，热郁于经，积而成毒，湿毒蕴于胃肠，灼伤络脉，随着病情进展，气滞、湿热、血瘀搏结于胃肠，经络阻塞，气血失和，血败肉腐。

2. 腹型紫癜从痈论治

（1）分期论治，消补为法。中医治疗"痈"以"消、托、补"三法为总则。

1）腹型过敏性紫癜急性期病机为湿热蕴结胃肠，气血阻滞，血败肉腐，多以标实为主，故应以"消"为主要治法，应通过清热、祛湿、凉血、散瘀的治法，使"内痈"从内而消，临证以青黛、紫草、白茅根清热凉血兼以止血，黄芩、滑石清热祛湿，延胡索、枳壳行气止痛，连翘、蒲公英清热解毒消肿，五灵脂、生蒲黄祛瘀通络止痛。诸药并用，共奏清热祛湿理气，凉血祛瘀通络之功。

2）腹型过敏性紫癜患儿恢复期多以正虚为主，治疗应侧重"补"法，但本病湿、瘀、毒邪互结于络，贯穿发病始终，不易清除，易致病情缠绵反复，故不宜过用补益滋腻之剂，应以养血活络、健脾祛湿为法，以求扶正祛邪，临证常以当归、川芎、白芍养血活血活络、健脾祛湿，生地黄凉血止血，仙鹤草收敛止血，藿香、茯苓、苍术、陈皮、枳壳行气祛湿健脾，诸药调和气血，祛瘀化湿而不伤正，健脾养血而不滋腻。

（2）宏观微观辨证结合，提高疗效。闫教授认为消化内镜是中医视诊的延伸，一方面使"内痈"可视之，为从痈论治腹型过敏性紫癜提供了客观依据；另一方面，通过患儿局部内镜表现，进行局部微观辨证，符合中医整体观念，可提高疗效。内镜下见胃肠黏膜充血、肿胀，可见散在点片状出血灶者，往往提示气血阻滞、内痈初起，治疗应以理气活血、清热祛湿为主，使初起的痈疡消散，防止邪气内聚，黏膜充血水肿明显者可加用败酱草、白花蛇舌草等增强清热消痈之功；内镜下胃肠黏膜可见多发糜烂、溃疡者，提示络脉瘀滞，痈疡破溃，可应用三七、丹参等祛瘀通络，白及、仙鹤草、血余炭等敛疮生肌；胃镜下见胆汁反流或黏液池浑浊，提示肝胆湿热较重，肝失疏泄，胆汁上逆，应注意加用茵陈、黄柏等增强清肝利胆，祛除湿热之功效。

十四、张君教授治疗过敏性紫癜的经验分享

张君，主任医师，二级教授，博士生导师，享受国务院政府特殊津贴专家，第六批全国老中医药专家学术经验继承工作指导老师，辽宁省名中医。从事儿科临床、科研、教学工作30余载，对儿童紫癜性肾炎的临床治疗颇有建树，从儿童生理特性、体质"伏毒"入手，将宏观脏腑辨证与微观肾经、肾络经络辨证结合起来论治儿童紫癜性肾炎，以"热、毒、瘀、虚"为主要病理因素，"瘀"为贯穿疾病始终的病理因素，"瘀阻肾络"为病机关键，提出临证以调整体质，清肺补脾益肾，活络化瘀为治疗原则，以六味地黄汤为基础调整体质，加用活络化瘀之品，联合运用"辛"药与"藤"药并加用清肺补脾益肾及清热解毒之品论治儿童紫癜性肾炎。

（一）儿童生理特性与肾络虚

《小儿药证直诀·原序》云："脏腑柔弱，易虚易实，易寒易热。"《颅囟经》提出"凡孩子三岁以下，呼为纯阳"。《育婴家秘》云："小儿气血未充，脾胃脆弱。"《灵枢·逆顺肥瘦》指出"婴儿者，其肉脆，血少，气弱"。《诸病源候论》秉承《灵枢·逆顺肥瘦》的观点，谓："小儿脏腑之气软弱，易虚易实。"明代医家万全结合脏腑功能，提出了小儿五脏六腑具有"肝常有余，脾常不足，心常有余，肾常虚"的特点。肾为先天之本，主藏精，促进人体生长发育，肾络为肾脏最基本的组成部分，细小迂曲，又因小儿处于生长发育阶段，所以肾络更为细小虚弱，故而表现为"肾络虚"。现代医家总结小儿生理特性为脏腑娇嫩、形气未充，生机蓬勃、发育迅速。并且尤以"肺常不足""脾常不足""肾常虚肾络亦虚""阴常不足"最为突出。

1. 儿童体质特性与伏毒

关于毒，《素问·生气通天论》云："清静则肉腠闭拒，虽有大风苛毒，弗之能害。""苛毒"指急重的致病毒邪。清代尤在泾在《金匮要略心典》中提出"毒者邪气蕴蓄不解之谓"。国医大师周仲瑛首倡"伏毒"之概念。他认为伏毒是指体内外多种致病毒邪潜藏人体某个部位，具有伏而不觉、发时始显的病理特性，表现毒性猛烈、病情危重，或迁延反复难祛的临床特点。毒邪具有依附性，在紫癜性肾炎患者的病程中伏毒往往与热和瘀两种病理因素同时存在，即所谓"无邪不有毒，热从毒化，变从毒起，瘀从毒结"。表现为紫癜初起血热妄行，毒瘀之邪骤起之势。与此同时，张君教授对患儿体质尤为重视，并对过敏性紫癜患儿的体质进行临床研究，发现患儿的中医体质以非均衡质为主，结合多年临床经验提出过敏性紫癜及紫癜性肾炎之病理因素主要为"热、毒、瘀、虚"，毒邪常与热、瘀并存，又因患儿体质多为非均衡质，并且非均衡质之患儿更易引发"伏毒"，对儿童过敏性紫癜性肾炎有了进一步的认识。故而将伏毒视为小儿体质中非均衡中隐藏之毒，为防伏毒遇邪加重，即从小儿体质入手，未病先防。

2. 肾经与肾络

（1）肾经：《灵枢·经脉》载"肾足少阴之脉，起于小指之下，邪走足心，出于然谷之下，循内踝之后，别入跟中，以上踹内，出腘内廉，上股内后廉，贯脊属肾，络膀胱。其直者：从肾上贯肝、膈，入肺中，循喉咙，挟舌本。其支者：从肺出，络心，注胸中"。肾经

之循行起于小指，入于肺，循喉咙，挟舌本，即肾经之循行与肺脏和喉咙密不可分，若外邪侵袭咽喉与肺，则将沿经络之循行累及肾经，进而累及肾脏。近年有大量临床研究证实扁桃体切除术能够对紫癜性肾炎、IgA 肾病等肾脏疾病起到缓解临床症状的作用，同时对实验室指标亦存在影响。现代研究表明，小儿急慢性肾炎、原发性肾病及紫癜性肾炎、红斑狼疮性肾炎、IgA 肾病等血尿和蛋白尿的反复发作或加重均与呼吸道感染密切相关。这样可以从不同角度验证外邪侵袭肺卫可延经络循行累及肾经及肾脏。

（2）肾络：叶天士《临证指南医案》明确提出了"肾络"的概念，还指出 "百日久恙，血络必伤……经年宿病，病必在络……初为气结在经，久则血伤入络"。肾络，即肾中的络脉，结构上由经脉分出逐层细分，深入肌肉关节和肾脏，功能上既是经脉气血循行之通道，又是邪气致病阻滞气血运行之所。中医学与现代医学对疾病的认识有着高度的一致性，由于络病的发生是以络脉为载体的，容易找到和现代医学的结合点。现代医学指出，肾脏是由肾小球、肾小管及肾小管间质构成的，肾小球是由无数的毛细血管网络组成，中医的络脉与西医的毛细血管的结构基础相类似，提示肾小球与络脉密不可分，即中医从宏观角度看，络脉是由经脉别出，又逐层细分，纵横交错，遍布全身，分布在脏腑肌肉组织间的网络系统，而分布于肾脏的称为"肾络"。

（二）谨守病机，知常达变

张君教授认为本病属本虚标实之证。从宏观脏腑辨证论治，病位在肺、脾、肾，从微观经络学说论治，病位在肾经与肾络，且瘀阻肾络为本病病机关键，以"瘀"为贯穿疾病始终的病理因素。病理因素主要为"热、毒、瘀、虚"及体质"伏毒"，其病理演变过程可概括为"以热、毒为先，以瘀为重"，并强调"瘀"为贯穿疾病始终的致病因素。本病病因为患儿体内有"伏毒"，表现为非均衡质或内有营血伏火或阴虚火旺或气虚，加之外感风、热、毒邪，或恣食肥甘滋腻腥发之品，加之患儿肺常不足，外合皮毛，伤及肺络，循喉咙与肾经相连累及肾脏，蕴而化热，热伏于血分，引发"伏毒"，毒与热行，与血搏结，血分热盛，灼伤血络，迫血妄行，热毒之邪多夹湿邪，伤及阳络即"阳络伤则血外溢"，渗于皮肤，则可见瘀点瘀斑，关节肿痛；正邪交争日久，正气已虚，又因患儿脾常不足，脾气不足，脾不统血，血溢脉外则为瘀，毒瘀互结，进一步损伤脉络，伤及阴络及肾络即"阴络伤则血内溢"，瘀血夹毒，毒瘀之邪阻滞肾络，气血运行不畅，瘀血亦为致病因素，损伤肾络，导致精微下注，伤及血络，迫血妄行。临床上可表现为血尿，蛋白尿。络脉迂曲，细致入微，瘀血入络，易瘀易滞，易入难出，故而迁延不愈；然而久病亦入络也，进一步阻滞气血之运行，气滞则血停，血停则为瘀，毒瘀互结阻滞气血，又进一步加重了肾络之损伤，故而病情迁延、反复、不愈。

张教授认为儿童紫癜性肾炎的病因多为外感时邪引发伏热，或进食鱼虾荤腥、蕈类等腥发动风之品。病机为湿热下注，或风热相搏，或热毒炽盛、血分伏热，或气血虚损、瘀阻络脉，导致血液不循常道而溢于脉络之外。表现于皮肤则出现瘀点、瘀斑，表现于胃肠道则出现腹痛、便血，留着于关节则出现关节肿痛，损伤肾与膀胱脉络，血不归经溢于水道，则形成血尿、蛋白尿。病理因素主要为"湿、热（毒）、瘀、虚"，张教授将其病理演变过程概括为"以热（毒）为先，以瘀为重，先实后虚，因实致虚"，并着重指出"瘀"贯穿本病整个过程。张君教授将此中医宏观肺、脾、肾辨证与肾经肾络微观辨证相结合阐述紫癜性肾炎的发病机制，同时与现代医学的临床实践相结合，从现代医学及实验研究入手，发现过敏性紫癜性肾炎的发病多与免疫失衡有关，结合现代医学将免疫复合物及细胞因子等视为"瘀"与"毒"，中医治疗取类比象，以活络化瘀之法疏通肾络，肾络中"瘀、毒"得化，则络道中气血得运，经气循行畅达。

小儿外感风寒、风热、湿热或时行邪毒，或恣食辛辣肥甘腥发之品，加之小儿体禀"纯阳"，阳常有余，阴常不足，蕴而化热，热伏于血分，与血搏结，血分热盛，灼伤血络，迫血妄行，血不循常道，或热盛耗血，血液黏稠，瘀血内阻，外溢肌肤而成紫癜，内迫胃肠而腹痛、便血，甚于肾络膀胱而成血尿。故有"阳络伤则血外溢，血外溢则衄血；阴络伤则血内溢，血内溢则后血……肠胃之络伤则血溢于肠外"之说。血热内盛，灼烁津液，血稠而成瘀。可见病之初期多为热毒与瘀血互见。张教授认为，湿热是肾病发生、发展、迁延反复的重要因素，其可因水湿内停、郁久化热而成湿热；或肾病日久，真阴亏虚，虚热内生，热与湿互结而成湿热；或因长期使用激素而助火生热，并易招致外邪热毒入侵，致邪热与水湿互结，难解难分。湿热壅滞气机，致使血行迟缓，血液运行不畅而成瘀。湿瘀互结是疾病缠绵难愈的原因所在。

病程日久，反复发作，迁延不愈，耗血伤气，加之小儿为稚阴稚阳之体，"肺常不足""脾常不足""肾常虚"，而热毒偏盛极易耗伤人体正气，故表现为肺脾气虚之证。气虚运血无力而成瘀，正如周学海所说"气虚不足以推血，则血必有瘀"。另外，气虚不能摄血归经，血液妄行，形成离经之血，"离经之血即为瘀血"，即有出血必兼瘀滞。久病累及肾脏，肾气亏虚，失于封藏，精关不固，蛋白精微失守下泄尿中，可见蛋白尿，水液气化失常，泛溢肌肤，则产生浮肿。肾阴虚，虚火扰血妄行，血不循道，留于肌肤、脏腑之间而成紫癜、血尿。如叶天士所云"久病入络"。瘀血阻滞脉道，血不循经而加重出血；肾病日久，损伤阳气，虚寒内盛，寒凝血脉，涩滞不畅而成瘀。瘀血形成之后，又可作为新的致病因素阻滞经络气机，瘀血不去，新血不生，无以营养脏腑、经络，则病情反复、缠绵难愈，加之病程中易反复受内外之邪相干而致气血失调，湿热、瘀血等相互兼夹为病，终致瘀血阻络、血溢脉外。

张教授指出过敏性紫癜性肾炎患儿病因、体质不同，病程各异，病情演变亦有差别，并处于动态变化之中，故不可千篇一律，要重视知常达变。

（三）审因论治，辨证论治

张君教授强调紫癜性肾炎以"瘀"邪为贯穿疾病始终的致病因素，宏观脏腑辨证治疗结合儿童之生理病理特点，以清肺补脾益肾为治则，微观辨证治疗从肾经与肾络辨证论治，清肺络保肾络结合伏毒与体质特点论治。

（1）活络化瘀：张君教授认为紫癜性肾炎以"瘀"为贯穿疾病始终之病机，并以"活络化瘀"为原则贯穿疾病始终。紫癜初起外邪伤及阳络，则血溢脉外，瘀毒互结，日久或直接伤及阴络与肾络，导致肾络损伤，精微下注，则临床常表现为血尿、蛋白尿。故而张教授临床上常用丹参、益母草、牛膝等活血化瘀兼凉血之品。同时，紫癜初起多由外邪侵袭所致，热伤血络，迫血妄行，故而加用牡丹皮、生地黄、蒲公英、紫花地丁等凉血清热解毒之品。张教授认为临床治疗紫癜性肾炎不可"见血止血"，切忌滥用收敛止血之品。正如《先醒斋医学广笔记》提出的"宜行血，不宜止血""行血则血循经络，不止自止，止之则血凝，血凝则发热恶食，病日痼矣"。唐容川的《血证论》也指出"凡系离经之血，与荣养周身之血，已睽绝而不合……此血在身，不能加于好血，而反阻新血化机，故凡血证，总以去瘀为要"。

张教授在临证中多选用丹参、赤芍、红花、当归、益母草等活血化瘀之品，其中丹参活血化瘀，凉血养血，通行血脉，祛瘀止痛，凉血消痈。《本草正义》谓其"专入血分，其功在于活血行血，内之达脏腑而化瘀滞……外之利关节而通脉络"。《本草便读》云："丹参，功同四物，能去瘀以生新，色合南离。善疗风而散结，性平和而走血。"红花善通利血脉，为血中气药；当归"温中止痛，除客血内塞"（《名医别录》）；益母草活血调经，利水消肿，清热解毒；牛膝，活血（破血）通经，补肝肾，强筋骨，利水通淋，引火（血）下行。《本草纲目》云："牛膝乃足厥阴、少阴之药，大抵得酒则能补肝肾，生用则能去恶血。"牡丹皮与生地黄清热凉血，牡丹皮兼具活血祛瘀之功；现代药理研究表明，活血化瘀药能促进坏死组织吸收，加快损伤组织的修复和再生，抑制肾小球纤维化、软化或吸收增生性病变，还能改善毛细血管脆性，增加毛细血管张力，降低毛细血管通透性。蒲公英，清热解毒，消痈散结，利湿通淋；紫花地丁，清热解毒，凉血消痈，均能清外邪与血络之热，以防热、毒、瘀邪互结进一步损伤络脉。

（2）清肺系保肾络：张君教授认为肾经与肾络相互络属，肾经与肺系喉咙相通，故而外邪侵袭从肺系喉咙循经而入必将累及肾经与肾络。因此，顾护肺系与喉咙能够起到顾护肾经与肾络的作用，临床用药时多加用玄参、芦根、鱼腥草及射干等清喉利咽入肺之品。玄参，清热凉血，泻火解毒，滋阴。《本草纲目》云："滋阴降火，解斑毒，利咽喉，通小便血滞。"芦根，清热泻火，生津止渴，除烦，止呕，利尿。《玉楸药解》云："清降肺胃，消荡郁烦，生津止渴。"鱼腥草，归肺经，为治肺痈之要药，清热解毒，消痈排脓，利尿通淋。射干，清热解毒，消痰利咽，为古方治喉痹咽痛之要药。《神农本草经》云："治咳逆上气，喉痹咽痛不得消息。散结气，腹中邪逆，食饮大热。"由此可以通过顾护卫外清保肺系喉咙以防外邪循经伤及肾络。

（3）分期论治：疾病早期主要佐以清热解毒，药用紫草、金银花、蒲公英、连翘、野菊花。其中紫草凉血活血、解毒透疹，《本草纲目》曰其"治斑疹，痘毒，活血凉血"，既祛体外之毒邪，又安未受邪之地；金银花清热解毒、疏散风热，《本草纲目拾遗》曰其"主热毒、血痢、水痢"。中期佐以滋阴凉血，药用生地黄、牡丹皮、女贞子、墨旱莲、玄参。其中生地黄清热凉血、养阴生津，《珍珠囊》曰其"凉血，生血，补肾水真阴"；牡丹皮清热凉血、活血散瘀，《本草求真》曰其"能泻阴中之火，使火退而阴生，所以入足少阴而佐滋补之用"。后期则佐以益气摄血，药用黄芪、太子参、党参、白术、茯苓。其中黄芪补气升阳、利水消肿，太子参补气生津。若出现血尿，则用仙鹤草、白茅根、小蓟、凤眼草凉血止血；出现蛋白尿，加芡实、老头草、山茱萸、山药、肉苁蓉、金樱子以补肾固涩；伴皮肤瘙痒者，加白鲜皮、防风以祛风止痒。另外，张教授还指出，在不同时期，各类药物应适时变换运用，以免药物在个体运用时间过长而引起耐药。

（4）善用"辛"药与"藤"药：辛味药辛香走窜，能散能行，行气通络，《素问·脏气法时论》云："辛以润之，开腠理，致津液，通气也。"辛味药为叶天士治疗络病之常用药，正如其所云"络以辛为泄""攻坚垒，佐以辛香，是络病大旨"，其络病治疗常以辛味为主，或佐以辛味药。邪结络中隐曲之处，一般补益活血药不能入络，而辛药走窜，无处不到，不但可以走窜通络，还可以引其他药物达于络中以发挥作用，又能透达络邪使之外出，如陈士铎《本草新编》所云"借其香窜之气，以引入经络，开其所闭之关也"。一般而言，行气药与活血药多具有"辛"味。因此，张君教授常借"辛"药之性，临证常用夏枯草、川芎及延胡索等药，将其运用于紫癜性肾炎的治疗中，通过其走窜之性直达肾络，行气化瘀，气行瘀散。

取类比象是中医临床常用的用药原则，藤类缠绕蔓延，犹如网络，纵横交错，无所不至，其形如络脉，对于久病不愈、邪气入络者，可以藤类药物通络散结，正如《本草便读》所云"凡藤蔓之属，皆可通经入络"。故而张君教授常将藤类药物运用于难治性紫癜性肾炎的治疗中，疗效显著。常用雷公藤、海风藤、忍冬藤、青风藤及雷公藤提取物雷公藤多苷片。临床上，藤类药物常用于风湿类疾病。现代药理学研究表明，藤类药物多具有较强的抗炎及免疫调节作用，对免疫介导的肾小球疾病可发挥抗炎和免疫调节的双重作用。实验研究显示，雷公藤对 T 淋巴细胞免疫有双向调节作用，对 B 淋巴细胞具有很强的直接抑制作用，其多种提取物具有独特的免疫抑制功能，通过多靶点多途径发挥免疫作用，在治疗自身免疫病中疗效显著。海风藤具有抗炎镇痛抗氧化作用，能够抑制血小板活化因子（PAF），同时抑制肾小球系膜细胞 TGF-β/Smad 信号通路的转导。而且部分藤类药物亦具有益气养血、活血化瘀之功，茎藤之属质地重厚，善驱逐部位较深的络道经隧间瘀血，故治疗期间常配伍"辛"药与"藤"药分别借助其通络走窜、活络化瘀之性治疗紫癜性肾炎深入肾络，化其络中之瘀，使经脉气血得畅。

（四）体质调护

小儿为稚阴稚阳之体，肺、脾、肾常不足，加之紫癜性肾炎患儿体质多为非均衡质，内有"伏毒"，遇外感邪气则发为紫癜，热、毒、瘀三者互结损伤脉络，后期正气亦虚，病邪引动"伏毒"伤及肾络，因此，张君教授提出对患儿体质的调整，未病先防，既病防变。又因患儿肺、脾、肾三脏常不足，多运用钱乙所创的六味地黄汤，取其"三补三泻"之性临证灵活加减，清肺补脾益肾以调整体质。疾病后期正邪交争，顾护络气，常用黄芪、太子参、党参等益气之品，固护正气，借益气之品的推动作用助其化瘀行血，为防邪复犯及既病防变，加用金银花、连翘等清热疏散之品以顾护肺卫。

张教授十分重视发病诱因对紫癜性肾炎病程的影响，认为"澄源截流、防患于未然"对改善紫癜性肾炎的预后及减少复发具有十分重要的意义。首先，应慎起居，防外感。其次，寻找可能的过敏原，尽可能避免接触。再次，合理饮食，急性期忌食鱼、虾、蟹、蛋、奶、煎炸食物及含有色素、香精、添加剂的食物和其他可疑过敏的食物；腹痛者应流质饮食；尽量避免接触油漆、化肥、农药等；衣着要求宽松的纯棉制品。最后，病愈后可适量运动，"正气存内，邪不可干"，锻炼身体，以增强机体免疫力。临床实践证明，积极有效地去除诱因，能明显减少本病复发，减轻肾损害。

综上所述，张君教授将中医宏观脏腑辨证与微观经络辨证相互结合，从患儿体质与"伏毒"入手，论治紫癜性肾炎，以"热、毒、瘀、虚"为病理因素，肾经与肾络损伤为病理基础，"瘀阻肾络"为病机关键，临床上以调整体质、清肺补脾益肾、活络化瘀为治疗原则，以六味地黄汤为基础调整体质，加用活络化瘀之品，联合运用"辛"药与"藤"药并加用清肺补脾益肾及清热解毒之品治疗紫癜性肾炎，疗效显著，其经验及理论研究值得推广学习。

十五、郑健教授治疗过敏性紫癜的经验分享

郑健，二级教授，主任医师，博士生导师，享受国务院政府特殊津贴专家，福建省级高

层次人才，福建省卫生系统首批有突出贡献中青年专家，福建省百千万人才，福建省教学名师，福建省名中医，第六、七批全国老中医药专家学术经验继承工作指导老师。临床工作40年，对小儿肾脏病的研究积累了丰富的临床经验。郑教授认为小儿过敏性紫癜的致病因素众多，但不外内外两端。外因以风邪兼夹他邪为主，或进食发物动风之品，内因责之于素体禀赋不足，外邪所凑引发本病。早期以风热伤络，血热妄行为主，热证、阳证、实证居多；后期由实转虚，或素体亏虚，以虚证多见，或虚实并见。本病为本虚标实，虚实夹杂之证，肺脾肾亏虚为本，风热瘀毒侵袭为标，临床采用病证结合的中西医结合临床思维，运用脏腑辨证、卫气营血辨证、三焦辨证和分期论治等方法，临床疗效显著。

（一）概其病因，释其病机

郑教授认为儿童过敏性紫癜应从儿童生理特性、体质"伏邪"入手，以"风、热（毒）、瘀、虚"为主要病理因素，而"瘀"邪贯穿疾病始终。

小儿素体正气不足或禀赋特异为本病发生的基础条件，是其内因。小儿具有"稚阴稚阳"和"易虚易实"的生理病理特点，尤其是禀赋不足、体质"伏邪"，素体血分伏热、过敏体质患儿容易罹患本病。小儿脏腑娇嫩，气血未充，经脉未盛，神气怯弱，肌肤娇嫩，卫外不固，故邪气容易侵犯小儿。小儿脾常不足，肾常虚，脾为后天之本，肾为先天之本，若脾肾亏虚，生化乏源，气血不足，失于统摄，或阴阳失衡，虚火上炎，均可导致血不归经，紫癜自发。气虚则统摄无权，气不摄血，血溢于脉外；阴虚火炎，血随火动，渗于脉外，均可致紫癜反复发作。

本病的发病与外邪侵袭密不可分，究其病因，以风、热、湿、瘀、毒为主，风邪为首，兼夹他邪，化火动血，血不循经，灼伤血络，血溢脉外，渗于肌肤，发为紫癜。小儿素体正气亏虚是发病的内因，外感风、热、湿、毒是发病的外因。风热邪毒蕴于肌肤，热伤血络，或气阴亏虚，虚火上炎，血脉受损，血溢脉外，离经之血经久不去，导致瘀血阻络，往往加重紫癜，使病程迁延难愈。其发病具有以下特点：早期（急性期）多为风热伤络，血热妄行，湿热痹阻，属阳证、实证、热证，病机重在血热、血瘀；后期常见阴虚火旺或气不摄血，属阴证、虚证，病机不离气虚、阴虚，亦可表现为虚实夹杂之证。瘀血贯穿本病各阶段，是其主要病理产物。

因此提出外感风邪为重要诱因，认为过敏性紫癜的病机不离风、热（毒）、瘀、虚四个方面，其病机演变存在一定的序贯性，并将病程分为初期、中期、后期，进行三期分治，序贯治疗。

1. 初病以风热论之

小儿为稚阴稚阳之体，气血未充，卫外不固，外感时邪易于入里化热，由表及里，伤营入血，热伤血络，迫血妄行；或饮食不节，进食发物动风之品，内蕴生热（毒），伤及血络，迫血妄行。血不循经，溢于脉外，发为紫癜；内伤胃肠血络，中焦气血阻遏，则见腹痛、呕血、便血；湿热下注膀胱则见血尿；瘀热阻滞四肢经络，则见关节肿痛。《外科正宗·葡萄疫》载："葡萄疫，其患多生小儿，感受四时不正之气，郁于皮肤不散，结成大小青紫斑点，色若葡萄，发在遍体头面。"《诸病源候论》则明确提出风邪致病，"风邪入于少阴，则尿血"。《金匮要略》曰："风伤皮毛，热伤血脉……热之所过，血为之凝滞。"

发病初期以"风""热"为主，风为阳邪，其性开泄，能开皮肤腠理，加之小儿素体正气亏虚，卫外不固，故易为风邪所侵而致本病，且风为百病之长，寒、热、燥、湿、毒邪等往往依附风邪侵袭人体而发病。"小儿阳常有余"，因而"六气之邪，皆从火化"。感受外邪后易从阳化热成毒，热邪逐渐由卫气分深入营血分，热扰血分，妨碍气血的运行而出血，热毒与气血相搏，若灼伤络脉，溢于肌肤发为紫癜，"离经之血便是瘀"，最终瘀热互结，进而损伤肾络，血液妄行而成尿血。

因此，本病初期多为风热毒邪相兼，当明辨风、热、毒之偏盛，临床表现见风热伤络和血热灼络之症。本期发病较急，热、瘀皆有，但侧重于热，主要为风热、血热。以风热为主者，临床表现紫癜量少，多局限于下肢，颜色淡红，伴轻微瘙痒，舌红苔薄白或薄黄，脉浮滑，蛋白尿及血尿较轻，治宜疏风清热，凉血活血为主，方用银翘散加减或麻黄连翘赤小豆汤加减；以血热为主者，如热毒为盛，起病急骤，紫斑量多或融合成片，以下肢为主，可遍及全身，斑色红赤紫黑，对称分布，血尿，舌红苔黄，脉滑数，部分患者血尿、蛋白尿加重，治宜凉血解毒止血，方用犀角地黄汤加减。初期治疗主张在清热解毒的基础上给予凉血活血化瘀，止血不留瘀，活血不助热，忌用峻药活血，凉血化瘀贯穿全程。

2. 中期以热瘀论之

随着疾病发展，表邪渐去，而血热内盛，灼烁津液，血稠而致瘀，热瘀互结，致病情迁延难愈。《证治汇补》说："热则伤血，血热不散，里实表虚，出于皮肤而为斑也。"瘀热互结，血液不循常道，外溢肌肤则为紫癜；内渗膀胱则为血尿；热扰肾关，肾失封藏则发生蛋白尿；阻于关节则关节肿痛。中期多以血热妄行，瘀血伤络为主。在初期急性出血之后，离经之血形成瘀血，压迫阻滞血络，血液外溢形成新的瘀血，使本病迁延不愈。此外，瘀血日久不除，可郁而生热。"瘀"热可伏于血分，形成血分伏热，每遭外邪扰动，与之相应，内外合邪，致血分不宁而动，血液溢出而致瘀血，发为本病。瘀血导致血的外溢，外溢之血又形成瘀血，"瘀"与"溢"之间，相互促进转化，致使紫癜陷入恶性循环，缠绵难愈。此即"热附血而愈觉缠绵，血得热而愈形胶固"。临床表现为皮疹青紫，此起彼伏，身热烦渴，面红，或可见肉眼血尿。舌质红绛苔黄燥，脉数有力。治以解毒化瘀，凉血止血。方用犀角地黄汤加凉血活血化瘀之品。此期"瘀"象明显，病情反复，瘀、热皆有，但侧重于瘀，紫癜色多紫暗。

3. 后期以虚瘀论之

中期过后，由于病情缠绵，反复出血，致使阴血不足，阳无所制，虚火内生，血分不宁，血液外溢，发为本病。后期多为瘀热伤络或气阴两虚为主，但"虚"象明显。小儿素体禀赋不足，脏腑虚损，或病情迁延日久，耗气伤阴，气虚统摄无权，血液不循常道外溢肌肤而成瘀血；或阴虚火旺，虚火灼伤脉络，血溢脉外，可致病情反复发作。李中梓《证治汇补·溺血》说："或肾虚火动，或思虑劳心，或劳力伤脾，……俱使热乘下焦，血随火溢。"另外，随着病情逐渐加重，阴损及阳，阴血虚则气无所生，终致气阴两虚，气不摄血，血液外溢，发为本病。临床表现为皮疹青紫，时发时止，手足烦热，颧红咽干，或午后潮红，盗汗，舌红少苔，脉细数。

后期紫癜多已消退或紫斑较少，应根据水肿、尿检的程度加以辨证。以正虚为主，补肺健脾益肾为要，酌加活血通络药物。正虚当辨气虚、阴虚、气阴两虚。气虚为主者，症见紫癜散在，色淡或反复出现伴气短、乏力、易感，纳呆，舌淡苔白，脉细等，应补肺健脾益气止血；阴虚为主者，症见口干，手足心热，舌红苔少津，脉细数等，治宜滋阴摄血；气阴两虚者，病情迁延不愈，紫癜隐约散在，色浅淡，劳累后加重，神疲倦怠，眠差、心悸气短，舌淡红，苔薄白或少苔，脉虚细等，治宜益气滋阴摄血。

综上可见，过敏性紫癜初期热、瘀皆有，但以"热"为主，中期瘀、热皆有，但以"瘀"为主，后期虚、瘀、热皆有，但以"虚"为主，最终形成了热、瘀、虚序贯演变的复杂病机。故而治疗本病时不管病在何期，均可适当佐以活血化瘀之品。然而，风、热（毒）、瘀、虚之间并非各自独立，随着疾病发展，表邪渐去，而血热内盛，灼烁津液，血稠而致瘀。热瘀互结，致病情迁延难愈。疾病迁延，耗气伤阴，久病则虚，而虚亦可致瘀，瘀久亦生热，互为因果，循环反复，则疾病难愈。

（二）严于辨证，精于用药

过敏性紫癜为本虚标实，虚实夹杂之证，肺脾肾亏虚为本，风热瘀毒侵袭为标，外感风邪为重要诱因，风、热（毒）、瘀、虚为其基本病机，且病机演变存在一定的序贯性，并将病程分为初期、中期、后期，进行三期分治，序贯治疗。

初期以风热（毒）为主，发病较急，热、瘀皆有，辨证属风热伤络和血热灼络。早期病机以邪实为主，临床证候以风热与血热为主，两者表现大同小异，除全身症状外，紫癜有无瘙痒或外感症状、皮肤紫癜的量是两者的鉴别点。只要有外感症状或皮疹瘙痒者辨为风热，若紫癜量大者即为血热，但临床更多见血热、风热并见者，两证治法应掺和使用，重在权衡其风邪与热邪孰轻孰重而选择药物。以风热为主者，临床表现为紫癜量少，皮疹色较鲜红，略高出皮肤，或有痒感，多局限于下肢，颜色淡红，伴轻微瘙痒，舌红苔薄白或薄黄，脉浮滑，蛋白尿及血尿较轻，治宜疏风清热，凉血活血为主，方用银翘散加减或麻黄连翘赤小豆汤加减；以血热为主者，如热毒为盛，起病急骤，紫斑量多或融合成片，以下肢为主，可遍及全身，斑色红赤紫黑，对称分布，血尿，舌红苔黄，脉滑数，部分患者血尿、蛋白尿加重，治宜凉血解毒止血，方用犀角地黄汤加减。临床常用药如蜜麻黄、连翘、赤小豆、赤芍、牡丹皮、白茅根、防风、黄芩、茯苓等。初期治疗主张在清热解毒的基础上应给予凉血活血化瘀，止血不留瘀，活血不助热，忌用峻药活血，凉血化瘀贯穿全程。

中期多以血热妄行，瘀血伤络为主，表现为皮疹青紫，此起彼伏，身热烦渴，面红，或可见肉眼血尿。舌质红绛，苔黄燥，脉数有力。治以解毒化瘀，凉血止血，方用犀角地黄汤加减，此期"瘀"象明显，病情反复，瘀、热皆有，但侧重于瘀。药用水牛角、生地黄、牡丹皮、赤芍、白茅根、三七、绣花针等。

后期多为瘀热伤络或气阴两虚为主，但"虚"象明显，正虚以补肺健脾益肾为要，酌加活血通络药物。临床上多表现为瘀热伤络或气阴两虚为主，表现为皮疹青紫，时发时止，手足烦热，颧红咽干，或午后潮红，盗汗。舌红，苔少，脉细数。治以养阴活血、滋肾清利，方用知柏地黄丸合生脉饮，或合二至丸，或合玉屏风散。常用药如生地黄、山茱萸、怀山药、牡丹皮、茯苓、人参、麦冬、五味子、蒲黄炭等。因"络瘀"贯穿疾病始终，故在治疗本病时，不管病在何期，均可适当佐以活血化瘀之品。

此外，临床上还可根据西医学的病变部位如皮肤型、腹型、关节型、肾型进行辨证施治。皮肤型见皮肤紫癜，大小不等，可融合成片或高出皮肤，呈出血性丘疹，多见于下肢及臀部，常反复发作，舌质淡或淡红，苔薄白或白腻或黄，脉滑；治疗强调疏风清热，辅以凉血活血。腹型见腹痛、呕吐、腹泻，甚则便血，舌淡红或淡暗，苔薄白或白腻，脉滑；强调健脾利湿，加用白术，伍用姜半夏以健脾和胃、降逆止呕；加党参、黄芪以益气补脾，固本扶正；腹痛严重者加白芍可缓急止痛，加延胡索、乌药活血行气止痛；便血者可加地榆炭凉血止血，佐以仙鹤草收敛止血。关节型见膝、踝、肘、腕关节肿胀、疼痛，以膝关节为著，可呈游走状态并反复发作，受累关节有明显的红、肿、热、痛及功能障碍，关节腔内可有少量积液，舌质淡或淡红、淡暗，苔薄白或白腻或黄，舌边多有齿痕，脉滑；治疗上强调活血通络、除湿止痛，加牛膝、羌活、豨莶草、伸筋草等。肾型可有不同程度的蛋白尿、血尿、管型尿等肾脏损害表现，严重者可出现少尿、浮肿、高血压，甚至肾衰竭；舌质淡红或红，苔薄白或黄腻，舌边多有齿痕，脉滑；强调清热利湿、健脾益肾。HSP 肾脏病变者，如出现尿血，一般予清热凉血利尿之小蓟饮子；血压高者可加钩藤、牛膝、车前子、石决明、豨莶草等；浮肿明显者配四苓散、益母草、玉米须；尿蛋白高，不易下降者，加用雷公藤制剂效果良好。临床治疗紫癜性肾炎不可"见血止血"，切忌滥用收敛止血之品。正如《先醒斋医学广笔记》提出的"宜行血，不宜止血""行血则血循经络，不止自止，止之则血凝，血凝则发热恶食，病日痼矣"。临证中多选用丹参、赤芍、红花、当归、益母草等活血化瘀之品。

治疗紫癜性肾炎郑教授喜用虫类药物：①搜风解毒通络。风毒之邪深入肾络，产生蛋白尿、血尿。风毒之邪久滞肾络，则蛋白尿、血尿持续难消。临床可见紫癜性肾炎发病多有呼吸道前驱感染的症状。某些虫类药物既有搜剔络中伏邪之功，又有疏风散热之力，如蝉蜕甘寒质轻，功擅疏风散热、清肺利咽。僵蚕味咸、辛，性平，具有祛风解毒、化痰散结之作用，长于治疗风热上攻之咽喉肿痛，又能化痰行瘀散结，对于风热夹痰，上犯肺脏，下伤肾络者最为适用。两药合用既能治疗上呼吸道感染，又能减少尿蛋白。全蝎，味辛、咸，性平，有毒，长于祛风止痉、通络解毒。乌梢蛇，味甘、咸，性平，性善走窜，外达皮肤，内通经络，能"透骨搜风"。两药搜风通络降尿蛋白。②活血化瘀通络。虫类药物为活血化瘀通络之佳品，而瘀血阻络是紫癜性肾炎的发病关键，久病入络，肾络瘀阻，非一般活血化瘀之草药所能奏效，而虫类药物为血肉有情之品，性善走窜，深入络脉，搜剔瘀邪，从而使血无凝着，气可宣通，以发挥"无癥不至，无坚不破"之功用，药如土鳖虫、地龙等。③补益虚损通络。本病本虚标实，尤其对于慢性缓解期及反复发作正气亏虚患者，可酌加补益通络之虫类药物，如龟板甘寒，益肾健骨，养血止血，适用于小儿先天禀赋不足，发育迟缓，以及肾虚患者，尤善于阴虚血热导致出血者，药含动物胶、蛋白等，能增强机体免疫力。全蝎、乌梢蛇等虫类药物均含有丰富的蛋白质及各种氨基酸，有较好的补益作用，但虫类药物多为异体蛋白，使用后若出现荨麻疹、哮喘等过敏反应，应及时停药并救治。

（郑　健　颜水平）

主要参考文献

车颖，单新军，陈楠楠.2018.黄世林从湿热论治过敏性紫癜经验 [J].中华中医药杂志，33（2）：572-573.

陈香美，陈以平，李平，等.2006.1016 例 IgA 肾病患者中医证候的多中心流行病学调查及相关因素分析 [J].中国中西医结合杂志，26（3）：197-201.

丁洁.2017.原发性 IgA 肾病诊治循证指南（2016）[J].中华儿科杂志，55（9）：643-646.

丁樱，孙晓旭，毕玲莉，等.2011.过敏性紫癜中医诊疗指南 [J].中医儿科杂志，7（6）：1-4.

丁栅.2019.全国名中医丁樱五十年临证经验荟萃 [M].北京：中国中医药出版社.

高静，田亚平.2012.蛋白质组学技术在肾脏病诊治领域相关研究进展 [J].军医进修学院学报，33（3）：297-301.

高敏，丁樱，任献青，等.2021.河南省 14809 例儿童过敏性紫癜中医证型与发病规律回顾性分析 [J].中医杂志，62（9）：772-776.

郭庆寅，张霞，朱庆军.2020.丁樱教授分期辨治儿童过敏性紫癜的经验 [J].黑龙江中医药，49（5）：62.

黄岩杰，杨晓青，张笑聪，等.2014.184 例小儿紫癜性肾炎Ⅲ级病变的病理和中西医临床分型特点 [J].中华中医药杂志，29（10）：3327-3329.

贾六金，薛征.2018.贾六金中医儿科经验集 [M].北京：人民卫生出版社.

江载芳，申昆玲，沈颖.2015.诸福棠实用儿科学 [M].8 版.北京：人民卫生出版社.

金钟大，孙立平.2001.王烈治疗过敏性紫癜经验 [J].中国医药学报，16（4）：41-42.

李洁，王向晶，俞东容.2014.代谢组学在肾脏疾病研究中的应用 [J].中国中西医结合肾病杂志，15（9）：843-844.

李玲孺，张惠敏，王济，等.2012.王琦辨体-辨病-辨证治疗过敏性疾病经验 [J].中医杂志，53（20）：1720-1723.

李爽，张君，张少卿.2020.张君论治儿童紫癜性肾炎之精华述要 [J].中华中医药杂志，35（1）：253-256.

李彦东，吴琪.2015.代谢组学技术在临床诊断中的研究进展 [J].天津医药，43（8）：942-945.

李彦红，朱华，隋小龙，等.2013.初步探讨过敏性紫癜兔模型的构建 [J].中国实验动物学报，21（5）：36-41，103-104.

廖云，李壹，蔡蓓，等.2012.免疫抑制剂的药物基因组学研究进展 [J].中华检验医学杂志，35（11）：978-985.

刘菁，马融.2016.马融辨证治疗小儿严重过敏性紫癜经验 [J].湖北中医杂志，38（4）：25-26.

吕秀平.2019.儿童过敏性紫癜的饮食控制与护理 [J].世界最新医学信息文摘，19（2）：212-213.

任献青，郑贵珍，管志伟，等.2013.丁樱教授从热、瘀、虚辨治小儿过敏性紫癜性肾炎经验 [J].中华中医药杂志，28（12）：3586-3588.

申荣旻，张妍，王济，等.2016.王琦教授调体治疗过敏性疾病方法探微 [J].北京中医药大学学报，39（1）：73-76.

沈庆法.2007.中医肾脏病学 [M].上海：上海中医药大学出版社.

苏红梅.2015.张志发教授学术思想与临床经验总结及经验方治疗紫癜性肾炎和难治性肾病综合征的临床研究 [D].济南：山东中医药大学.

唐雪梅.2012.过敏性紫癜病因及免疫发病机制 [J].实用儿科临床杂志，（21）：1634-1636.

万力生.2017.汪受传儿科临证医论医案精选 [M].北京：人民卫生出版社.

王芳，丁洁.2017.原发性 IgA 肾病诊治循证指南（2016）解读 [J].中华儿科杂志，55（9）：652-653.

王海燕.2008.肾脏病学 [M].3 版.北京：人民卫生出版社.

王海燕，孙一丹，隋坤鹏，等.2020.益生菌在腹型过敏性紫癜中临床应用的研究进展 [J].中国微生态学杂志，32（7）：866-868，封 3.

王雪峰，郑健.2016.中西医结合儿科学 [M].3 版.北京：中国中医药出版社.

吴小川，唐雪梅，胡坚，等.2013.儿童过敏性紫癜循证诊治建议 [J].中华儿科杂志，51（7）：502-507.

吴晓芸，罗学文.2021.皮持衡治疗小儿过敏性紫癜肾炎遣方用药经验 [J].江西中医药，52（7）：23-24.

徐虹，丁洁，易著文. 2018. 儿童肾脏病学［M］. 北京：人民卫生出版社.

杨洪娟，司秋菊，潘莉，等. 2017. 赵玉庸治疗儿童过敏性紫癜性肾炎经验［J］. 中华中医药杂志, 32（6）：2558-2561.

杨霁云，白克敏. 2000. 小儿肾脏病基础与临床［M］. 北京：人民卫生出版社.

杨晓青，黄岩杰，张龙真，等. 2018. II型和III型儿童紫癜性肾炎肾小管早期损伤的评价［J］. 郑州大学学报（医学版），53（1）：97-101.

姚勇. 2011. 从临床角度审视儿童紫癜性肾炎的肾脏病理［J］. 临床儿科杂志，29（4）：311-313.

易著文，何庆南. 2016. 小儿临床肾脏病学［M］. 2版. 北京：人民卫生出版社.

喻斌，郭莉. 2020. 饮食管理对儿童过敏性紫癜的重要意义［J］. 当代护士（下旬刊），27（8）：15-17.

张晓强，刘品莉，李孟芳，等. 2011. 过敏性紫癜动物模型的研制思路［J］. 中华中医药杂志, 26（10）：2319-2321.

张奕星，袁斌，周立华，等. 2014. 过敏性紫癜性肾炎动物模型的探讨［J］. 中华中医药杂志，29（2）：548-550.

张毅，张弨，王正平. 2022. 张士卿教授辨证治疗小儿过敏性紫癜经验［J］. 中医研究，35（1）：87-91.

赵骞，何强，何松蔚. 2020. 闫慧敏从络病论治儿童过敏性紫癜性肾炎经验［J］. 辽宁中医杂志，47（12）：48-50.

郑健，林东红. 2011. 中西医结合儿科学［M］. 北京：科学出版社.

郑燕飞，李玲孺，王济，等. 2013. 从伏邪致病用调体药对治疗过敏性疾病［J］. 中华中医药杂志, 28（5）：1198-1201.

中国儿童原发性免疫性血小板减少症诊断与治疗指南改编工作组，中华医学会儿科学分会血液学组，中华儿科杂志编辑委员会，等. 2021. 中国儿童原发性免疫性血小板减少症诊断与治疗改编指南（2021版）［J］. 中华儿科杂志，59（10）：810-819.

中华医学会儿科学分会免疫学组. 2013. 儿童过敏性紫癜循证诊治建议［J］. 中华儿科杂志，51（7）：502-507.

中华医学会儿科学分会肾脏学组. 2017. 紫癜性肾炎诊治循证指南（2016）［J］. 中华儿科杂志，55（9）：647-651.

中华中医药学会. 2008. 肿瘤中医诊疗指南：ZYYXH/T136～156-2008［M］. 北京：中国中医药出版社, 187-189.

邹凤丹，李永林，纪亚明，等. 2021. 中药注射剂不良反应/事件回顾性分析［J］. 中成药，43（1）：285-288.

Aringer M，Costenbader K，Daikh D，et al. 2019. 2019 European league against rheumatism/american college of rheumatology classification criteria for systemic lupus erythematosus［J］. Arthritis & Rheumatology，71（9）：1400-1412.

Huang Y J，Yang X Q，Zhai W S，et al. 2015. Clinicopathological features and prognosis of membranoproliferative-like Henoch-Schönlein purpura nephritis in children［J］. World Journal of Pediatrics：WJP，11（4）：338-345.

Kidney Disease：Improving Global Outcomes Glomerular Diseases Work Group. 2021. KDIGO 2021 clinical practice guideline for the management of glomerular diseases［J］. Kidney International，100（4S）：S1-S276.

Li Y H，Feng X C，Huang L，et al. 2015. Hematologic and immunological characteristics of Henoch-Schönlein purpura in rat and rabbit models induced with ovalbumin based on type III hypersensitivity［J］. Scientific Reports，5：8862.

Ozen S，Marks S D，Brogan P，et al. 2019. European consensus-based recommendations for diagnosis and treatment of immunoglobulin A vasculitis—the SHARE initiative［J］. Rheumatology，58（9）：1607-1616.

Pillebout E，Jamin A，Ayari H，et al. 2017. Biomarkers of IgA vasculitis nephritis in children［J］. PLoS One，12（11）：e0188718.

Suzuki H，Yasutake J，Makita Y，et al. 2018. IgA nephropathy and IgA vasculitis with nephritis have a shared feature involving galactose-deficient IgA1-oriented pathogenesis［J］. Kidney International，93（3）：700-705.

Trimarchi H，Barratt J，Cattran D C，et al. 2017. Oxford classification of IgA nephropathy 2016：an update from the IgA nephropathy classification working group［J］. Kidney International，91（5）：1014-1021.

Yang X Q，Huang Y J，Zhai W S，et al. 2019. Correlation between endocapillary proliferative and nephrotic-range proteinuria in children with Henoch-Schönlein purpura nephritis［J］. Pediatric Nephrology：663-670.